最新 臨床検査学講座

公衆衛生学

2024年版

照屋浩司
川村　堅

医歯薬出版株式会社

「最新臨床検査学講座」の刊行にあたって

1958年に衛生検査技師法が制定され，その教育の場からの強い要望に応えて刊行されたのが「衛生検査技術講座」であります．その後，法改正およびカリキュラム改正などに伴い，「臨床検査講座」(1972)，さらに「新編臨床検査講座」(1987)，「新訂臨床検査講座」(1996) と，その内容とかたちを変えながら改訂・増刷を重ねてまいりました．

2000年4月より，新しいカリキュラムのもとで，新しい臨床検査技師教育が行われることとなり，その眼目である“大綱化”によって，各学校での弾力的な運用が要求され，またそれが可能となりました．「基礎分野」「専門基礎分野」「専門分野」という教育内容とその目標とするところは，従前とかなり異なったものになりました．そこで弊社では，この機に「臨床検査学講座」を刊行することといたしました．臨床検査技師という医療職の重要性がますます高まるなかで，“技術”の修得とそれを応用する力の醸成，および“学”としての構築を目指して，教育内容に沿ったかたちで有機的な講義が行えるよう留意いたしました．

その後，ガイドラインが改定されればその内容を取り込みながら版を重ねてまいりましたが，2013年に「国家試験出題基準平成27年版」が発表されたことにあわせて紙面を刷新した「最新臨床検査学講座」を刊行することといたしました．新シリーズ刊行にあたりましては，臨床検査学および臨床検査技師教育に造詣の深い山藤　賢先生，高木　康先生，奈良信雄先生，三村邦裕先生，和田隆志先生を編集顧問に迎え，シリーズ全体の構想と編集方針の策定にご協力いただきました．各巻の編者，執筆者にはこれまでの「臨床検査学講座」の構成・内容を踏襲しつつ，最近の医学医療，臨床検査の進歩を取り入れることをお願いしました．

本シリーズが国家試験出題の基本図書として，多くの学校で採用されてきました実績に鑑みまして，ガイドライン項目はかならず包含し，国家試験受験の知識を安心して習得できることを企図しました．国家試験に必要な知識は本文に，プラスアルファの内容は側注で紹介しています．また，読者の方々に理解されやすい，より使いやすい，より見やすい教科書となるような紙面構成を目指しました．本「最新臨床検査学講座」により臨床検査技師として習得しておくべき知識を，確実に，効率的に獲得することに寄与できましたら本シリーズの目的が達せられたと考えます．

各巻テキストにつきまして，多くの方がたからのご意見，ご叱正を賜れば幸甚に存じます．

2015年春

医歯薬出版株式会社

2024年版の序

「最新臨床検査学講座」公衆衛生学は，平成27年版の国家試験出題基準改定を受けてかつての「臨床検査学講座」が刷新された際に誕生した．本書は，統計データの変更などに対応するため，毎年，刷が更新されるたびにかなり手を入れていたが，国家試験出題基準の改定（令和3年版）に対応して全面改訂を行った第2版（2022年版）からは，毎年の内容の更新がより分かりやすいように，年度版として刊行することとなった．2024年版は例年どおりの統計データなどの更新に加えて，令和7年版の国家試験出題基準に対応した改訂となる．

国家試験の出題基準の範囲外であったり，国家試験での出題頻度が低い領域であっても，医療に携わる者にとって考え方のベースとして誠に重要である公衆衛生学という学問の，幅や奥深さを学ぶために必要と考えられる記述については残すようにし，いわゆる国試対策本ではなく教科書であるという立ち位置を失わないように心がけてまとめている．

本書が，とくに臨床検査の分野で学び，また，教育する立場の方々から，これまでのシリーズに劣らぬ評価が得られることを願って，編集担当者の懇篤なサポートに対し心からの謝意を表しつつ，改訂の序に代えたい．

2023年12月

照屋浩司・川村　堅

第 1 版の序

これまで，臨床検査技師の教育やその成果を確認する場において，内容や深さについての検討を要するような事態が生じた際に，本書の旧シリーズ（「臨床検査学講座」いわゆる赤本）が，その判断の基準の一つとなっていたことには異論はなかろう．今般，「臨床検査学講座」シリーズが一新されて「最新臨床検査学講座」となり，シリーズの一科目である『公衆衛生学』の改訂に携わる機会を与えられたことは，誠に光栄であり心より感謝申し上げるとともに，その重責に身が引き締まる思いである．

最新臨床検査学講座『公衆衛生学』は，眞野喜洋先生，片山博雄先生が執筆された従来の『公衆衛生学』をベースに，内容の古くなった箇所や新しい領域について手を入れさせていただいたのだが，お二人が書き下ろされた文章は，強い力を以て小手先の改訂を拒むような情熱が感じられ，正直，なかなか筆が進まなかった．そういった点からも，このシリーズを手掛けられた医歯薬出版担当者の懇篤なサポートがなければ，ここに至ることが出来なかった．先人への感謝にあわせ，編集部にも心から謝意を表したい．

公衆衛生学は，人々の健康状態を把握して改善し，生命や健康をまもる領域である．

日本では衛生検査技師と臨床検査技師が環境や食品などの衛生検査でも中心的な役割を担ってきた歴史があり，臨床検査技師は医療や健康診断のみならず公衆衛生のさまざまな分野で活躍している．

臨床検査技師には，検査を正確に行うだけでなく，検査方法や検査結果の解釈の仕方などを検査の対象者や保健・医療スタッフに説明でき，的確な診断や治療に必要な検査についてアドバイスできる能力が求められている．そのためには，対象者を全人的に捉える広い視野が必要である．対象者の医学的な状態のみならず，疾病と関連する生活環境や生活習慣を把握し，これらの形成に関与している政治・経済・文化・社会制度などの社会環境と自然環境についても理解が求められる．日本は超高齢社会となり，持続可能な社会基盤の整備が課題となっている．地球温暖化や新興感染症など地球規模の問題にも対応が求められている．保健・医療活動はこれらの社会や環境と密接に関わっている．

公衆衛生学を学ぶことは，人々の健康を社会や環境との関わりで捉えることであり，保健・医療従事者としての基本的な考え方を身に付ける礎となる．将来，保健・医療のどの分野に携わっても，公衆衛生学の視点から人々の健康を捉えて適切に対応できる能力を養うことを目標に学習されることを期待する．

本書は，臨床検査技師国家試験の出題基準項目を網羅しただけでなく，保健・医療従事者として必須の予防医学や保健などの公衆衛生学の基盤となる考え方，保健統計に基づいた人々の健康状態，現在展開されている保健活動とそれに関連する社会制度を取り上げた．内容が多岐にわたり，やや冗長な記述となった懸念は残る．今後も必要に応じて加筆，修正し，保健統計のデータは定期的に更新して，より良い書を目指したい．

本書が，とくに臨床検査の分野で学び，また，教育する立場の方々から，旧シリーズに劣らぬ評価が得られることを願って，改訂の序に代えたい．

2016 年 3 月

照屋浩司・川村　堅

最新臨床検査学講座
公衆衛生学　2024年版
CONTENTS

側注マークの見方 国家試験に必要な知識は本文に，プラスアルファの内容は側注で紹介しています．

用語解説　関連事項　トピックス

●執筆分担

第 1～8 章	照屋浩司
第 9～16 章	川村 堅

第 *1* 章　公衆衛生の概念

Ⅰ 健康の概念

1　健康における公衆衛生の意義

近代医学の基礎としての**疫学**という概念が確立されて以来，病気と人類との闘いは，感染症への対策であった．人類はペストやコレラを克服し，結核からの挑戦を解決したが，近年では新たな感染症への対応が求められている．さらに残された病気との闘いは，人類の寿命への挑戦であり，生活習慣病への対応である．

文明の発達は，一方では環境を破壊する結果となり，人類の健康をも阻害するに至った．環境因子と健康との関係は複雑で，その土地，その国の経済，文化，政治，精神社会的要因などによって健康への対応も異なり，必然的に独自のアプローチが要求される．しかし，根本的な健康の理念は同一である．健康の定義は，世界保健機関（WHO；World Health Organization）による 1948（昭和 23）年の憲章で，「**健康**とは，単に疾病や虚弱でないというだけでなく，肉体的にも，精神的にも，社会的にも完全に良好な状態」と，明確に示されている．すなわち，肉体的，精神的，社会的という，3 要因のいずれの面からも健康が保障されなければ，真の意味での「健康」とはならない．疾病や災害から守られ，充実した社会生活を営んでおり，かつ，その社会的活動に意義を見出すことができるような，いきいきとした生きがい **QOL（quality of life，生活の質）**を感じてこそ，良好な健康状態といえるのであろう．

この良好な健康状態を確保するために，文化的，経済的，政治的な環境づくりが求められると同時に，公衆衛生学的な保健計画や保健政策が必要となってくる．すなわち，社会福祉，社会保障，公衆衛生の向上が，健康を確保するうえで，最低限の条件を保障することとなる．

健康の定義（WHO 憲章，1948 年）
この定義によれば，たとえば障害者は健康ではありえないこととなる．
2001（平成 13）年の WHO による国際生活機能分類（ICF）などは，健康状態の構成要素について現代的にとらえた考え方といえる．ここでは，肉体についての健康にしかほとんど関心がなかったであろう 70 年以上も昔に，精神的な，あるいは社会的な健康について考えが及んでいたという点を評価すべきだと思われる．

健康とは，“肉体的，精神的，ならびに社会的に健全な状態”であるなら，そのどれ一つを欠いても健康とはいえない．

肉体的健康とは，現に疾病や災害に陥っていないとともに，その発症の素地をも有していない状態をいう．精神的健康とは，豊かな感性をもち，かつあらゆるストレスに打ち勝つ心のたくましさがあると同時に，無意味な不安，不満，苦痛のない状態をいう．社会的健康とは，社会適応性があって，社会環境に対して独立性を有し，かつ社会とうまく融和できる状態をいう．

このような状態は，人間の**基本権**といえる．わが国の憲法第 25 条には，「すべて国民は，健康で文化的な最低限度の生活を営む権利を有する．国は，すべての生活部面について，社会福祉，社会保障及び公衆衛生の向上及び増進に努めなければならない」と，人間の生存権としての文化的生活を国が保障し，提供することを規定している．この精神は，国民の権利であると同時に，国民の義務でもある．つまり，社会や国はその住民に対して，治安，施設，文化を保障する最大限の努力を有する義務があり，一方，個人としての住民は，各自の最大能力を発揮して，自分の健康管理に努め，疾病を予防し，体力を増進し，社会に貢献できるように活動する義務がある．これらが，最低限の**健康の概念**である．

この基本権は，人種，宗教，政治信条，経済状態に関係なく，すべての人間の有する権利であり，政府は国として，国民の健康に対して責任を負うこととなる．

人類が集団生活を営む以上，健康を個人の健康という狭い意味でとらえるだけでは通用しない．集団としての人間の生命現象や疾病の発生状況を観察し，人口問題，罹病や災害などの統計学的な思考とその対策が，集団や一国としての健康を左右する．この傾向は，18 世紀後半から始まった産業革命以降，特に人口が集中し，都市の過密状態が進み，社会の秩序が整い始めることにより，ますます顕著になった．人口過密，劣悪な労働条件，感染症の流行，社会生活不安の高まりなどの環境悪化があれば，そこで生活する人々の健康問題を，個人の健康管理や疾病対策の問題として考えるだけでは限界があるのは明らかである．したがって，国の政策として，国民の健康と福祉を考えなければならないと同時に，地域社会において，集団管理としての上下水道，環境整備，じん芥対策，公害など，公衆衛生のかかわる役割・重要性が存在する．地域の保健政策をしっかりと構築したうえで，その集団における健康管理の骨格が整備されることとなる．

公衆衛生の役割とは，地域社会の健康を組織的に管理することであり，文明の叡知により，科学的に社会の健康を維持することである．これによって，そこに住む人たち一人ひとりの健康を保障できる生活水準が，はじめて確立されるのである．

2 公衆衛生活動の使命

公衆衛生学の使命は，人類を疾病から守り，健康で文化的な生活を維持させて，肉体的にも精神的にも社会的にも，人間のもつ個々の能力と集団としての能力を十分に発揮させ，あらゆる活動を必要十分に行えるように保障することである．このためには，人類の有する科学と技術を駆使して，その予防的対策を確立する必要がある．

そのためには，生物学，物理学，化学，数学，統計学，気象学などの基礎理論と，生理学，生化学，微生物学，免疫学，病理学，栄養学などの医学的洞察力と治療手段によって，疾病の発症を抑えるか，もしくは発症してもその被害を最小限に抑え，また健康障害に陥った場合には，早期回復・後遺障害対策などを講じていかなければならない．今日の集団社会にあって，個人の努力だけで健康を維持増進することは到底できない．このことは，社会全体が組織的な行動を行うことで，その構成員の健康と安全を保持増進しなければならないことを意味する．したがって，その社会組織の構成水準，文化，政治，科学技術，施設，医療レベルが，その社会の健康水準を示し，公衆衛生の充実度を示すことになる．

公衆衛生活動とは，その社会の有機体としてのこれらの健康水準の向上をめざす学際的な活動であり，それが公衆衛生学の使命ともいえる．つまり，公衆衛生は，予防医学的な活動のみを意味するのではなく，社会的な健康の増進を常に念頭においた積極的な行動を伴わなければならない．さらに，その地域や社会集団にとどまるのではなく，より広域的かつ国際的であるとともに学際的でなければならない．健康とは，単に病気や虚弱ではないという意味だけでなく，肉体的，精神的，社会的に完全に良好で病的な要因を含まないということであり，公衆衛生の使命はその確保にある．

II 健康の保持増進と予防医学

厚生省（現：厚生労働省）では，1988（昭和63）年度から「アクティブ80ヘルスプラン」を提唱し，①生涯を通じる健康づくりの推進，②栄養，運動，休養のうち，遅れていた運動習慣の普及に重点をおいた健康増進事業の推進を，その基本的考え方とした．

さらに，2000（平成12）年度からは「**健康日本21**」が策定され，「21世紀における国民健康づくり運動」を提唱した．2013（平成25）年度からは健康日本21（第二次）として取り組みが推進されているが，基本的な考え方は健康日本21のものがわかりやすいので，そのまま示すこととする．健康日本21の基本的な考え方は以下のとおりである．

①生涯を通じる健康づくりの推進（“一次予防”の重視と健康寿命の延伸，生活の質の向上）
②国民の保健医療水準の指標となる具体的目標の設定および評価に基づく健康増進事業の推進
③個人の健康づくりを支援する社会環境づくり

また，壮年期からの健康づくりを着実に推進するための事業の推進が図られており，「健康日本21」の目標を実現するための実践計画として，生活習慣病などの疾病や要介護状態に陥ることをできるかぎり予防していくことを目指すとしている．

「健康日本21」では，課題として生活習慣や生活習慣病を9つの分野で選定し，2003（平成15）年5月から施行された「健康増進法」により，その普及啓発，推進体制整備，保健事業の推進が図られている．その内容は「栄養改善

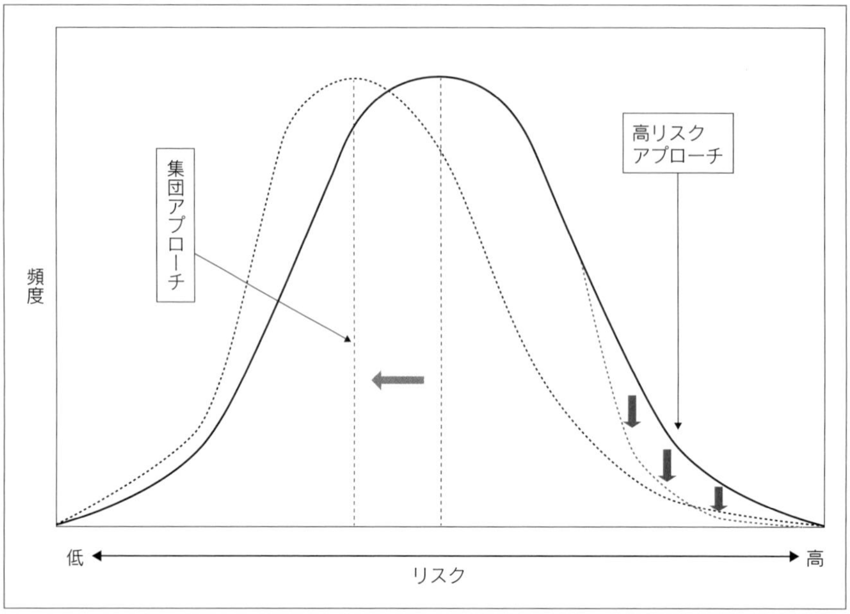

図 1-1　高リスクアプローチと集団アプローチ

法」〔2003（平成 15）年廃止〕の内容を盛り込んだ生活習慣病予防であり，国民の健康増進に対する関心を向上させることである．

健康の価値は，それを失ったものが一番よく知っている．健康は，人類が所有するいかなる地位や名誉や財産よりはるかに尊く，かつ重要である．

公衆衛生学は，すべての人間が完全な状態で生存できるとともに，活動できるようにするための学問である．

健康とは，単に病気でない状態という，消極的意味ではないことを銘記すべきである．この考え方の実践が予防医学の考え方の基本であり，一次予防の重要性が示唆されている．予防医学の原点はこの一次予防にあり，積極的な健康への取り組みといえる．

1　ハイリスク戦略とポピュレーション戦略

ハイリスク（高リスク）アプローチとは，健康リスクを抱えた人をスクリーニングし，該当者に対して治療を行ったり行動変容を促すことをいい，**ポピュレーション（集団）アプローチ**とは，リスクの有無にかかわらず集団に対して同一の働きかけを行うことをいう．

たとえば高血圧症を例にあげると，健康診断で血圧の高かった人を対象に治療や健康指導を行い，高リスク者を減じようとするのがハイリスクアプローチであり，集団全体に減塩指導の働きかけを行い，血圧値の分布の山を全体として低めにシフトさせることがポピュレーションアプローチとなる（**図 1-1**）．合併症（ここでは脳血管疾患）の発症率は血圧が高値であるほど高く，この発症率自体は介入によって変化しないが，発症数は頻度分布と発症率の掛け算と

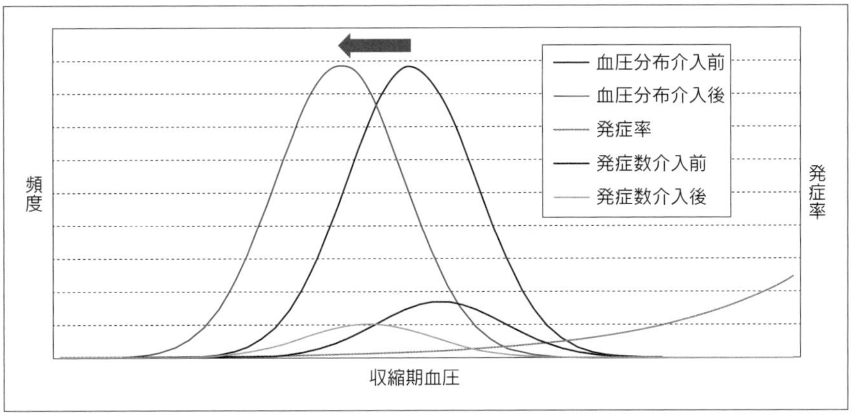

図 1-2　危険因子と合併症の発症率
集団の収縮期血圧の平均値を 5 mmHg 下げると脳血管疾患の発症数は 4 割ほど減少することとなる.

なるため，発症率 × 介入前の頻度分布＝介入前発症数と比較して，発症率 × 介入後の頻度分布＝介入後発症数が理論的には何割も減じることとなる（**図 1-2**）．健康日本 21 での取り組みにおける各目標値の設定にも，この考え方が用いられている．

2　予防医学の分類

予防医学の立場からわれわれが健康を維持増進し，質の高い QOL を維持し，かつ，社会に貢献するためには，健康に対する 3 段階の予防対策を立て，その時々の実情に合わせて対応する必要がある．つまり，人間としての生活史のなかで必然的に行う対処方法ともいえ，この概念の基礎はハーバード大学の Leavell 教授らによって提唱された．

1）一次予防

われわれが健康な生活を維持し，高い QOL を獲得するためには，疾病や災害を予防できる基本的健康観を身につける必要があり，健康教育などを通して，よりよい生活習慣の獲得を図らなければならない．常に健康増進のための努力を惜しまず，健康の価値を指導することが必要で，そのような健康を維持できる環境の整備を行い，医学的な整備を行う．

2）二次予防

一次予防を心がけても，われわれには加齢現象が加わるばかりか，種々の感染症や生活習慣病のみならず健康障害に陥る危険性を有している．したがって，健康診断などでこれらの健康障害を早期に発見し，早期に治療することで，元の健康状態へ回復させる必要がある．このような健康診断や早期治療が二次予防とよばれる．

3）三次予防

一次予防，二次予防の早期措置を行っても，なお後遺障害が残存することが起こりうる．

一部の健康障害が残存したとしても，残された機能を十分に発揮し，高いQOL を維持させながら健康な生活を過ごせるように努めねばならない．**リハビリテーション活動**によって，身体的，精神的機能の不十分なところを癒し，残存されている知的，体力的資源を活用して各人なりの健康な生活を保障させる能力を引き出すことが三次予防にあたる．

疾病予防とはこのように，一次から三次予防を通して，いきいきとした活動性の高い生活の質（QOL）を堅持しながら一生を全うするための人間の知恵ともいえよう．

リハビリテーション

リハビリテーションとは，単に機能回復訓練を指す言葉ではなく，「人間らしく生きる権利の回復」や「自分らしく生きること」のために行われるすべての活動を指すものである．心・身の機能・構造だけでなく，日常生活の活動の制限，社会生活への参加の制約も含めた「障害」への取り組みと考えられる．医療とその関係分野の専門職が行うリハビリテーションを医学的リハビリテーションとよぶが，教育・職業・社会福祉の分野で行われるアプローチも重要となる．

Ⅲ 健康管理の実際

一次予防の努力の評価が健康診断であり，健康診断が二次予防の中核となる．健康診断により，疾病の早期発見と早期治療が生まれる．

つまり，**スクリーニング**検査とよばれる**健康診断**によって疑わしい疾病を早期に発見することが重要であろう．がん検診などに代表されるように，疑いのある者をピックアップして，その集団に対して，さらに詳細な精密検査を行い，疾病を特定する．このような一連の健康診断によって有病者を洗い出したうえで，その人たちに精密検査を行い，疾病を特定するのである．この精密検査には多くの経費と労働力が費やされるので，このように２段階または３段階にわたり選別を行うことに集団検診の意義が生じてこよう．

Ⅳ ヘルスプロモーション

ヘルスプロモーションとは，WHO（世界保健機関）が 1986 年の**オタワ憲章**で提唱した概念で「人々が自らの健康をコントロールし，改善することができるようにするプロセス」と定義されている．2005 年のバンコク憲章での再提唱では「人々が自らの健康とその決定要因をコントロールし，改善することができるようにするプロセス」であるとされている．新しい健康観に基づく 21 世紀の健康戦略であり，「すべての人びとがあらゆる生活舞台―労働・学習・余暇そして愛の場―で健康を享受することのできる公正な社会の創造」を健康づくり戦略の目標としている．

オタワ憲章では，ヘルスプロモーションの３つプロセスとして，①唱道，②能力の付与，③調停が掲げられていたが，**バンコク憲章**では，①唱道，②投資，③能力形成，④法的規制と法制定，⑤パートナーと同盟形成の５つとなった（②と④が追加された）．

両憲章において，目標実現のための活動戦術・活動分野として以下の５つが提示されている．

①健康的な公共政策づくり
②健康を支援する環境づくり
③コミュニティの活動強化
④個人的なスキルの強化
⑤ヘルスサービスの方向転換

V 疾病・障害の概念

国際疾病分類（ICD）は，正式な名称を「疾病及び関連保健問題の国際統計分類：International Statistical Classification of Diseases and Related Health Problems」という．疾病，傷害および死因の統計を国際比較するためにWHOが勧告した統計分類であり，アルファベット１桁と数字３桁を組み合わせた４桁で表記する．現在，第11修正版の適用に向けた作業が進められている．

障害（障碍：常用外漢字），障がい，しょうがいの表記についてはさまざまな意見のあるところであるが，本書においては法令等に則り障害の表記を採用する．

WHO憲章における健康の定義の項でも触れたとおり，**ICF（国際生活機能分類**, International Classification of Functioning, Disability and Health）などにより，現在では，障害を健康の排他のとらえ方としてではなく，健康状態の構成要素としてとらえる考え方が導入されている．ICFの前身であるICIDH〔国際障害分類，1980（昭和55）年〕は，疾病の帰結（結果）に関する分類であったが，ICFは健康の構成要素に関する分類であり，2001（平成13）年５月のWHO総会において，新しい健康観の提起として採択された．生活機能上の問題は誰にでも起こりうるので，ICFはすべての人に関する分類といえる（**図1-3**）．障害者を対象とした疾病の結果の分類ではなく，すべての人を対象として障害のマイナス面のみならず健康な状態（プラス面）を含めた健康状態の構成要素を評価する分類であり，生活機能（心身機能・身体構造，活動，参加）の分類と，それに影響する背景因子（環境因子，個人因子）の分類で構成され，**バリアフリー**等の環境の評価にも対応できる．ICFにおける障害とは，心身機能・身体構造，活動，参加の３つの生活機能に支障をきたすことをいい，それぞれ「機能障害」「活動制限」「参加制約」とよばれる．

機能障害がなくとも，環境因子により活動・参加は制約される可能性があり，たとえば，精神疾患から回復し機能障害はないが，周囲の噂という環境因子により就職できないという参加制約が起こりうる．バリアフリーは活動・参加を促進する環境因子であるといえる．

「障害のある人が障害のない人と同等に生活し，ともにいきいきと活動でき

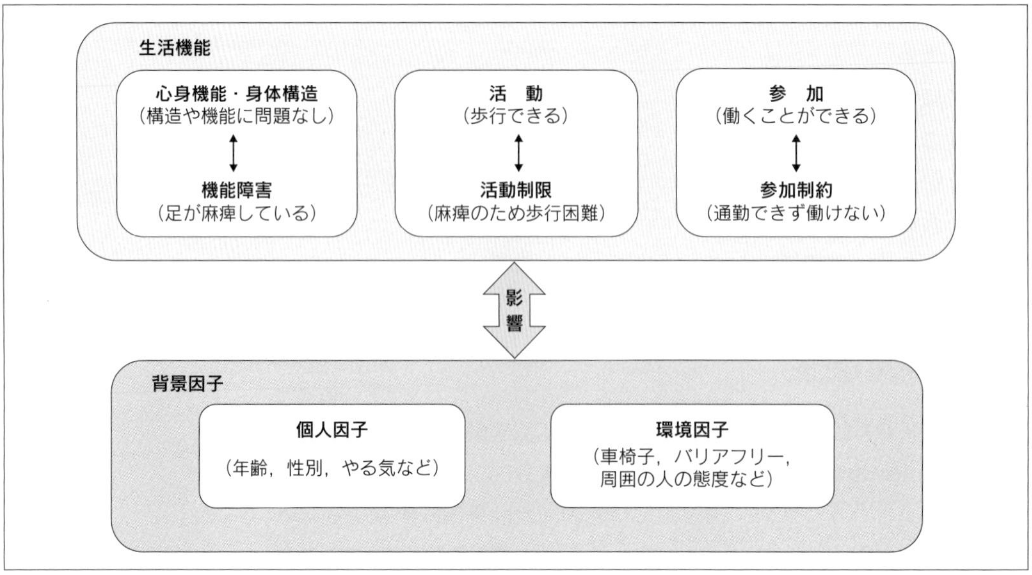

図 1-3　国際生活機能分類（ICF）

る社会を目指す」という理念が，厚生労働省が提唱する**ノーマライゼーション**である．障害者に対するこれまでの生活支援だけではなく，自立と社会参加を促進するための取り組み，バリアフリーの促進や**ユニバーサルデザイン**などは，ノーマライゼーションの一部となる概念といえる．

Ⅵ わが国における公衆衛生の確立

疾病対策としての保険（現行の健康保険制度）の基礎は，第一次世界大戦に伴う社会不安，経済問題が契機となって固まった．勤労者を対象とした健康保険制度は結核対策であった．この考え方は，政府の国策としての富国強兵であり，国防力を高めるのが主目的で，純粋な国民の健康と福祉をめざしたものでなかったことによる．

ヨーロッパ先進国では，すでに結核対策は完了していたが，わが国では，青壮年層の結核問題が昭和初期の最重点対策であり，依然として未解決な課題といえた．この予防対策として，BCG の接種を普及させるとともに，1937（昭和 12）年に保健所を設置する事業とあわせて，翌年，**厚生省**を設けたが，「結核予防法」がこの事業の中核となった．

このように，日本の公衆衛生活動は，国の政策としてヨーロッパの制度を導入し，上から下への押し付け的要素が強かったが，結果としては，短期間の数十年間でその概要を完成させることができた．ヨーロッパ諸国が数百年かけ，何千万人もの犠牲のうえに公衆衛生活動をつくりあげたことと比較すると，ごく効率的であったといえる．民族衛生的な公衆衛生活動は，第二次世界大戦終結まで継続されたが，終戦により，公衆衛生は憲法第 25 条によって国民の基

バリアフリーとユニバーサルデザイン
バリアフリーとは，障害のある人にとって生活上障壁となるものを除去する意味で住宅・建築用語として使用されていたが，より広く障害者の社会参加を困難にしている社会的，制度的，心理的なすべての障壁の除去という意味でも用いられる．バリアフリーが，障害によりもたらされるバリア（障壁）に対処するとの考え方であるのに対して，ユニバーサルデザインは，あらかじめ，障害の有無，年齢，性別，人種などにかかわらず，多様な人々が利用しやすいよう都市や生活環境をデザインする考え方である．

ノーマライゼーション
ノーマライゼーションには，標準化，正常化という意味があり，それまでは特別に行われていたものを一般化していくという考え方を示す．社会福祉の用語としては，「障害のある人が障害のない人と同等に生活し，ともにいきいきと活動できる社会を目指す」という理念を指す．

本権として確立され，今日では疾病の予防，医療の保障，国民の健康増進は，国民一人ひとりの自立された権利と義務になった．つまり，戦後は公衆衛生の時代となり，全国に**保健所**がつくられ，社会保障制度が確立された．

公衆衛生学の目的は，国民を疾病から護り，各自の健康を維持増進させ，その人の能力を十分に発揮できるようにすることである．

今日の社会活動は，集団社会なくして成り立たず，個人は孤立して生活を行うことはできない．集団は組織として，その構成員たる個人の健康と安全を護らなければならないが，今日では，単なる予防医学的なアプローチだけでなく，集団単位ごとの健康水準の引き上げが必要で，そのための医療制度，施設の設備，将来ビジョンが大切である．

戦後，半世紀以上が経過した現在，基本的な法律体系は確立されたが，その運用と実践は，日々刻々と変化進展している．日本の制度そのものはヨーロッパから導入されたが，今後は諸外国に対して逆輸出されていくであろう．

1980 年代は国際情勢が激動し，特に東欧社会主義国家の政治体制が雪崩を打って壊れた．東ヨーロッパ構造が変化した根幹の一つに，これら東欧諸国の公衆衛生の立ち遅れが存在している．

栄養，保健，医療，体力，健康，福祉，社会保障，環境など，多岐にわたる公衆衛生の社会学分野が，人類の進歩と文化を構築したといっても過言ではなく，今後もそれぞれの領域がバランスのとれた連携を維持しながら，社会情勢を把握しつつ，進展していくであろう．

そのなかで，依然として残された課題は，公害などに基づく環境破壊である．自然保護は，人類が将来にわたり繁栄するために，欠くことのできない課題である．地球規模の自然保護の施策は，これからの公衆衛生の最大の任務の一つであろう．

われわれは，冷静にその情勢を判断し，併せて健康水準の向上，疾病の予防，医療の保障などの強化に努めなければならない．

つまり，ただ単に長命であればよいという時代は去り，いかに自然環境と調和したうえで，より高いレベルの QOL をめざし質の高い人生を充実させるかが重要であり，そのための健康問題と保健の理念が確立されなければならない．

第2章 衛生統計（人口統計と健康水準）

衛生統計は，人口・出生・死亡・疾病・生活習慣・関連施設などを調べて，保健・医療・社会保障・社会福祉の向上に役立てることを目的とする調査である．社会を健康面から調査して現状を把握することは，必要な政策や保健活動を立案するために不可欠である．また，実施した政策や保健活動を評価し，改善するための資料となる．

I 人口静態統計

人口は，出生，死亡，転出入で絶えず変動している．人口静態統計は，変動する人口をある一時点でとらえ，種々の属性に分類する統計である．

人口
国や地域など一定の範囲に存在する人の数またはその集団を表す．

1 国勢調査

日本の**国勢調査**は，人口の状況を明らかにするために，1920（大正 9）年の第 1 回以降，5 年ごとに総務省が実施する．10 月 1 日午前 0 時現在の人口を全数調査する．男女，出生の年月，世帯，教育，就業，住居などの調査項目がある．国勢調査の結果を日本の人口の確定値としている．

2 日本の人口

日本の人口は，1920（大正 9）年には 5,600 万であったが，2022（令和 4）年 10 月 1 日現在は 1 億 2,495 万人である．人口増減率は 2005（平成 17）年に△ 0.01 と戦後はじめて前年を下回った．2005（平成 17）〜2010（平成 22）年はほぼ横ばいであったが，2011（平成 23）年以降は減少が続いている．出生率〔人口千対 6.3（2022（令和 4）年）〕も概ね徐々に低下の傾向であり，今後も人口は減少して 2048 年には 1 億人を割ると推測されている．1947〜1949（昭和 22〜24 年のいわゆるベビーブーム期に出生した人（毎年 260 万人以上）が，1971〜1974（昭和 46〜49）年の第 2 次ベビーブーム（毎年 200 万人程度の出生）をつくったのであり，1975（昭和 50）年より次第に出生率は低下していき，死亡率は増加するからである（**表 2-1，-2**）．現在の人口は，東京圏・大阪圏・中京圏の 3 地域に 6,000 万人ほどが集中し，全人口の半数を占めている．

日本の人口
わが国の人口は，5 年に一度実施される国勢調査（人口静態統計）で把握される．

表 2-1　わが国の年齢 3 区分別人口と諸指標の推移

各年 10 月 1 日現在

	年齢 3 区分別人口（千人）				年齢 3 区分別人口構成割合（%）				指数[3]			
	総数	年少人口（0～14 歳）	生産年齢人口（15～64 歳）	老年人口（65 歳以上）	総数	年少人口（0～14 歳）	生産年齢人口（15～64 歳）	老年人口（65 歳以上）	年少人口	老年人口	従属人口	老年化
昭 25 年[1]（'50）	83,200	29,428	49,658	4,109	100.0[1]	35.4	59.7	4.9	59.3	8.3	67.5	14.0
35（'60）	93,419	28,067	60,002	5,350	100.0	30.0	64.2	5.7	46.8	8.9	55.7	19.1
45（'70）	103,720	24,823	71,566	7,331	100.0	23.9	69.0	7.1	34.7	10.2	44.9	29.5
55[1]（'80）	117,060	27,507	78,835	10,647	100.0[1]	23.5	67.4	9.1	34.9	13.5	48.4	38.7
平 2[1]（'90）	123,611	22,486	85,904	14,895	100.0[1]	18.2	69.7	12.1	26.2	17.3	43.5	66.2
7[1]（'95）	125,570	20,014	87,165	18,261	100.0[1]	15.9	69.4	14.5	23.0	20.9	43.9	91.2
12[1]（'00）	126,926	18,472	86,220	22,005	100.0[1]	14.6	68.1	17.4	21.4	25.5	46.9	119.1
17[1]（'05）	127,768	17,521	84,092	25,672	100.0[1]	13.8	66.1	20.2	20.8	30.5	51.4	146.5
22[1]（'10）	128,057	16,803	81,032	29,246	100.0[1]	13.2	63.8	23.0	20.7	36.1	56.8	174.0
27[1]（'15）	127,095	15,887	76,289	33,465	100.0[1]	12.6	60.7	26.6	20.8	43.9	64.7	210.6
令 2（'20）	126,146	15,032	75,088	36,027	100.0	11.9	59.5	28.6	20.0	48.0	68.0	239.7
4（'22）*	124,947	14,503	74,208	36,236	100.0	11.6	59.4	29.0	19.5	48.8	68.4	249.9

資料：総務省統計局「国勢調査報告」＊は「人口推計（2022 年 10 月 1 日現在推計値）」

注：1）平成 22 年までの国勢調査値には総数に年齢不詳を含む．年齢 3 区分別人口には年齢不詳の案分はなく，構成割合は年齢不詳を除いた人口を分母として算出している．平成 27 年，令和 2 年は年齢不詳補完値による．

2）昭和 45 年までは沖縄県を含まない．

3）$\text{年少人口指数} = \frac{\text{年少人口}}{\text{生産年齢人口}} \times 100$　　$\text{老年人口指数} = \frac{\text{老年人口}}{\text{生産年齢人口}} \times 100$

$\text{従属人口指数} = \frac{\text{年少人口} + \text{老年人口}}{\text{生産年齢人口}} \times 100$　　$\text{老年化指数} = \frac{\text{老年人口}}{\text{年少人口}} \times 100$

表 2-2　わが国の将来推計人口　平成 22～令和 42 年（2010～2060 年）

	人口（千人）		年齢 3 区分割合（%）			指数（%）		
	総数	うち 65 歳以上	0～14 歳	15～64 歳	65 歳以上	年少人口	老年人口	従属人口
平成 22 年（'10）	128,057	29,484	13.1	63.8	23.0	20.6	36.1	56.7
令和 2（'20）	124,110	36,124	11.7	59.2	29.1	19.8	49.2	69.1
12（'30）	116,618	36,849	10.3	58.1	31.6	17.8	54.4	72.2
22（'40）	107,276	38,678	10.0	53.9	36.1	18.5	66.8	85.4
32（'50）	97,076	37,676	9.7	51.5	38.8	18.8	73.5	94.1
42（'60）	86,737	34,642	9.1	50.9	39.9	17.9	78.4	96.3

資料：国立社会保障・人口問題研究所「日本の将来推計人口」（平成 24 年1月推計）

注：年齢 3 区分割合は，年齢不詳を案分補正した人口を分母として算出している．

3　年齢区分

人口は年齢で 3 区分に分ける．**年少人口**は 0～14 歳，**生産年齢人口**は 15～64 歳，**老年人口**は 65 歳以上である．年少人口と老年人口を合わせて**従属人口**という．各年齢区分の人数，割合，比は，集団の特徴を把握するために用いられる（**表 2-1，-2**）．

① **年少人口指数**：100 人の生産年齢人口で扶養する年少人口を表す比である．

年少人口指数＝年少人口÷生産年齢人口×100

② **老年人口指数**：100 人の生産年齢人口で扶養する老年人口を表す比である．

老年人口指数＝老年人口÷生産年齢人口×100

③ **従属人口指数**：年少人口指数と老年人口指数の合計で，100 人の生産年齢人

年齢 3 区分

年少人口は子供または将来の働き手，生産年齢人口は現在の働き手，老年人口は退職した高齢者，従属人口は扶養される者としてとらえる．

人口の高齢化

人口に占める老年人口の割合を高齢化率とし，7～14%を高齢化社会，14～21%を高齢社会，21%以上を超高齢社会としている．日本はすでに超高齢社会である．

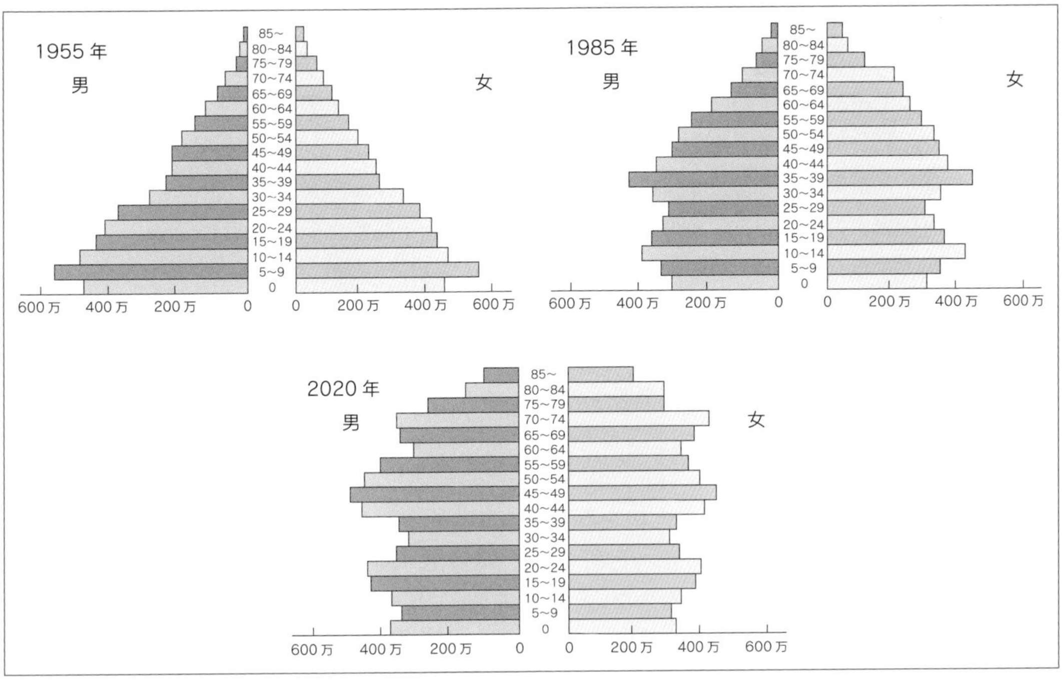

図 2-1　男女，年齢（5 歳階級）別人口ピラミッドの比較

口で扶養する人口を表す比である．

従属人口指数＝(年少人口＋老年人口)÷生産年齢人口×100

④ **老年化指数**：100 人の年少人口に対する老年人口の比である．

老年化指数＝老年人口÷年少人口×100

4　老年人口の増加と少子化（人口の少子高齢化）

日本の人口問題のなかで，年齢構成の高齢化は最も重要な問題である．0〜14 歳の年少人口，15〜64 歳の生産年齢人口，65 歳以上の老年人口に 3 区分してみると，老年人口は，1970（昭和 45）年の 733 万から，20 年後の 1990（平成 2）年には約 1,490 万，40 年後の 2010（平成 22）年には 2,925 万となったが，60 年後となる 2030（令和 12）年には 3,685 万と推計されている．全人口に占める割合は 7.1%から 12.1%，23.0%，さらに 31%近くになり，したがってそれだけ労働人口の比率が低くなり，老人福祉の問題が重要となっている．これは人口ピラミッドをみるとよく理解することができる（**図 2-1**）．ヨーロッパの先進諸国のように，すでに老年人口の増加による高齢化に達した国と比較しても日本の高齢化率は高く，また，その急速な高齢化が問題となっている．高齢者の増加は医療費の増大をきたし，2020（令和 2）年度には国民医療費総額で 42 兆 9,665 億円となった．うち，後期高齢者医療給付分は 16 兆 7,784 億円である．年齢階級別国民医療費でみても 65 歳以上が全体の 6 割を占め，65 歳以上の医療費は 65 歳未満の医療費の約 4 倍となっている．今

高齢化率

先進諸国の高齢化率は，ドイツ（20.8%），イタリア（20.3%），スウェーデン（18.2%），イギリス（16.6%）〔いずれも 2010（平成 22）年データ〕と高いが，日本はその時点で 23.0%とこれらを凌駕し，また，高齢化の急速な進展が特徴である．

後，老年人口の占有率はさらに増すことが予想されるので，その保健問題にはいっそうの配慮が必要となろう．また死因別死亡率でも，生活習慣病（成人病）による死亡がますます増加するであろうし，出生率低下による少子化は労働人口の減少をきたし，高負担社会へと進むことは避けられない．

前項で示した老年化指数は，分母を年少人口，分子を老年人口とする．まさに少子高齢化を直接表す指標といえ，その推移からもわが国の少子高齢化の進行度を知ることができる（**表 2-1**）．

日本のように資源に乏しく，また土地にも恵まれず，食糧も外国に依存しなければならない国にとって，人口問題は無視することはできない．また，人口問題を考えることは，社会医療のうえでも重要である．

5 都道府県別人口

2022（令和 4）年 10 月の都道県別の人口をみると，最も多いのが東京の 1,404 万人で，神奈川，大阪，愛知，埼玉，千葉，兵庫，北海道，福岡の 9 都道府県で 500 万人を超えている．逆に最も少ないのは鳥取 54.4 万人で，島根，高知，徳島，福井，佐賀，山梨，和歌山，秋田，香川の 10 県が 100 万以下である．このうち，老年人口割合が全国平均の 29.0％を上回ったのは，37 道府県で秋田が 38.6％と最も高く，次いで高知，山口，徳島など 33 道県では 30％以上である〔2014（平成 26）年は 6 県であったが，以降，12 県，19 県，23 県，26 県，28 県，33 県と年々増加がみられる〕．逆に，東京の 22.8％が最も少なく，次いで沖縄 23.5％，愛知 25.6％，神奈川 25.8％，となっている（**表 2-3**）．

以上のように，大都市とその周辺地区に労働人口が集中し，老年人口の比率が低い．沖縄は出生率が高い．これに比して，労働人口の流出があった地域では，一般に老年人口が多い．

一方，年少人口割合は，低出生率を反映した秋田の 9.3％が最低であり，逆に沖縄の 16.3％が高い．生産年齢人口割合は，東京 66.3％，神奈川 62.8％，愛知 61.7％，埼玉 61.1％，大阪 60.9％と，主に大都市で高い．

II 人口動態統計

人口動態統計は，人口変動の要因である**出生**，**死亡**，**死産**，**婚姻**，**離婚**に関する統計で，一定期間の人口の変動を表す．日本では，戸籍法と死産の届出に関する規程に基づいた届出を受理した市町村長が，その都度人口動態調査票を作成する．調査票は，保健所，都道府県を経由して厚生労働省が集計する．

1 出生

1）出生数と出生率

① **出生数**：一定期間に出生届を受理した件数である．死産の場合は死産届にな

表 2-3　都道府県別人口および年齢 3 区分別人口の構成割合

令和 4（'22）年 10 月 1 日

	総人口（千人）	年齢 3 区分別構成割合（%）					総人口（千人）	年齢 3 区分別構成割合（%）			
		総数	年少人口（0〜14 歳）	生産年齢人口（15〜64 歳）	老年人口（65 歳以上）			総数	年少人口（0〜14 歳）	生産年齢人口（15〜64 歳）	老年人口（65 歳以上）
全　国	124,947	100.0	11.6	59.4	29.0	三　重	1,742	100.0	11.7	57.9	30.5
						滋　賀	1,409	100.0	13.2	60.0	26.8
北海道	5,140	100.0	10.3	56.9	32.8	京　都	2,550	100.0	11.1	59.3	29.6
青　森	1,204	100.0	10.2	55.0	34.8	大　阪	8,782	100.0	11.4	60.9	27.7
岩　手	1,181	100.0	10.6	54.9	34.6	兵　庫	5,402	100.0	11.9	58.3	29.8
宮　城	2,280	100.0	11.3	59.8	28.9	奈　良	1,306	100.0	11.4	56.3	32.4
秋　田	930	100.0	9.3	52.1	38.6	和歌山	903	100.0	11.2	54.8	34.0
山　形	1,041	100.0	10.9	54.3	34.8	鳥　取	544	100.0	12.2	54.8	33.1
福　島	1,790	100.0	11.0	56.3	32.7	島　根	658	100.0	12.0	53.3	34.7
茨　城	2,840	100.0	11.3	58.3	30.4	岡　山	1,862	100.0	12.1	57.1	30.8
栃　木	1,909	100.0	11.4	58.7	29.9	広　島	2,760	100.0	12.3	57.7	29.9
群　馬	1,913	100.0	11.3	57.9	30.8	山　口	1,313	100.0	11.2	53.6	35.2
埼　玉	7,337	100.0	11.5	61.1	27.4	徳　島	704	100.0	10.7	54.3	35.0
千　葉	6,266	100.0	11.4	60.6	28.0	香　川	934	100.0	11.8	55.8	32.4
東　京	14,038	100.0	10.9	66.3	22.8	愛　媛	1,306	100.0	11.3	54.8	33.9
神奈川	9,232	100.0	11.4	62.8	25.8	高　知	676	100.0	10.6	53.3	36.1
新　潟	2,153	100.0	10.9	55.5	33.5	福　岡	5,116	100.0	12.8	58.9	28.3
富　山	1,017	100.0	10.9	56.1	33.0	佐　賀	801	100.0	13.2	55.4	31.4
石　川	1,118	100.0	11.8	57.9	30.3	長　崎	1,283	100.0	12.3	53.8	33.9
福　井	753	100.0	12.2	56.6	31.2	熊　本	1,718	100.0	13.0	54.9	32.1
山　梨	802	100.0	11.1	57.4	31.5	大　分	1,107	100.0	11.8	54.2	33.9
長　野	2,020	100.0	11.6	55.9	32.5	宮　崎	1,052	100.0	12.9	53.7	33.4
岐　阜	1,946	100.0	11.9	57.1	31.0	鹿児島	1,563	100.0	12.9	53.6	33.5
静　岡	3,582	100.0	11.7	57.6	30.7	沖　縄	1,468	100.0	16.3	60.2	23.5
愛　知	7,495	100.0	12.6	61.7	25.6						

資料：総務省統計局「人口推計（2022（令和 4）年 10 月 1 日現在）」

り，出生数に含まれない．

② **出生率**：人口 1,000 人あたりの出生数を表す．

出生率（人口千対）＝出生数÷人口×1,000

2）再生産率

再生産は人口が次の世代に置き換わることで，再生産率は将来の人口を予測する指標となる．

(1) 合計特殊出生率（粗再生産率）

合計特殊出生率には，**期間合計特殊出生率**と**コホート合計特殊出生率**がある．

期間合計特殊出生率は，その年次の 15〜49 歳までの女性の年齢別出生率を合計して算出する．その年次の年齢別出生率にしたがって子供を生むと仮定した場合に，**1 人の女性が一生の間に生む平均の子供の数**を表す．合計特殊出生率は，期間合計特殊出生率を一般的に指す．

合計特殊出生率＝(母の年齢別出生数÷その年齢の女子人口）を 15〜49 歳まで合計

再生産年齢

WHO は妊娠可能な年齢を 15〜49 歳としている．大多数がこの年齢で出産するので「一生の間に」と置き換えて表現することが多い．

コホート合計特殊出生率は，同じ年に生まれた女性を 1 つの集団（コホート）とみなし，そのコホートの 15～49 歳までの実際の年齢別出生率を合計して算出する．1 人の女性が一生の間に生む実際の子供の数を示す．

> **期間合計特殊出生率とコホート合計特殊出生率**
> 出生は，世代，時代，年齢の影響を受ける．生まれた年（世代）によって時代背景が異なり，ライフスタイルが変化するため，世代によって各年齢での出生率も異なる．期間合計特殊出生率は，世代によって各年齢の出生率が変わらないと仮定して算出している．

(2) 総再生産率

合計特殊出生率は男女両方の出生を対象にしているが，総再生産率は将来子供を生む女児の出生に限っている．その年次の 15～49 歳までの女性の年齢別女児出生率を合計して算出する．その年次の年齢別女児出生率にしたがって女児を生むと仮定した場合に，**1 人の女性が一生の間に生む平均の女児の数**を表す．

総再生産率＝(母の年齢別女児の出生数÷その年齢の女子人口）を 15～49 歳まで合計

(3) 純再生産率

純再生産率は，**生まれた女児が母親の年齢まで生存し，次の世代の母親になれる女児数**を表す．その年次の 15～49 歳までの女性の年齢別女児出生率に生命表の女性の年齢別生残数を適用し，合計して算出する．

純再生産率＝(母の年齢別女児の出生数÷その年齢の女子人口)×(生命表のその年齢の定常人口÷10 万人）を 15～49 歳まで合計

(4) 再生産率と将来人口

人口置換水準は，将来の人口が親の世代と同数で，変化しない水準である．合計特殊出生率は生まれた女児の死亡などが考慮されていないので，おおよその目安ではあるが，2009（平成 21）年の 2.07 が合計特殊出生率の人口置換水準になる．

> **将来人口**
> 純再生産率は，期間合計特殊出生率と同じく，その年次の年齢別出生率にしたがって子供を産むと仮定しているので，世代による変化は考慮されていない．生存率もその年次の状況が変わらない前提で計算されている．

純再生産率の人口置換水準は 1 である．純再生産率が 1 よりも大きければ次世代の女性人口は増加し，その状況が続くと将来の人口は増加する．1 より小さければ将来の人口は減少する．

2022（令和 4）年の日本の期間合計特殊出生率は 1.26，2021（令和 3）年の純再生産率は 0.63 で，急激に人口が減少することが推測される（**表 2-4**）．

3）出生の動向

第 2 次世界大戦前の出生数は 200 万人を超え，出生率も 30（人口千対）前後で高出生国であった．大戦後は婚姻が急増し，1947～1949（昭和 22～24）年の出生数は 260 万人を超えて**第 1 次ベビーブーム**となった．その後出生数は急激に減少したが，第 1 次ベビーブームの世代が出産適齢期を迎え，1971～1974（昭和 46～49）年の**第 2 次ベビーブーム**に向けて出生数は増加した．1974（昭和 49）年以降は出生数，出生率とともに低下傾向にあり，国際的にも日本の出生率は低い（**図 2-2**）．

> **第 3 次ベビーブームはなかった**
> 第 2 次ベビーブームの世代は 1990 年代後半から結婚適齢期を迎えて，出生数も増加すると思われたが，過去のベビーブームのような明らかな出生数の増加はみられなかった．

地域別にみると，第 2 次世界大戦前後の出生率は郡部で高率であったが，1962（昭和 37）年から第 2 次ベビーブームまでの時期は高度経済成長に伴い，青年層が大都市に集中し，大都市とその周辺地域で出生率が上昇した．1974（昭和

表 2-4　出生数・出生率・再生産率の推移

	出 生 数	出生率[1]（人口千対）	合計特殊出生率[2]	総再生産率	純再生産率
昭和 25 年（'50）	2,337,507	28.1	3.65	1.77	1.50
35（'60）	1,606,041	17.2	2.00	0.97	0.92
45（'70）	1,934,239	18.8	2.13	1.03	1.00
55（'80）	1,576,889	13.6	1.75	0.85	0.83
平成 2（'90）	1,221,585	10.0	1.54	0.75	0.74
12（'00）	1,190,547	9.5	1.36	0.66	0.65
22（'10）	1,071,305	8.5	1.39	0.67	0.67
27（'15）	1,005,721	8.0	1.45	0.71	0.70
令和 2（'20）	840,835	6.8	1.33	0.65	0.64
3（'21）	811,622	6.6	1.30	0.64	0.63
*4（'22）	770,747	6.3	1.26	…	…

資 料：厚生労働省「人口動態統計」（＊は概数），国立社会保障・人口問題研究所「人口統計資料集」
注：1）昭和 25～41 年は総人口を，昭和 42 年以降は日本人人口を分母に用いている．
　2）15～49 歳の各歳別日本人女性人口を分母に用いている．

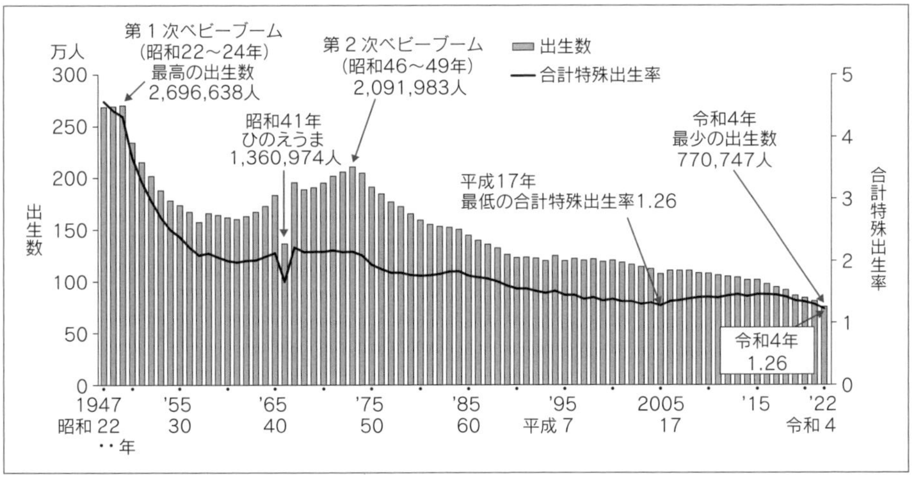

図 2-2　出生数と合計特殊出生率の推移
資 料：厚生労働省「人口動態統計」
注：令和 4 年は概数．

49）年以降の出生率の低下は全国的なものだが，特に大都市とその周辺地域で出生率が低下している．

合計特殊出生率は，第１次ベビーブームには４を超えていたが，それ以降は急速に低下し，２前半となった．第２次ベビーブームの際も著しい上昇はなく，低下傾向が続いている．近年の出生数の低下は，非婚や晩婚による 20 歳代までの出産の減少と，生涯に生む子供の数の減少が原因である．

丙午（ひのえうま）生まれの女性
丙午生まれの女性は夫を殺すという迷信により，1966（昭和 41）年は極端に出生数が低下した．

2 死亡

1) 主な死亡の指標

(1) 指標としての意義

死亡は人口の増減に直接かかわっている．また，死亡は健康状態として最も悪い状態であることから，健康の指標となる．

死亡率と年齢調整死亡率は，医療の進歩，公衆衛生の水準など，地域の保健水準を端的に表し，平均寿命や乳児死亡率とともに，集団の衛生水準を表す総合的な指標として用いられる．

(2) 死亡数

1年間の死亡数を表す．死亡数は，人口や年齢構成の影響を受ける．

(3) 死亡数の動向

第2次世界大戦後，死亡数は急激に減少し，1955～1979（昭和30～54）年までは70万人前後で推移した．1980（昭和55）年以降は人口の高齢化が影響して増加傾向にある．2022（令和4）年は156万8,961人である．

(4) 死亡率（粗死亡率）

人口1,000人あたり，あるいは10万人あたりの死亡数を表す．死亡率は，年齢構成の影響を受ける．

粗死亡率（人口千対）＝死亡数÷人口×1,000

(5) 粗死亡率の動向

明治から大正年間は20（人口千対）台が続き，昭和に入って初めて20を切り，第2次世界大戦前は欧米に比し，かなり高率であった．

戦後は，急速に改善し，1947（昭和22）年に14.6であった死亡率が，1960（昭和35）年には7.6と半減した．その後も死亡率は低下傾向にあったが，1983（昭和58）年以降は人口の高齢化に伴って，**死亡率は緩やかに上昇**している（**表2-5**，**図6-2**参照）．

(6) 年齢調整死亡率

基準人口に年齢構成を補正して求めた死亡率で，年次推移や国際比較など年齢構成が異なる集団間の比較に用いられる．

基準人口は，日本の年次推移を観察する場合は「**平成27年モデル人口**」を用い，国際比較する場合は「**世界標準人口**」を用いる．

(7) 年齢調整死亡率の動向

1950（昭和25）年の年齢調整死亡率は男性が42.2（人口千対），女性が32.8であった．1980（昭和55）年頃には女性が，1990（平成2）年頃には男性が，それぞれ半減し，以後も減少傾向にある．年齢構成を取り除いた死亡の状況は一貫して改善されてきたといえる．2021（令和3）年には，男性が13.6，女性が7.4である（**表2-5**）．

(8) 国際比較

日本の死亡率は，戦後急速に低下して，1958～2004（昭和33～平成16）年の間は欧米諸国と比較しても低率だった．それ以降は，人口の高齢化の影響で

平成27年モデル人口

2015（平成27）年の国勢調査で得られた人口をベビーブームなどを補正して作成した基準人口．男女別に5歳で1つの階級とし，千人単位で作成されている．

年齢調整死亡率

厚生労働省が年齢調整死亡率を算出する際の基準人口としては，1990（平成2）年から長年「昭和60年モデル人口」が用いられてきたが，現実の人口構成からの乖離が大きくなったため，高齢化を反映した新しい基準人口として2020（令和2）年の年齢調整死亡率からは「平成27年モデル人口」が用いられることとなった．
近年のデータでは男女別の粗死亡率に近い値を示し，過去のデータについては，高齢者で多い死因は高値に調整される一方，若年者で多い死因は低値となる傾向である．

表 2-5　粗死亡率・年齢調整死亡率（人口千対）の推移

	粗死亡率[1)]			年齢調整死亡率[2)]	
	総数	男	女	男	女
昭和 25 年（'50）	10.9	11.4	10.3	42.2	32.8
35（'60）	7.6	8.2	6.9	37.5	27.8
45（'70）	6.9	7.7	6.2	32.3	23.7
55（'80）	6.2	6.8	5.6	25.7	17.9
平成 2（'90）	6.7	7.4	6.0	21.3	13.4
12（'00）	7.7	8.6	6.8	17.6	9.8
22（'10）	9.5	10.3	8.7	15.6	8.3
令和 2（'20）	11.1	11.8	10.5	13.3	7.2
3（'21）	11.7	12.4	11.1	13.6	7.4
*4（'22）	12.9	13.5	12.3	…	…

資 料：厚生労働省「人口動態統計」（*は概数）

注：1) 年齢調整死亡率と併記したので粗死亡率と表したが，単に死亡率といっているものである．

2) 年齢調整死亡率の基準人口は「平成 27 年モデル人口」であり，年齢 5 歳階級別死亡率により算出した．

表 2-6　粗死亡率・年齢調整死亡率・乳児死亡率の国際比較

	粗死亡率[1)]（人口 10 万対）		年齢調整死亡率[2)]（人口 10 万対）		乳児死亡率（出生千対）	
日　本	('21)	1,172.7	('21)	281.8	('21)	1.7
カナダ	('19)	755.8	('19)	352.4	('20)	4.5
アメリカ合衆国	('18)	867.8	('18)	470.9	('19)	5.6
フランス	('17)	911.1	('17)	349.6	('20)	3.4
ドイツ	('20)	1,185.1	('20)	406.0	('21)	3.0
イタリア	('17)	1,074.7	('17)	340.0	('20)	2.4
オランダ	('20)	963.2	('20)	383.5	('21)	3.3
スウェーデン	('18)	906.6	('18)	352.9	('21)	1.8
イギリス	('20)	1,026.9	('20)	430.9	('20)	3.8
オーストラリア	('20)	627.9	('20)	307.5	('20)	3.2
ニュージーランド	('16)	669.1	('16)	364.0	('21)	4.7

資 料：厚生労働省「人口動態統計」
WHO「Mortality Database」
乳児死亡率は，UN「Demographic Yearbook」

注：1) 死亡数を人口で除したいわゆる死亡率のことで，年齢調整死亡率と対比して粗死亡率としたものである．

2) 年齢調整死亡率の基準人口は世界標準人口による．日本も同様であるため数値は**表 2-5** と異なる．

3) 年齢不詳は，データに含めていない．

4) カナダ，アメリカ合衆国の人口は，「Demographic Yearbook」の該当年データ．

死亡率が上昇し，高い方になった．年齢調整死亡率は乳児死亡率とともに低く，日本の保健水準が世界的にも高いことを示している（**表 2-6**）．

2）死因

(1) ICD（国際疾病分類）

人口動態統計では死亡診断書に記載された死因から，直接に死亡を引き起こ

表 2-7　主要 4 死因の死亡数・死亡率（人口 10 万対）の推移

	全死因	悪性新生物〈腫瘍〉	心疾患	脳血管疾患	肺炎
	死　亡　数				
昭和 25 年（'50）	904,876	64,428	53,377	105,728	54,169
35（'60）	706,599	93,773	68,400	150,109	37,534
45（'70）	712,962	119,977	89,411	181,315	27,929
55（'80）	722,801	161,764	123,505	162,317	33,051
平成 2（'90）	820,305	217,413	165,478	121,944	68,194
12（'00）	961,653	295,484	146,741	132,529	86,938
22（'10）	1,197,012	353,499	189,361	123,461	118,888
27（'15）	1,290,510	370,362	196,127	111,974	120,959
令和 2（'20）	1,372,755	378,385	205,596	102,978	78,450
3（'21）	1,439,856	381,505	214,710	104,595	73,194
*4（'22）	1,568,961	385,787	232,879	107,473	74,002
	死　亡　率（人口 10 万対）				
昭和 25 年（'50）	1,087.6	77.4	64.2	127.1	65.1
35（'60）	756.4	100.4	73.2	160.7	40.2
45（'70）	691.4	116.3	86.7	175.8	27.1
55（'80）	621.4	139.1	106.2	139.5	28.4
平成 2（'90）	668.4	177.2	134.8	99.4	55.6
12（'00）	765.6	235.2	116.8	105.5	69.2
22（'10）	947.1	279.7	149.8	97.7	94.1
27（'15）	1,029.8	295.5	156.5	89.4	96.5
令和 2（'20）	1,112.5	306.6	166.6	83.5	63.6
3（'21）	1,172.7	310.7	174.9	85.2	59.6
*4（'22）	1,285.7	316.1	190.8	88.1	60.6
	死亡総数に対する割合（%）				
昭和 25 年（'50）	100.0	7.1	5.9	11.7	6.0
35（'60）	100.0	13.3	9.7	21.2	5.3
45（'70）	100.0	16.8	12.5	25.4	3.9
55（'80）	100.0	22.4	17.1	22.5	4.6
平成 2（'90）	100.0	26.5	20.2	14.9	8.3
12（'00）	100.0	30.7	15.3	13.8	9.0
22（'10）	100.0	29.5	15.8	10.3	9.9
27（'15）	100.0	28.7	15.2	8.7	9.4
令和 2（'20）	100.0	27.6	15.0	7.5	5.7
3（'21）	100.0	26.5	14.9	7.3	5.1
*4（'22）	100.0	24.6	14.8	6.8	4.7

資料：厚生労働省「人口動態統計」（＊は概数）

した一連の事象の起因となった疾病または損傷を原死因として選択し統計処理を行う．その際に，現在は国際疾病分類（ICD）の第 10 修正版（2013 年版）が適用されており，第 11 版への適用作業が進められている．

(2) 死因

悪性新生物〈腫瘍〉，心疾患，脳血管疾患，肺炎は死因の上位を占める**主要 4 死因**である．1975（昭和 50）年以降は主要 4 死因が死因の半数以上を占める（**表 2-7**）．2022（令和 4）年の死因を**表 2-8** に示す．

(3) 死因の動向

死因の 1 位は，明治～昭和の初期には肺炎および気管支炎あるいは胃腸炎であった．1935～1950（昭和 10～25）年は全結核，1951～1980（昭和 26～55）

表 2-8　性別にみた死因順位別死亡数・死亡率（人口 10 万対）

令和 4（'22）年*

死因	総数		男		女	
	死亡数	死亡率	死亡数	死亡率	死亡数	死亡率
全死因	1,568,961	1,285.7	799,333	1,347.6	769,628	1,227.1
（1）悪性新生物〈腫瘍〉	385,787	316.1	（1）223,285	376.4	（1）162,502	259.1
（2）心疾患	232,879	190.8	（2）112,948	190.4	（3）119,931	191.2
（3）老衰	179,524	147.1	（4）49,963	84.2	（2）129,561	206.6
（4）脳血管疾患	107,473	88.1	（3）53,181	89.7	（4）54,292	86.6
（5）肺炎	74,002	60.6	（5）42,847	72.2	（5）31,155	49.7
（6）誤嚥性肺炎	56,068	45.9	（6）33,459	56.4	（6）22,609	36.0
（7）不慮の事故	43,357	35.5	（7）24,615	41.5	（7）18,742	29.9
（8）腎不全	30,740	25.2	（8）16,187	27.3	（10）14,553	23.2
（9）アルツハイマー病	24,860	20.4	（16）8,692	14.7	（8）16,168	25.8
（10）血管性及び詳細不明の認知症	24,360	20.0	（14）9,089	5.3	（9）15,271	24.3

資料：厚生労働省「人口動態統計」（＊は概数）

注：1）死因分類は，ICD-10（2013 年版）準拠（平成 29 年適用）による．

2）（　）内の数字は死因順位を示す．

3）男の 9 位は「間質性肺疾患」で死亡数は 14,815，死亡率は 25.0．10 位は「自殺」で死亡数は 14,352，死亡率は 24.2 である．

4）「結核」は死亡数が 1,664，死亡率は 1.4 である．

5）「熱中症」は死亡数が 1,471，死亡率は 1.2 である．

6）「新型コロナウイルス感染症」は死亡数が 47,635，死亡率は 39.0 である．

年は脳血管疾患，1981（昭和 56）年以降は悪性新生物である．1958（昭和 33）年以降は，生活習慣病である悪性新生物，心疾患，脳血管疾患が死因の上位を占めていた．2022（令和 4）年は悪性新生物〈腫瘍〉，心疾患，老衰，脳血管疾患の順である（**表 2-8**，**表 6-1** 参照）．

(4)　死因の国際比較

日本の悪性新生物〈腫瘍〉，脳血管疾患，結核，肺炎の死亡率は，欧米諸国と比較して高い．しかし，悪性新生物の年齢調整死亡率は低く，死亡率が高いことには人口の高齢化が影響している．部位別では，胃がんが高く，肺がんや乳がんは低いが，徐々に欧米化の傾向にある．脳血管疾患は年齢調整死亡率でも高い．

3）性・年齢階級別の死亡

(1)　性別死亡率

1983（昭和 58）年以降は，ほぼすべての年齢階級で男性は女性より高い死亡率を示している．

(2)　年齢階級別死亡率

乳児期は身体機能が未熟で死亡率が高いが，年齢とともに低下して 5～9 歳頃で最も低率になる．40 歳以降は加齢とともに死亡率は上昇する（**表 2-9**，**図 6-1** 参照）．

年齢別死亡率の国際比較では，日本の 1～4 歳の死亡率は，欧米諸国に比べて高い．

表 2-9　性・年齢階級別死亡率（人口 10 万対）の年次推移

	昭和 50（'75）年			昭和 60（'85）年			令和 2（'20）年		
	総数	男	女	総数	男	女	総数	男	女
総数	631.1	690.0	574.1	625.5	690.6	562.7	1,112.5	1,178.0	1,050.4
0 歳	1,004.7	1,120.9	881.2	551.8	589.2	512.3	179.8	185.7	173.6
1～4	84.7	95.9	72.9	48.8	55.7	41.6	12.8	14.8	10.8
5～9	36.0	44.7	26.9	21.1	26.6	15.3	6.1	5.9	6.3
10～14	24.9	30.1	19.5	16.5	19.9	13.1	8.0	9.0	6.9
15～19	60.5	86.5	33.3	47.2	69.8	23.7	22.5	28.3	16.3
20～24	81.3	106.8	55.4	57.1	81.4	31.8	36.8	49.2	24.0
25～29	82.0	102.2	61.4	60.9	80.7	40.7	37.8	49.1	26.0
30～34	106.2	132.2	80.3	74.5	93.3	55.6	45.6	60.4	30.2
35～39	152.9	194.2	111.6	104.2	131.9	76.0	60.8	75.2	46.0
40～44	241.9	315.7	167.4	175.6	227.7	124.1	93.0	114.7	70.5
45～49	355.0	458.6	252.7	277.1	371.7	184.6	145.8	180.9	109.5
50～54	508.5	649.7	391.6	455.6	624.6	289.7	231.2	293.1	168.0
55～59	807.2	1,076.6	593.3	654.3	906.7	414.9	352.4	472.6	231.7
60～64	1,300.0	1,734.0	946.4	948.7	1,314.9	663.0	551.0	770.7	335.7
65～	5,202.1	5,999.3	4,593.7	4,333.7	5,286.1	3,675.5	3,479.3	4,007.4	3,074.1

資料：厚生労働省「人口動態統計」
注：1）0 歳は出生 10 万対の死亡率である.

表 2-10　65 歳以上死亡数の死亡総数に対する割合（PMI）の国際比較

	65 歳以上死亡数の死亡総数に対する割合（%）
日本（'21）	91.3
カナダ（'20）	80.3
アメリカ合衆国（'19）	74.2
フランス（'20）	85.3
ドイツ（'20）	86.0
イタリア（'20）	90.0
オランダ（'20）	86.6
スウェーデン（'20）	89.3
イギリス（'20）	84.7
オーストラリア（'20）	82.1
ニュージーランド（'21）	81.0

資料：厚生労働省「人口動態統計」
UN「Demographic Yearbook」

(3) PMI（PMR）

PMI：proportional mortality indicator

PMR：proportional mortality ratio

50 歳以上の者の死亡が，全死亡に占める割合（%）を表す.

PMI（%）＝(50 歳以上の死者数÷全死者数)×100

衛生水準の指標として利用される．近年は全死亡に占める 65 歳以上の割合で示されることが多い.

2021（令和 3）年の日本の PMI（65 歳以上の割合）は 91.3%で，欧米諸国と比較しても高い（**表 2-10**）.

(4) 年齢と死因

乳児死亡は，先天奇形・変形及び染色体異常や出生に関係することが死因の

表 2-11　年齢階級別死因

令和 4（'22）年

	第 1 位	第 2 位	第 3 位	第 4 位
総　数	悪性新生物〈腫瘍〉	心疾患	老衰	脳血管疾患
0 歳[2)]	先天奇形，変形及び染色体異常	周産期に特異的な呼吸障害等	不慮の事故	妊娠期間等に関連する障害
1～4	先天奇形，変形及び染色体異常	不慮の事故	悪性新生物〈腫瘍〉	心疾患
5～9	悪性新生物〈腫瘍〉	先天奇形，変形及び染色体異常	不慮の事故	その他の新生物〈腫瘍〉
10～14	自殺	悪性新生物〈腫瘍〉	不慮の事故	先天性奇形，変形及び染色体異常
15～19	自殺	不慮の事故	悪性新生物〈腫瘍〉	心疾患
20～24	自殺	不慮の事故	悪性新生物〈腫瘍〉	心疾患
25～29	自殺	悪性新生物〈腫瘍〉	不慮の事故	心疾患
30～34	自殺	悪性新生物〈腫瘍〉	心疾患	不慮の事故
35～39	自殺	悪性新生物〈腫瘍〉	心疾患	不慮の事故
40～44	悪性新生物〈腫瘍〉	自殺	心疾患	脳血管疾患
45～49	悪性新生物〈腫瘍〉	自殺	心疾患	脳血管疾患
50～54	悪性新生物〈腫瘍〉	心疾患	自殺	脳血管疾患
55～59	悪性新生物〈腫瘍〉	心疾患	脳血管疾患	自殺
60～64	悪性新生物〈腫瘍〉	心疾患	脳血管疾患	肝疾患
65～69	悪性新生物〈腫瘍〉	心疾患	脳血管疾患	不慮の事故
70～74	悪性新生物〈腫瘍〉	心疾患	脳血管疾患	肺炎
75～79	悪性新生物〈腫瘍〉	心疾患	脳血管疾患	肺炎
80～84	悪性新生物〈腫瘍〉	心疾患	脳血管疾患	老衰
85～89	悪性新生物〈腫瘍〉	心疾患	老衰	脳血管疾患
90～94	老衰	心疾患	悪性新生物〈腫瘍〉	脳血管疾患
95～99	老衰	心疾患	悪性新生物〈腫瘍〉	脳血管疾患
100 歳以上	老衰	心疾患	脳血管疾患	肺炎

資料：厚生労働省「人口動態統計月報年計（概数）」

注：1）死因順位は死亡数の多いものから定めた．

2）乳児（0 歳）の死因については乳児死因簡単分類を使用した．また，死亡率は出生 10 万対の率である．

3）死因は次のように省略した．

心疾患←心疾患（高血圧性を除く）

周産期に特異的な呼吸障害等←周産期に特異的な呼吸障害及び心血管障害

妊娠期間等に関連する障害←妊娠期間及び胎児発育に関連する障害

上位を占める．2021（令和 3）年では，1～4 歳にかけては先天奇形・変形及び染色体異常，悪性新生物〈腫瘍〉，不慮の事故が上位を占める．5～9 歳では悪性新生物〈腫瘍〉，10～39 歳では自殺，40～89 歳では悪性新生物〈腫瘍〉，90～94 歳では心疾患，95 歳以上では老衰が 1 位である（**表 2-11**）．

4）妊産婦死亡率

(1) 妊産婦死亡率

母体の健康状態を示す指標として用いられる．

妊産婦死亡率は，出生数と死産数を合計した出産 10 万あたり，あるいは出生 10 万あたりの妊産婦死亡を表す．

妊産婦死亡率（出産 10 万対）＝妊産婦死亡数÷(出生数＋死産数)×10 万

表 2-12　死産率・周産期死亡率・妊産婦死亡率の年次推移

	死　産　率 （出産千対）	周産期死亡率* （出産千対）	妊産婦死亡率 （出産 10 万対）
昭和 35 年（1960）	100.4	—	117.5
45 年（'70）	65.3	—	48.7
55 年（'80）	46.8	20.2	19.5
平成 2 年（'90）	42.3	11.1	8.2
12 年（2000）	31.2	5.8	6.3
22 年（'10）	24.2	4.2	4.1
令和 4 年（'22）	19.3	3.3	2.5**

注：*死産は妊娠満 22 週以後の死産．**令和 3 年データ．

表 2-13　乳児死亡率（出生千対）・妊産婦死亡率（出生 10 万対）の国際比較

	昭和 45（'70）年		55（'80）年		60（'85）年		令和 3（'21）年	
	乳　児 死亡率	妊産婦 死亡率	乳　児 死亡率	妊産婦 死亡率	乳　児 死亡率	妊産婦 死亡率	乳　児 死亡率	妊産婦 死亡率
日　　　本	13.1	52.1	7.5	20.4	5.5	15.8	1.7	2.6
カ　ナ　ダ	18.8	20.2	10.4	7.6	7.9	4.0	4.5[3)]	7.5[2)]
ア メ リ カ	19.8	—	12.5	9.2	10.6	7.8	5.6[2)]	35.6[3)]
フ ラ ン ス	18.2	28.1	10.0	12.9	8.3	12.0	3.4[3)]	4.4[1)]
オ ラ ン ダ	12.7	13.4	8.6	8.8	8.0	4.5	3.3	1.2[3)]
イ ギ リ ス[4)]	18.2	18.6	12.0	10.7	9.4	7.0	3.8[3)]	3.9[2)]

資料：厚生労働省「人口動態統計」，UN「Demographic Yearbook」
注：1)2016 年，2)2019 年，3）2020 年，4）1985 年まではイングランド・ウェールズの数値である．

(2) 妊産婦死亡の動向

妊産婦死亡率は 1955（昭和 30）年に 160（出産 10 万対）を超えていたが，それ以降低下して，2021（令和 3）年は 2.5 である（**表 2-12**）．欧米諸国と比較して，かつては高かったが，現在は同程度になった（**表 2-13**，**表 4-1** 参照）．

5）死産

(1) 死産率

人口動態統計では「死産の届出に関する規程」に基づいて，死産を「**妊娠満 12 週（第 4 月）以後の死児の出産**」としている．死産は自然死産と人工死産に分類する．

死産率は，出生と死産を合計した**出産 1,000 あたりの死産**を表す．

死産率（出産千対）＝死産数÷出産数×1,000

(2) 死産率の動向

自然死産率は，1950（昭和 25）年以降上昇して 1961（昭和 36）年に 54.3 でピークに達した．それ以降は低下傾向にあり，2022（令和 4）年は 9.4 である．

人工死産率は，1953～1958（昭和 28～33）年は 50 を超えていたが，その後低下して1974（昭和49）年には16.4になった．その後，上昇傾向に転じて1985（昭和60）年には自然死産率より高くなったが，緩やかに低下している．2022（令和4）年には9.9である（**表2–12**，**図4–2**参照）．

自然死産は妊娠の前半に多く，妊娠満23週までが75%以上を占める．人工死産は母体保護法による中絶時期の制限があるため，ほとんどが妊娠満23週までである．

人工妊娠中絶は減少傾向にあり，2021（令和3）年には126,174件である．**死産統計には含まれない妊娠満11週以前の中絶**が9割強を占める．

2021（令和3）年の母の年齢別では，自然死産率は25〜29歳が7.6（出産千対）で最も低く，人工死産率は30〜34歳が5.3で最も低い．最低の年齢よりも若年または高齢になるにしたがって，自然死産率と人工死産率は高くなる．

6）乳児死亡

(1) 指標としての意義

乳児死亡は，母体の健康状態や養育環境，衛生水準や経済などの社会的状況を反映する．乳児死亡率は，母子保健の水準を示す指標であるばかりでなく，その集団の衛生水準を反映する保健指標として，年齢調整死亡率や平均寿命とともに用いられる．

(2) 死亡率

① **乳児死亡：出生1,000人あたりの生後1年未満の児の死亡**を表す．

乳児死亡率（**出生千対**）＝乳児死亡数÷出生数×1,000

② **新生児死亡：出生1,000人あたりの生後4週未満の児の死亡**を表す．

新生児死亡率（**出生千対**）＝新生児死亡数÷出生数×1,000

③ **早期新生児死亡：出生1,000人あたりの生後1週未満の児の死亡**を表す．

早期新生児死亡率（**出生千対**）＝早期新生児死亡数÷出生数×1,000

(3) 乳児死亡の動向

日本の乳児死亡率（出生千対）は，大正末期までは150を超える高率であったが，1941（昭和16）年には84.1まで低下した．戦後は低下傾向がいっそう著しくなり，2022（令和4）年は1.8である（**表4–3**参照）．また，かつては都市部と郡部の地域格差があったが縮小している．

新生児期の死亡は先天的な原因や出生に関係する原因が多く，新生児期以降の死亡は感染や不慮の事故が多い．

乳児死亡率の低下には，昭和25〜40年代は新生児期以降の死亡の減少が大きく寄与し，その後は新生児期の死亡の改善が寄与している．

2022（令和4）年の乳児死亡率は1.8であり，新生児死亡率が0.8，早期新生児死亡率が0.6である（**表4–3**参照）．早期新生児死亡率は乳児死亡率の35%弱を占める．

(4) 国際比較

日本の乳児死亡率は戦後急激に低下したが，昭和30年代までは欧米諸国と

表 2-14　死因別乳児死亡の状況

令和 3（'21）年

死因順位	死　　　　因	乳　児 死亡数	乳　児 死亡率 (出生10万対)	乳児死亡総数に 対する割合（%）
	全　　死　　因	1,399	172.4	100.0
第 1 位	先天奇形，変形及び染色体異常	491	60.5	35.1
2	周産期に特異的な呼吸障害及び心血管障害	213	26.2	15.2
3	乳幼児突然死症候群	74	9.1	5.3
4	不　慮　の　事　故	61	7.5	4.4
5	胎児及び新生児の出血性障害及び血液障害	54	6.7	3.9

資料：厚生労働省「人口動態統計」
注：乳児死因順位に用いる分類項目による．

表 2-15　死因別新生児死亡の状況

令和 3（'21）年

死因順位	死　　　　因	新生児 死亡数	新生児 死亡率 (出生10万対)	新生児死亡総数に 対する割合（%）
	全　　死　　因	658	81.1	100.0
第 1 位	先天奇形，変形及び染色体異常	252	31.0	38.3
2	周産期に特異的な呼吸障害及び心血管障害	193	23.8	29.3
3	胎児及び新生児の出血性障害及び血液障害	48	5.9	7.3
4	周産期に特異的な感染症	30	3.7	4.6
5	妊娠期間及び胎児発育に関連する障害	29	3.6	4.4

資料：厚生労働省「人口動態統計」
注：**表 2-14** に同じ．

比較して高い方であった．現在は世界でも最低率国になっている（**表 2-13**）．

(5) 死因

まとまったデータとしては 2021（令和 3）年までしか提供されていないが，乳児死亡の死因は，先天異常・変形及び染色体異常，周産期に特異的な呼吸障害及び心血管障害，乳幼児突然死症候群の順で多い（**表 2-14**）．新生児死亡の死因は，先天異常・変形及び染色体異常，周産期に特異的な呼吸障害及び心血管障害，胎児及び新生児の出血性障害及び血液障害の順で多い（**表 2-15**）．

7）周産期死亡

(1) 指標としての意義

妊娠後期の死産と早期新生児死亡は，ともに母体の健康状態の影響を強く受ける共通性がある．また，国によって死産の扱いが統一されていないことから，妊娠後期の死産と早期新生児死亡を一括して扱うことを 1950（昭和 25）年に WHO が提唱した．

(2) 周産期死亡率

周産期死亡は，**出生妊娠満 22 週以後の死産と早期新生児死亡の合計**である．周産期死亡率は，出生数と妊娠満 22 週以後の死産数を合計した**出産 1,000 あたりの周産期死亡**を表す．

周産期死亡率

WHO は ICD-10〔疾病及び関連保健問題の国際統計分類（1990（平成 2）年版）〕で，体重 1,000 g 以上の死産を対象にし，率の分母には出生数ではなく死産を含めた出産数にして出産 10 万対で表すことを勧告している．
日本の人口動態統計では，過去との比較などを考慮して体重で区分せず，出産千対で表している．

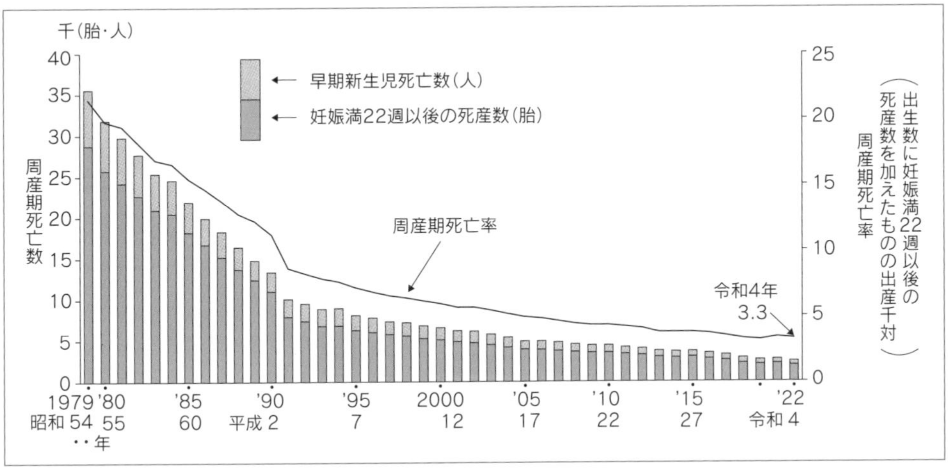

図 2-3　周産期死亡数・死亡率の推移
資料：厚生労働省「人口動態統計」
注：令和４年は概数.

周産期死亡率（出産千対）＝(妊娠満 22 週以後の死産数＋早期新生児死亡数)÷出産数（出生数＋妊娠満 22 週以後の死産数)×1,000

(3) 周産期死亡の動向

日本の周産期死亡数と周産期死亡率の年次推移は低下傾向にある．世界的にも低率である．早期新生児死亡より**死産の割合が高いのが特徴**である．2022（令和 4）年は，妊娠満 22 週以後の死産が 2,061 胎，早期新生児死亡が 466 人，周産期死亡率が 3.3（出産千対）である（**図 2-3**，**表 2-12**）．

(4) 周産期死亡の原因

児側の病態では，周産期に発生した病態が 87.0%，先天奇形・変形及び染色体異常が 12.1% である．母側の病態では，母体に原因がないが 43.6%，妊娠とは無関係の場合もありうる母体の病態が 27.4%，胎盤・臍帯・卵膜の合併症が 21.1% である〔2021（令和 3）年データ〕．

3　婚姻・離婚

婚姻や離婚は，さまざまな社会的因子の影響を受ける．一方で，出生や世帯の形態に大きな影響を与える．

1）婚姻

第 2 次世界大戦後の 1947～1949（昭和 22～24）年は婚姻件数が多く，第 1 次ベビーブームをもたらした．昭和 20 年代後半から 30 年代にかけては 70 万件前後で推移していたが，その後漸増して 1969～1974（昭和 44～49）年は第 1 次ベビーブーム世代が結婚適齢期になり 100 万件を超えた．1975～1987（昭和 50～62）年までは減少傾向にあり，1988（昭和 63）年以降は横ばいか

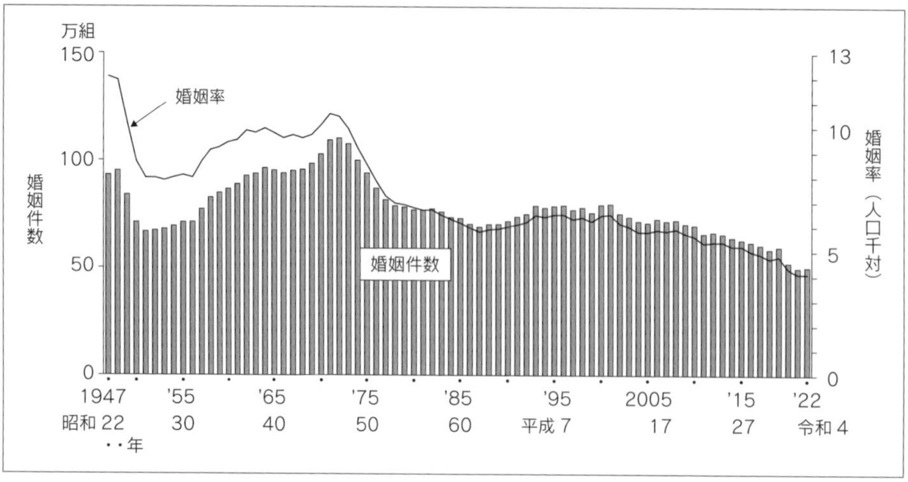

図 2-4　婚姻件数・婚姻率の推移
資料：厚生労働省「人口動態統計」
注：令和 4 年は概数.

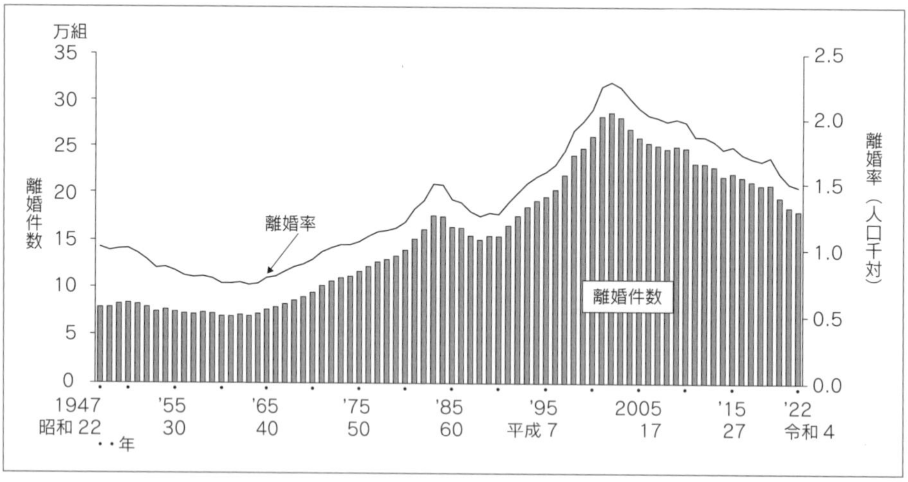

図 2-5　離婚件数・離婚率の推移
資料：厚生労働省「人口動態統計」
注：令和 4 年は概数.

ら漸減傾向にある（**図 2-4**）.

2022（令和 4）年は 504,878 件，婚姻率 4.1（人口千対）である．平均の初婚年齢は上昇傾向にあり，夫が 31.1 歳，妻が 29.7 歳である．夫婦間の年齢差は，縮小傾向にある．

婚姻率
婚姻率（人口千対）＝1 年間の婚姻件数÷人口×1,000

2）離婚

昭和 30 年代までは減少傾向だったが，昭和 40 年代から著しく増加して 1983（昭和 58）年には約 18 万件でピークとなった．その後 1988（昭和 63）年までは減少傾向であったが，再び増加して 2002（平成 14）年には約 29 万件で第2のピークとなった．それ以降は減少傾向にある（**図 2-5**）．

2022（令和4）年は179,096件，離婚率1.47（人口千対）である．離婚までの同居期間は5年未満が31.7%，15年以上34.8%である．

離婚率

離婚率（人口千対）＝1年間の離婚件数÷人口×1,000

4 生命表

1）生命表

(1) 生命表とは

生命表は，ある集団の死亡状況が現在の状態で変化しないと仮定して，ある時点で同時に生まれ，死亡していくなかで，各年齢の人口や残されている生存時間などを，生命関数によって求めたものである．対象とする集団のその年次の年齢別性別死亡数と国勢調査による人口または人口動態統計から得られた中央人口を用いて計算する．

(2) 平均余命

平均余命は，**ある年齢に達した人のその後の生存年数の期待値**である．

(3) 平均寿命

平均寿命は，**誕生時（0歳）における平均余命**である．

(4) 生命表の種類

完全生命表と簡易生命表がある．

完全生命表は，人口動態統計（確定数）の年齢別性別の死亡数と国勢調査による人口に基づき，5年ごとに国勢調査年に作成されている．正確な資料を精密に計算しており信頼性が高いが，公表までに時間がかかる．

簡易生命表は，各年次の人口動態統計（概数）による年齢別性別の死亡数と推計人口を用いて毎年作成される．推計人口を簡略化した方法で計算し，完全生命表を作成しない年次を補う．

平均余命

生命表で計算された各年齢の安定した人口である定常人口を使って求める．
平均余命＝ある年齢以上の定常人口の合計÷その年齢を迎えた生存数
したがって，平均寿命から年齢を引き算した値とは異なる．

平均余命は必ずしも加齢とともに減少しない

平均余命は各年齢の死亡率から計算するため，死亡率が高い年齢を過ぎると平均余命が延びる．加齢とともに平均余命が短くなるのは死亡率が加齢とともに高くなる場合である．日本では早期新生児死亡率がそれ以降の死亡率より高いために，わずかな差であるが，平均寿命よりも生後1～3週の平均余命の方が長い．

2）統計指標としての特徴

生命表は，各年齢の死亡率だけで計算するため，実際の年齢構造の影響を受けず，その集団の死亡状況のみを表す指標である．したがって，年齢構造の異なる集団間の死亡状況の比較やその集団の年齢構造の変動を取り除いた経年的な観察に有効である．

平均寿命は，全年齢の死亡状況を総括する指標である．地域の総合的な保健水準の指標として広く利用されている．

3）平均寿命の年次推移

第2次世界大戦前の平均寿命は男女とも50歳以下であった．戦後は大幅に延び，2021（令和3）年には，男性で81.47年，女性で87.57年である（**表 2-16**）．男女とも世界トップクラスの水準である（**表 2-17**）．

平均寿命の延びは，戦後から昭和40年代前半までは乳児死亡率の急激な低下が最大の原因である．また，結核による青年層の死亡の改善など若年層の死

表 2-16　平均寿命の推移

（単位：年）

	男	女
昭和 22 年（'47）	50.06	53.96
昭和 25〜27 年（'50〜52）	59.57	62.97
昭和 30 年（'55）	63.60	67.75
昭和 35 年（'60）	65.32	70.19
昭和 40 年（'65）	67.74	72.92
昭和 45 年（'70）	69.31	74.66
昭和 50 年（'75）	71.73	76.89
昭和 55 年（'80）	73.35	78.76
昭和 60 年（'85）	74.78	80.48
平成 2 年（'90）	75.92	81.90
平成 7 年（'95）	76.38	82.85
平成 12 年（'00）	77.72	84.60
平成 17 年（'05）	78.56	85.52
平成 22 年（'10）	79.55	86.30
平成 27 年（'15）	80.79	87.05
令和 2 年（'20）	81.56	87.71
令和 3 年（'21）	81.47	87.57

注：完全生命表.

表 2-17　平均寿命の国際比較

（単位：年）

	男	女	作成期間
日本	81.47	87.57	2021
カナダ	79.82	84.11	2018〜2020
アメリカ合衆国	74.2	79.9	2020
フランス	79.26	85.37	2021
ドイツ	78.64	83.40	2018〜2020
イタリア	80.135	84.691	2021
スイス	81.6	85.6	2021
イギリス	79.04	82.86	2018〜2020

資料：当該政府からの資料によるもの.

亡の改善が寄与した．昭和 40 年代以降になると中高年の死亡の改善が寄与し，70〜80 歳代の高齢者の死亡率は現在も低下している．

4）死因分析

死因別死亡確率は，ある年齢の者が将来どのような死因で死亡するかを生命表で計算して，確率で表したものである．悪性新生物〈腫瘍〉，心疾患，脳血管疾患，肺炎の確率が高い．

ある死因による死亡が克服されると，その死因で死亡していた者はその死因による死亡年齢以降に他の死因で死亡することになり，その分生存期間が延長し，平均余命が長くなる．**特定死因を除去した場合の平均寿命の延び**は，悪性新生物〈腫瘍〉が最も長く，男性で 3.43 年，女性で 2.81 年である．

Ⅲ 疾病・障害統計

1　国民生活基礎調査

1）調査の概要

国民の保健，医療，年金，福祉，所得などの国民生活の基礎的事項を世帯の側から把握して，厚生労働行政の企画や運営に必要な基礎資料を得るとともに，各種調査の調査対象を抽出するための親標本を設定することを目的とする．

調査対象は，全国の世帯および世帯員から層化無作為（ランダム）抽出法により抽出する．3 年ごとに行われる大規模調査は，約 28 万世帯，69 万人を対象とし，その中間の年には，世帯の基本的事項と所得について小規模調査を実施している．

表 2-18　性・年齢階級別にみた有訴者率と通院者率（人口千対）　　令和元（'19）年

年齢階級	有訴者率			通院者率		
	総数	男	女	総数	男	女
総数	302.5	270.8	332.1	404.0	388.1	418.8
9 歳以下	178.0	184.9	170.7	150.4	162.0	138.0
10～19	157.1	154.6	159.7	140.1	147.1	132.7
20～29	194.6	159.6	229.3	157.1	131.1	182.9
30～39	249.3	206.2	291.3	216.7	188.6	244.0
40～49	268.4	225.6	310.1	287.2	270.8	303.2
50～59	309.1	260.6	355.2	427.5	417.6	437.0
60～69	338.9	322.3	354.5	586.3	593.9	579.1
70～79	434.1	414.1	451.5	706.0	707.9	704.3
80 歳以上	511.0	498.8	518.8	730.3	737.1	725.9
（再掲）						
65 歳以上	433.6	413.2	450.3	689.6	692.8	686.9
75 歳以上	495.5	477.3	508.6	730.5	735.7	726.8

資料：厚生労働省「国民生活基礎調査」

2）有訴者率

有訴者は，病気やけがなどで自覚症状のある者で，医療施設や介護保健施設への入院や入所者を除く．

有訴者率は，人口 1,000 人あたりの有訴者数を表す．

3）有訴者の状況

2019（令和元）年の**国民生活基礎調査**では，有訴者率は 302.5（人口千対）である．年齢別では，10～19 歳が 157.1 で最も低く，20 歳以上では年齢が高くなるにしたがって高率になり，80 歳以上が 511.0 で最も高い．75 歳以上では 495.5 で半数を占める．性別では，男性が 270.8，女性が 332.1 で女性が高い（**表 2-18**）．

症状は，男性では腰痛，肩こり，鼻がつまる・鼻汁が出る，女性では肩こり，腰痛，手足の関節が痛むの順で多い．

4）通院者率

通院者は，傷病で通院している者で，**通院者率は，人口 1,000 人あたりの通院者数**を表す．

5）通院者の状況

2019（令和元）年の通院者率は 404.0（人口千対）である．年齢別では，10～19 歳が 140.1 で最も低く，20 歳以上では年齢が高くなるにしたがって高率になり，80 歳以上が 730.3 で最も高い．性別では，男性が 388.1，女性が 418.8 で女性が高い（**表 2-18**）．傷病別では，男性は，高血圧症，糖尿病，歯の病気，女性は，高血圧症，脂質異常症，眼の病気の順で多い．

6）介護の状況

介護保険法の要支援または要介護と認定された者がいる世帯は，核家族世帯が40.3%で最も多く，単独世帯が28.3%，三世代世帯が12.8%である．核家族世帯の割合が上昇し，三世代世帯が低下している．

単独世帯は要介護度が低い者のいる世帯の割合が高く，核家族世帯と三世代世帯は要介護度が高い者のいる世帯の割合が高い．

介護が必要となった原因は，要支援者では，関節疾患が18.9%で最も多く，高齢による衰弱，骨折・転倒の順で多い．要介護者では，認知症が24.3%，脳血管疾患，骨折・転倒の順である．要支援者と要介護者を合わせると，認知症，脳血管疾患，高齢による衰弱の順である．

2　患者調査

> **患者調査**
> 3年に1回，医療施設静態調査と同時に実施することを原則としている．

1）調査の概要

病院，一般診療所，歯科診療所の医療機関を利用する患者について，性別，生年月日，住所，入院・外来の種別，傷病名，入院期間，退院の事由などを調査し，傷病状況の実態を明らかにして，医療行政の基礎資料を得ることを目的とする．

調査対象は，全国の医療施設を利用する患者から，病院の入院患者は二次医療圏別に，病院の外来と診療所の患者は都道府県別に，層化無作為（ランダム）法により抽出する．

調査時期は，入院患者と外来患者は，10月中旬の3日間のうち医療施設ごとに定める1日に調査する．退院患者は，9月1日～30日までの1カ月間に調査する．調査票は医療施設の管理者が記入する．

2）受療率

受療率は，人口10万人あたりの推計患者数を表す．推計患者数は，調査日に，病院，一般診療所，歯科診療所で受療した患者の推計数である．

受療率（人口10万対）＝推計患者数÷推計人口×100,000

3）受療状況

2020（令和2）年の患者調査では，推計患者数は，入院が121.1万人，外来が713.8万人である．

受療率（人口10万対）は，入院が960，外来が5,658である．

性別では，入院は男性で910，女性で1,007，外来は男性で4,971，女性で6,308と，入院，外来とも女性が高い．

年齢階級別では，入院は，5～9歳が79と最も低く，10歳以上では年齢とともに上昇する．外来は，20～24歳が1,782と最も低く，20歳以上では年齢とともに上昇し，80～84歳が12,077で最も高い（男女別は**図7-2**を参照）．

傷病分類別では，入院は，精神及び行動の障害が188，循環器系の疾患が

157，新生物〈腫瘍〉が100の順で高い．個別の疾患では，統合失調症が113，脳血管疾患が98の順で高い．外来は，消化器系の疾患が1,007，筋骨格系及び結合組織の疾患が718，循環器系の疾患が652の順で高い（**図7-3**参照）．個別の疾患では，高血圧性疾患が471，歯肉炎及び歯周疾患が401，う蝕が231の順で高い（**表2-19**）．

都道府県別では，入院は，高知が1,897，鹿児島が1,810，長崎が1,679の順で高い．外来は，香川が6,729，佐賀6,599，山形6,353の順で高い．

4）退院患者の平均在院日数

平均在院日数は32.3日で，病院が33.3日，一般診療所が19.0日である．

年齢階級別では，年齢が上がるにしたがって平均在院日数が長い傾向にある．

傷病分類別では，精神及び行動の障害が294.2日，神経系の疾患が83.5日，循環器系の疾患が41.5日の順で長い．個別の疾患では，統合失調症が570.6日，認知症312.0日の順で長い（**表2-19**）．

都道府県別では，高知が52.8日で最も長く，宮城が19.7日で最も短い．

5）総患者数

主な疾患の総患者数は，悪性新生物〈腫瘍〉が365.6万人，糖尿病が579.1万人，高血圧性疾患が1511.1万人，心疾患が305.5万人，脳血管疾患が174.2万人である．

総患者数

調査日に継続的に医療を受けている者で，調査日に医療施設で受療していない者も含まれる．次の式で算出した推計数である．疾患があって受療している者の推計数であり，その疾患がある者すべてではない．

総患者数＝入院患者数＋初診外来患者数＋[再来外来患者数×平均診療間隔×調整係数（6/7）]

令和2年の調査から算出対象とする診療間隔の上限が98日（以前は30日）と変更されたため，総患者数の数値は大きくなっている．

3　国民医療費

1）国民医療費とは

国民医療費とは，当該年度内の診療費，調剤費，入院時食事・生活医療費，訪問看護医療費など，医療機関などにおける保険診療の対象となりうる傷病の治療に要した費用を推計したものである．

保険診療の対象とならない先進医療（高度医療を含む），特別の病室への入院や歯科の金属材料など，不妊治療における生殖補助医療などに要した費用は含まない．

また，傷病の治療費に限られるため，①正常な妊娠・分娩に要する費用，②健康の維持・増進を目的とした健康診断，予防接種に要する費用，③固定した身体障害のために必要とする義眼や義肢などの費用も含まれない．

2）国民医療費の構造と現況

2020（令和2）年度の国民医療費の総額は42兆9,665億円であったが，その構造を制度区分別にみると，医療保険制度等による給付（45.1％），後期高齢者医療制度（35.6％）や公費負担医療制度による給付（7.3％），患者の一部負担（12.1％）などによって支払われた医療費からなる．財源別にみると，公費（38.6％），保険料（49.5％），その他（12.1％）からなり，診療種類別にみ

表 2-19　傷病分類別にみた受療率（人口 10 万対）と退院患者の平均在院日数

令和 2（'20）年 10 月

傷病分類	入院			外来			平均在院日数
	総数	男	女	総数	男	女	総数
総数	960	910	1,007	5,658	4,971	6,308	32.3
Ⅰ 感染症及び寄生虫症	13	13	13	103	96	110	23.7
結核（再掲）	2	2	1	1	1	1	59.5
ウイルス性肝炎（再掲）	0	0	0	7	7	8	13.8
Ⅱ 新生物〈腫瘍〉	100	115	87	196	178	212	18.2
悪性新生物〈腫瘍〉（再掲）	89	106	74	144	148	141	19.6
胃の悪性新生物〈腫瘍〉（再掲）	8	11	5	13	17	9	22.3
結腸及び直腸の悪性新生物〈腫瘍〉（再掲）	14	16	12	21	24	19	16.4
肝及び肝内胆管の悪性新生物〈腫瘍〉（再掲）	4	5	2	3	5	2	20.8
気管，気管支及び肺の悪性新生物〈腫瘍〉（再掲）	13	17	8	15	19	11	21.1
乳房の悪性新生物〈腫瘍〉（再掲）	4	0	8	28	1	53	15.4
Ⅲ 血液及び造血器の疾患並びに免疫機構の障害	4	4	5	14	8	20	23.4
Ⅳ 内分泌，栄養及び代謝疾患	24	21	26	343	312	373	24.9
糖尿病（再掲）	12	12	12	170	199	143	30.6
脂質異常症（再掲）	0	0	0	122	76	165	22.7
Ⅴ 精神及び行動の障害	188	185	190	211	198	224	294.2
血管性及び詳細不明の認知症（再掲）	20	17	23	11	6	15	312.0
統合失調症，統合失調症型障害及び妄想性障害（再掲）	113	112	114	40	42	38	570.6
気分［感情］障害（躁うつ病を含む）（再掲）	22	16	28	72	61	83	137.4
Ⅵ 神経系の疾患	100	88	111	131	115	147	83.5
アルツハイマー病（再掲）	40	28	51	36	18	53	273.0
Ⅶ 眼及び付属器の疾患	8	7	9	237	192	279	3.9
Ⅷ 耳及び乳様突起の疾患	2	1	2	76	68	83	8.0
Ⅸ 循環器系の疾患	157	151	163	652	609	693	41.5
高血圧性疾患（再掲）	4	2	5	471	418	522	47.6
心疾患（高血圧性のものを除く）（再掲）	46	44	48	103	112	94	24.6
脳血管疾患（再掲）	98	94	101	59	61	57	77.4
Ⅹ 呼吸器系の疾患	59	69	50	371	363	379	34.5
肺炎（再掲）	19	21	17	3	4	3	38.0
慢性閉塞性肺疾患（再掲）	5	7	3	12	18	7	52.7
喘息（再掲）	1	1	2	71	67	75	17.4
Ⅺ 消化器系の疾患	48	53	43	1,007	870	1,137	13.2
う蝕（再掲）	0	0	0	231	208	252	2.4
歯肉炎及び歯周疾患（再掲）	0	0	0	401	319	478	2.7
肝疾患（再掲）	5	6	4	20	22	18	23.4
Ⅻ 皮膚及び皮下組織の疾患	9	9	10	247	225	268	25.7
XIII 筋骨格系及び結合組織の疾患	59	46	71	718	556	872	31.9
XIV 腎尿路生殖器系の疾患	41	40	41	241	232	250	24.5
慢性腎臓病（再掲）	18	21	16	99	134	65	53.4
XV 妊娠，分娩及び産じょく	11	—	22	10	—	20	7.5
XVI 周産期に発生した病態	5	6	4	3	3	2	10.8
XVII 先天奇形，変形及び染色体異常	4	5	4	11	10	11	18.9
XVIII 症状，徴候及び異常臨床所見・異常検査所見で他に分類されないもの	10	8	12	59	48	69	29.5
XIX 損傷，中毒及びその他の外因の影響	107	80	132	229	233	225	32.1
骨折（再掲）	77	45	108	77	62	91	38.5
XXI 健康状態に影響を及ぼす要因及び保健サービスの利用	8	6	10	794	650	930	11.1

資料：厚生労働省「患者調査」
平均在院日数は令和 2 年 9 月の統計.

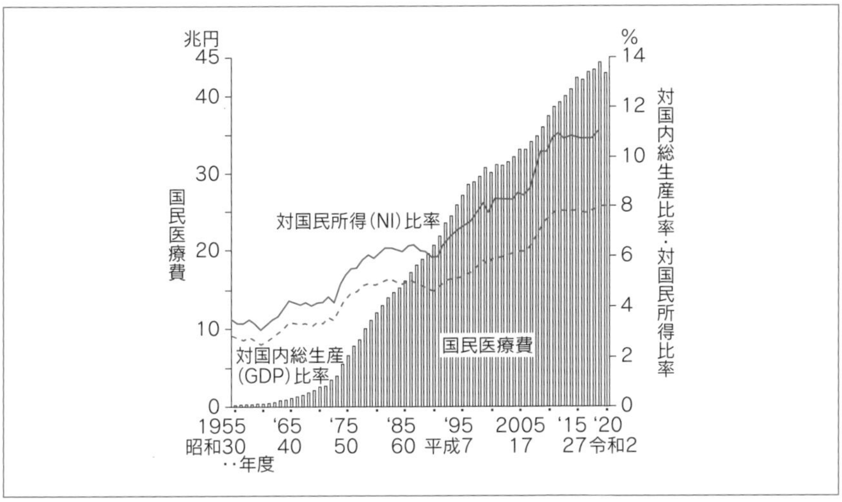

図 2-6　国民医療費・対国内総生産および対国民所得比率の年次推移
資料：厚生労働省「国民医療費」
注：令和 2 年度の対国民所得比率は未公表.

ると，医科診療（71.6%），歯科診療（7.0%），薬局調剤（17.8%），入院時食事・生活（1.7%），訪問看護（0.8%）などから構成されている.

3）国民医療費の動向

国民医療費は 1954（昭和 29）年度以降毎年推計が行われているが，とくに国民皆保険が達成された 1961（昭和 36）年度以降の増加は著しい．介護保険制度が施行された 2000（平成 12）年度，診療報酬の改訂や自己負担割合の増加などがあったいくつかの年度を除いて，毎年増加している．2020（令和 2）年度については，新型コロナウイルスの感染拡大による受診控えもあったため，前年度からわずかに減少し，42 兆 9,665 億円（総額），34 万 600 円（人口一人あたり）であった.

経済の成長や物価の上昇を調整する目的で，国民医療費を国内総生産（GDP）や国民所得（NI）に対する比率でみることもなされているが，それぞれ大きく上昇しており，2020（令和 2）年度の対国内総生産比率は 8.02%，2019（令和元）年度の対国民所得比率は 11.06%となっている（**図 2-6**）．医療費増加の主な要因としては，高齢化，医療技術の高度化，高額医療機器の導入，疾病構造の変化などが考えられている.

2020（令和 2）年度における年齢階級別国民医療費を**図 2-7** に示す．人口一人あたり医療費でみると，65 歳未満の 183.5 千円と比較して，65 歳以上では 733.7 千円と，約 4 倍であるといえる.

4　健康寿命

健康寿命とは，健康上の問題によって日常生活が制限されることなく生活で

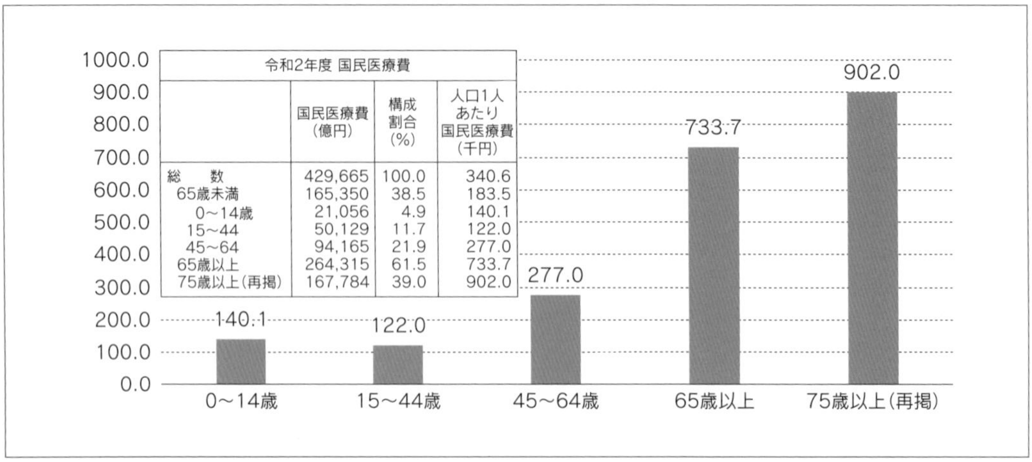

令和2年度 国民医療費

	国民医療費（億円）	構成割合（%）	人口1人あたり国民医療費（千円）
総　　数	429,665	100.0	340.6
65歳未満	165,350	38.5	183.5
0～14歳	21,056	4.9	140.1
15～44	50,129	11.7	122.0
45～64	94,165	21.9	277.0
65歳以上	264,315	61.5	733.7
75歳以上(再掲)	167,784	39.0	902.0

図 2-7　年齢階級別人口一人あたり国民医療費
資料：厚生労働省「国民医療費」

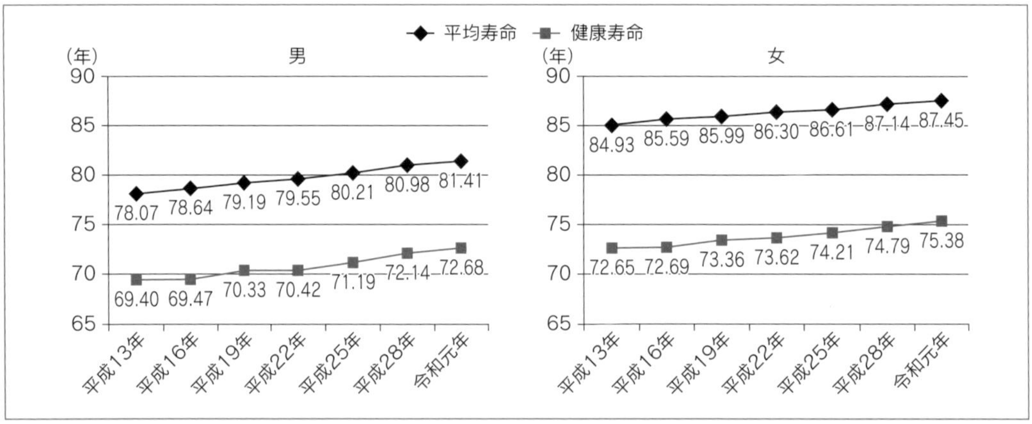

図 2-8　平均寿命と健康寿命の推移
資料：厚生労働省「健康寿命の令和元年値について」
注：平均寿命の平成 13・16・19・25・28・令和元年は厚生労働省「簡易生命表」，平成 22 年は「完全生命表」．

きる期間として厚生労働省により定義されており，国民生活基礎調査において「あなたは現在，健康上の問題で日常生活に何か影響がありますか」という質問に「ない」と回答した人が健康とされる．健康・不健康にかかわらず生存している期間である寿命から算出される平均寿命と，健康寿命の差は小さくなく，健康寿命をいかに伸ばすかが大きな課題であるといえる（**図 2-8**）．

国際比較では，WHO が算出した HALE が用いられる．この指標においては認知症や寝たきりなど，重篤な健康上の問題が不健康と定義されるため，厚生労働省の示す年数よりも値はやや大きくなる．2019（令和元）年に報告されたわが国の HALE は，男性で 72.6 年（同データにおける平均寿命は 81.5 年），女性で 75.5 年（平均寿命は 86.9 年）で，世界でもトップクラスではあるが，平均寿命との差分は男女とも 10 年前後であり，小さい数字ではない．

HALE：healthy life expectancy

第3章 疫学

疫学とは，感染症が人類にとって最大の脅威であった中世ヨーロッパで発達した学問体系の一つである．この手法は感染症のみならず，今日の生活習慣病や環境汚染によって引き起こされるいわゆる公害など，あらゆる健康にかかわる現象の究明に欠くことのできない手法となった．当初の疫学とは，流行の原因を分析する手法だったものが，今日では幅広く個人および集団を対象に原因究明のための手段として活用されるようになっている．つまり，疫学とは公衆衛生学の診断学と位置づけてよい．

Ⅰ 宿主・病因・環境

予防医学とは，ある集団の疾病の発生，経過，分布，消長とこれに影響を及ぼす原因を研究し，予防を行う学問である．近代医学は治療，予防の両面において死亡率を大きく変えた．新生児・乳児の死亡が平均寿命を左右するが，伝染性疾患の減少によって平均寿命は著しく延長した．これはパスツール，コッホ，北里，志賀らによる病原体の発見と，感染経路の解明により，疾病の発生がはっきりしてきたためであろう．さらに，決定的な治療法（化学療法，抗菌薬療法）の発見により，対症療法から感染症の本格的治療が行われうるような近代医学の発達をもたらしたのである．

予防医学では，疾病の発生原因を以下の３因子で考えることができる（多要因原因説）（**図 3-1**）．

(1) 宿主（個体因子）――host factor（H）

① 人種，年齢，性別などの生物学的特性

② 体格（身長，体重，胸囲や肥満など）の身体的特性

③ 精神的特性

④ 抵抗力（先天的，後天的）

(2) 病因（作用因子）――agent（A）

① 生物学的因子：各種病原体，寄生虫など

② 物理学的因子：騒音，温冷熱，放射能など

③ 化学的因子：有害ガス，蒸気，毒物など

(3) 環境――environment（E）

「(1) 宿主」と「(2) 病因」に作用するもので，

① 生物学的条件：病原媒介生物の存在

パスツールとコッホ

ルイ・パスツール（1822～1895）：フランスの生化学者，細菌学者．嫌気性菌の発見，低温殺菌法の開発，狂犬病ワクチンの発明．
ロベルト・コッホ（1843～1910）：ドイツの医師，細菌学者．細菌培養法の確立，炭疽菌，結核菌，コレラ菌の発見．
パスツールとコッホはともに「近代細菌学の開祖」とされる．

北里と志賀

北里柴三郎（1853～1931）：破傷風血清療法の開発，ペスト菌の発見．
志賀　潔（1871～1957）：赤痢菌の発見．
北里と志賀はともに代表的な日本の医学者，細菌学者．

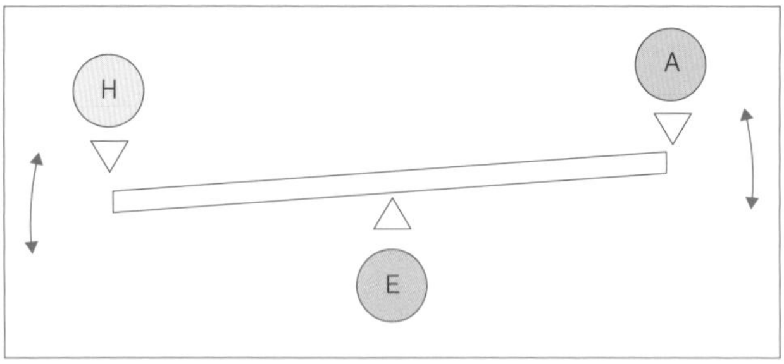

図 3-1　疫学における多要因原因説
H：宿主，A：病因，E：環境.

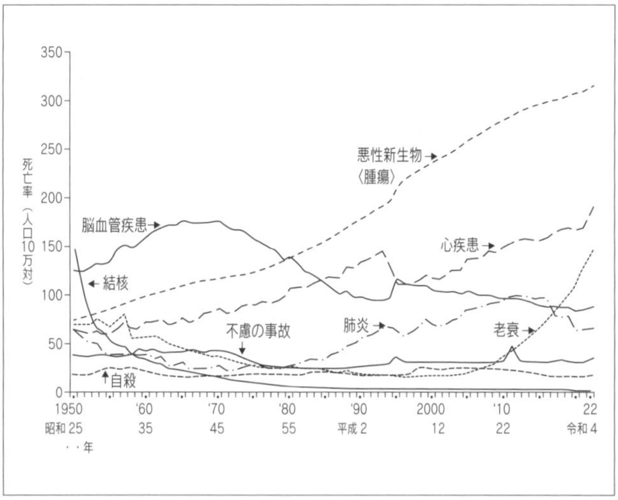

図 3-2　主要死因別にみた死亡率（人口 10 万対）の推移
資料：厚生労働省「人口動態統計」
注：1) 死因分類は ICD-10（2013 年版）準拠（平成 29 年適用）による．なお，平成 6 年までは ICD-9 による．
　　2) 令和 4 年は概数．
平成 6，7 年の心疾患の低下は死亡診断書の改正の影響によるものと考えられる．また，主要死因のほとんどで，女性に比べ男性は約 2 倍と高い数字になっている．

② **物理・化学的条件：**気温，湿度，日照，風速，大気，水，土壌などの差異
③ **社会経済的条件：**貧困，住居，飲食物，職業，宗教などの問題

これらの 3 つの因子は，**図 3-1** のように，いわば“シーソー”のような関係で，これが平衡状態を維持していれば健康な状態にある．右や左に傾いている場合には病気の状態といえ，それを平衡状態に戻し，平衡を維持するような対応が疾病の予防行動といえる．

つまり，上記の大別した 3 つの因子が，互いに作用して疾病が発生するのであるから，どれかをいかにして排除するかにより疾病の予防が成り立つと考えられる．したがって，発生因子の不明なものほど予防方法の確立が困難である．**図 3-2** に示した死因別死亡率の推移をみても，戦前の上位を占めた肺炎および気管支炎，胃腸炎，結核などの予防と治療の可能な感染性疾患の比率が低下している．これに反して，疾病発生要因の解明が十分になされていない，あるい

は日常の生活習慣を改めることが容易ではなく**一次予防**が確立できず，疾病の進行時には治療が困難な悪性新生物〈腫瘍〉，心疾患，脳血管疾患などの生活習慣病（成人病）が主役を占める時代となった．したがって，**二次予防**による早期発見も大切である．

II 疫学的因果関係

疾病の要因を探ることは**疫学**の目的の一つであるが，曝露と帰結（健康事象）との間に関連がみられたとしても，それらの関連が原因と結果の関連，すなわち**因果関係**であるということはできない．因果関係を判定するにはいくつかの視点があるが，1964（昭和39）年の喫煙と健康に関する米国公衆衛生総監報告にあげられた5つの項目がよく用いられる．

① **関連の時間性**：要因への曝露が疾病の発生以前から起きている（曝露が帰結よりも時間的に先行すること．因果関係を論じるうえでの必須の条件である）．

② **関連の強固性**：曝露と帰結の間に強い関連がみられる（相対危険度やオッズ比において危険性が高いことが示される）．

③ **関連の一致性（普遍性）**：異なる地域，民族，時代においても同様の関連が観察される．

④ **関連の整合性**：認められた関連が，既知の知見，実験の結果や他領域での知識と矛盾しない．

⑤ **関連の特異性**：曝露と帰結の間に，一つの要因が一つの結果をもたらすという，1対1の関係がみられる（生活習慣病などの，多要因による疾患の場合は成立しづらい）．

因果関係を判定するための検討項目
英国の統計学者Hillによる9つの検討項目では，
①関係の強さ
②一致して観察されること
③関係が特異的であること
④時間的関係
⑤生物学的勾配
⑥生物学的もっともらしさ
⑦他の知見との整合性
⑧実験で証明できること
⑨他の因果関係との類似性
をあげている．
5項目の視点との比較では，①と⑤が強固性，②が一致性，③が特異性，④が時間性，⑥～⑧が整合性にそれぞれ近く，ほぼ共通の視点といえる．

III リスクファクター（危険因子・リスク要因）

疾病の発生や進行の原因となる要素をリスクファクターという．たとえば，がんの危険因子としては，喫煙，飲酒，食習慣（塩分・塩蔵食品の高頻度摂取や熱い飲食物の摂取など），肥満，特定のウイルスへの感染などがあげられている．これらのリスクファクターは，ヒトの集団を対象として行われた疫学研究の成果であるといえる．

「第6章 成人保健」では，がん（悪性新生物），心疾患，脳血管疾患，糖尿病など主な生活習慣病について，その（記述）疫学に加えリスクファクターについても述べているので参考とされたい．

IV 疫学研究に伴う誤差（エラー）

疫学研究において曝露と帰結の関連に統計学的な有意性が観察されたとしても，因果関係によってみられた関連ではなく，偽の関連や非原因的関連によって得られたものではないことを確認する必要がある．

偽の関連は，**標本誤差（sample error）やバイアス**によりもたらされる．標本誤差は測定回数を増すことでその影響を減じることが可能であるが，バイアスは欠陥のある測定技法や疫学研究のデザイン・実施・分析における**系統誤差**（systematic error）によって生じるため，**妥当性**を損ない得られた研究結果の信頼性を損なうものである．調査対象者の選択が偏ることにより生じる選択バイアス〔有病者・罹患者バイアス，入院バイアス，診断バイアス，積極協力者（非協力者）バイアス，さらけ出しバイアスなど〕，曝露情報や疾病情報が正しく把握されないために生じる情報バイアス（診断バイアス，リコールバイアス，質問者バイアスなど）に注意する必要がある．

非原因的関連は真の関連ではあるが因果の関係ではなく，通常，交絡（confounding）によって生じる．コーヒーの飲用で心疾患が増加するという関連が，コーヒー飲用の直接の因果によるものではなく，実はコーヒー飲用と喫煙の関連，喫煙と心疾患の関連のそれぞれにより得られるといった例で解説されることが多い．この現象全体を交絡といい，この場合の喫煙が**交絡因子**（confounding factor）である．疾病への罹患や死亡などには，年齢・性別・人種や，喫煙，飲酒，身体活動などの生活習慣などが交絡因子としてかかわることが多い．バイアスと異なり，研究計画（実施）の段階においてランダム化・限定・マッチングなどを行うこと，あるいはデータ解析の際に層化・数学的モデリング（いわゆる多変量解析の利用）を行うことによってある程度の制御が可能であるが，バイアスと同様に注意を要する．

V 疫学指標

1 頻度を表す指標

頻度には，全体に対する部分の大きさ［a/(a+b)］を示す割合（proportion），異なるもの同士の割り算［a/b］である比（ratio），分母に時間的概念を含む率（rate）がある．衛生統計の分野では，死産比［＝死産数／出生数］，男女比［＝男／女］などが比であり，死亡率や罹患率は分母に1年間などの時間的要素を含む率である．死産率［＝死産数／（出生数＋死産数）］は分子が分母の一部分であるので厳密には割合であるが率と表記されている．

頻度を表す疫学指標としては，一定期間のうちに集団内で新規に疾患に罹患した者の率である**罹患率**（incidence rate），死亡という治癒しない疾患に新規に罹ったと考えれば罹患率の一つといえる**死亡率**などが発生率を測定する指標であり，ある一時点において観察集団のなかで疾病に罹っている者の割合を示す**有病率**（prevalence rate）（厳密には有病割合）は存在率を測定しているといえる．死亡率，罹患率は，国の人口動態統計などきわめて大きい集団を対象とした場合には10月1日人口，年央人口などを分母としても問題はないが，疫学研究において疾病などの発生率を比較検討する際には，対象者数が限定的

表 3-1　疫学指標（頻度を表す指標）

有病率：ある一時点において，観察対象集団のなかで，疾病を有している人の割合	$\text{有病率} = \frac{\text{ある一時点における有病者数}}{\text{ある一時点における観察対象集団の人数}}$
罹患率：一定期間内に，観察対象集団のなかで，新たに疾病を有した人の率．健康な状態でいる観察期間の総和が分母になる	$\text{罹患率} = \frac{\text{一定期間内に新発生した患者数}}{\text{危険曝露人口一人ひとりの観察期間（健康な状態でいる期間）の総和}}$
累積罹患率：一定期間内に，観察集団のなかで，新たに疾病を有した人の割合．観察開始時点での人数が分母になる	$\text{累積罹患率} = \frac{\text{一定期間内に新発生した患者数}}{\text{危険曝露人口の観察開始時点の人数}}$
死亡率：一定期間内に，観察集団のなかで，死亡した人の割合．生存している観察期間の総和が分母になる	$\text{死亡率} = \frac{\text{一定期間内での死亡者数}}{\text{危険曝露人口一人ひとりの観察期間（生存している期間）の総和}}$
致命率：一定期間内に，対象とする疾病に罹患した人のうち，その疾病が原因で死亡した人の割合	$\text{致命率} = \frac{\text{一定期間内でのある疾病による死亡者数}}{\text{一定期間内でのある疾病の罹患者数}}$
生存率：一定期間内に，対象とする疾病に罹患した人のうち，死亡から免れた人の割合	$\text{生存率} = \frac{\text{一定期間内でのある疾病に罹患したが死亡はしていない人数}}{\text{一定期間内でのある疾病の罹患者数}}$

であるので後述の人年法（person-year method）などの人時法（person-time method）を用いて，観察対象者の延べ観察期間を分母として算出すべきである．累積罹患率，致死率などの疫学指標も含め，主な**頻度を表す指標**を**表 3-1**にまとめる．

2　関連を表す指標

関連を表す疫学指標には，用いられる疫学研究方法に応じて**相対危険度・寄与危険度**（コホート研究），**オッズ比**（症例対照研究）がある．詳細については後述する．

Ⅵ 疫学研究方法

疫学研究の質を低下させる要素として，調査対象者の選び方が適当でないために生じる**選択バイアス**（選択にかかわる偏り：系統誤差），調査対象者についての情報が正確でないために生じる**情報バイアス**（測定バイアス，測定選択にかかわる偏り：系統誤差），また，曝露と帰結の関連を歪める**交絡**，などに配慮しなければならない．

疫学研究には大きく分けて**観察研究**と**介入研究**があり，**表 3-2** のように分類することが多い．観察研究は，調査対象者の曝露と帰結をありのままに観察する研究方法であり，介入研究は調査対象者に要因を与えるかどうかを研究者が決定して行う研究方法である．

表 3-2　疫学研究

- **観察研究**（observational study）
  - 記述疫学（descriptive epidemiology）
  - 分析疫学（analytical epidemiology）
    - 生態学的研究（ecological study）
    - 横断研究（cross-sectional study）
    - 縦断研究（longitudinal study）
    - コホート研究（cohort study）
    - 症例対照研究（case-control study）
- **介入研究**（intervention study）
  - 臨床試験（clinical trial, RCT；randomized controlled trial）
  - 地域試験（community trial）

1　記述疫学（descriptive epidemiology）

集団を対象として，その集団の有病率，罹患率，死亡率などを求め，問題とする疾患の分布を知ることができる．

都道府県別，市町村別，年齢別，男女別，年代別など異なる属性の集団におけるその集団の有病率や死亡率の比較ができるので，その特定の疾患と病因との関係を明らかにするうえで有効な手段である．疾患の発症に対して，患者，発症時期，性別，年齢，職業などのその患者に関する詳細なデータを収集記述し，その疾病に関係する諸要因を統計的に分析するので記述疫学といわれ，発生要因に関する仮説の設定を行う．

症例報告やケースシリーズ研究も記述疫学に含まれる．

2　分析疫学（analytical epidemiology）

記述疫学で得られた仮説を検証する過程が分析疫学である．分析疫学には，生態学的研究（ecological study），横断研究（cross-sectional study），コホート研究（cohort study），症例（患者）対照研究（case-control study）などの研究手法がある．

1）生態学的研究（ecological study）

都道府県別のある年度の，1 人 1 日あたりの平均食塩摂取量と脳血管疾患死亡率の相関をみるような，既存の統計資料などを利用して，曝露要因についての集団としての情報と，疾病の発生や死亡などの帰結に関しての集団の情報との関連の検討を行う研究を，生態学的研究という．生態学的研究は既存の資料に基づき比較的容易に実施することが可能であるが，厳密な因果関係を検証するために用いることは困難であり，とくに，集団として観察された要因と帰結の関連が個人レベルでは認められない生態学的錯誤（ecological fallacy）に注意する必要がある．仮説の検証というよりは研究の端緒として意義がある．

		疾病Y	
		+	−
要因X	+	a	b
	−	c	d

$$相対危険度 = \frac{a}{a+b} \Big/ \frac{c}{c+d}$$

$$寄与危険度 = \frac{a}{a+b} - \frac{c}{c+d}$$

図 3-3　コホート研究（四分表）

2）**横断研究**（cross-sectional study）

ある集団の一時点における調査によって，研究対象とする曝露要因と帰結についての情報を収集する研究手法を横断研究という．疾病情報が有病率で把握されるため有病率研究（prevalence study）ともよばれる．短時間で多要因について一度に検討できうる手法であるが，曝露要因と帰結の時間的関係が不明確であり，因果関係を検証するために用いることは困難である．

3）**縦断研究**（longitudinal study）

横断研究の対語として縦断研究を位置づけることができる．後述のコホート研究（前向き，後向き），ランダム化比較対照試験（臨床試験・RCT）は，縦断的なアプローチで実施される疫学研究方法であるので縦断研究とよぶこともある．社会学，心理学などの分野においては，同一の調査対象に一定の間隔をおいて再度同じ質問を行うことで回答の変化を検討するパネル研究とよばれる縦断的な研究手法が用いられ，この研究対象をパネルとよんでいる．前後変化の検討が可能な繰り返しの横断研究といえ，曝露と帰結の関連を検討するための分析疫学手法としてよりも記述的な研究としての意義が大きいといえる．

4）**コホート研究**（cohort study）

一般に，コホート研究とよぶときには，前向きコホート研究（prospective cohort study）を指す．研究開始の時点では研究対象とする帰結を有しない対象者を，検討すべき曝露要因への曝露の有無によって区分し，将来に向かって追跡調査を行う．観察中の帰結の発生に曝露群と非曝露群で違いがみられれば，その曝露要因が帰結の発生に影響を与えていると考えることができる．評価の指標としては，**相対危険度**（relative risk：要因が帰結に作用する強さ）や**寄与危険度**（attributable risk：要因が，その集団のなかでどのくらい問題を大きくしているか）などの**関連を表す指標**を用いる（**図 3-3**）．

多くの対象者を長期間観察する必要があるため，時間や手間，研究費用がかかるという欠点があり，また，まれな疾患では実施が困難である．曝露と帰結の時間的前後関係が明確であり，曝露群と非曝露群の帰結の発生状況を直接評価できるため，適切にデザインされたコホート研究から得られた研究成果のエビデンスレベルはある程度高いと考えられる．

一方，曝露要因と帰結に関する情報が蓄積された環境においてのみ実施可能であるが，後向き（回顧的）コホート研究（retrospective cohort study）という研究方法も用いられることがある．前向きコホート研究では，研究開始が現在であり将来に向けて経過観察を行うが，後向きコホート研究では，過去のある時点における曝露要因で群別した対象者について，現在までの追跡調査を実施した形となる．曝露情報や帰結について正確に把握されていることが求められる．コホート研究であるので，曝露要因で群別し，追跡して帰結の発生を観察するという時間的順序は前向きコホート研究と同様である．

5）症例対照研究（case-control study）

症例対照研究（患者対照研究）では，研究目的とする疾病への罹患者（症例）を把握し，要因への曝露の有無を確認する，純粋な意味で後向きの（retrospective：回顧的な）研究方法である．同時に，症例ではない者（の一部）についても同様に，要因への曝露状況を確認することが必要である．この「症例でない」者を対照（control）とよぶ．症例と対照の間で要因への曝露状況に差異が観察されれば，その曝露要因が帰結の発生とかかわる可能性が示される．

対照の選定には，病院対照（症例と同じ病院の入院患者や外来受診者を対照とする），健康者対照（地域の一般住民を対照として用いる）などがあるが，症例の母集団と同一となることが望ましい（マッチング）．性や年齢などの要因を1症例に対し1～数例の対照でマッチさせるペアマッチング，性別構成や年齢などが症例と対照で全体として差がないようにする非ペアマッチングがある．

症例対照研究では，すでに帰結が判明した状況から研究が開始されるので，コホート研究と比較して時間や手間，研究費用などが小さく，まれな疾患についても検討が可能である．しかし，相対危険度や寄与危険度を直接求めることが不可能であり，曝露要因が帰結の発生におよぼす影響を評価しづらい．発生率が数パーセント程度以下の疾患が帰結であり，研究対象者の選択に偏りがない場合には，**オッズ比**をもって相対危険度の近似値とすることができる（**図3-4**）．選択バイアス，情報バイアスに配慮し，適切にデザインされた症例対照研究から得られた研究成果は，コホート研究同様にその妥当性が高いといえる．

症例対照研究の特殊な形として，コホート内症例対照研究（nested case-control study）とよばれる研究方法もある．コホート研究で経過観察中に罹患，死亡の発生した者を症例とし，まだ発生していない者のなかから適切な対照を選択して行う症例対照研究である．症例と対照が同一のコホート集団内から選ばれ，コホート研究のために収集された情報を利用し，疾病発症以前の情報を用いることで，一般的な症例対照研究よりも比較可能性が高いことが利点となる．

		症例 Y(+)	対照 Y(−)
要因X	+	a	b
	−	c	d

相対危険度（近似値）≒ $\frac{a/c}{b/d} = \frac{ad}{bc}$（オッズ比）

寄与危険度 ＝ 算出できない

図 3-4　症例対照研究（四分表）

表 3-3　症例対照研究とコホート研究の特徴

	信頼性	観察期間	労力・費用	相対危険度	寄与危険度	まれな疾病に対する調査	その他
症例対照研究（後向き研究）	過去の記憶または既存資料に頼るので信頼性は落ちる	短期	小	近似的に計算できる	計算できない	比較的容易	・対照がすでに偏っている場合が多い ・偏りのない対照の選び方がむずかしい
コホート研究（一般的には前向き研究）	信頼度は高い．曝露因子に関する情報は正確	長期	大	直接計算できる	直接計算できる	不可能	・人口移動の激しい対象では調査困難 ・あらかじめ発生頻度を予測して，対象を選ぶ必要がある（対象のサイズの決定）

6）症例対照研究とコホート研究の特徴，人時法の考え方

症例対照研究とコホート研究の主な特徴について**表 3-3** に示した．

コホート研究では，追跡期間中に研究対象者が転出，死亡などの理由でコホートから脱落することや，転入などでコホートに追加されることがある．追跡開始時の人数ではなく，延べの考え方である人・時（person-time）が発生率，死亡率の分母として用いられることがある（人時法，一般的には年を単位時間とする人年法が用いられる）．たとえば，8 人の被験者を 10 年間追跡した場合は 8×10，すなわち 80 人・年となる．その際，年の途中でコホートへの出（入）があった場合には，1/2 人・年とする．**図 3-5** の研究での人・年（100 対）の死亡率は，総死亡数/(人・年の総和）×100 で表され，2/31.5×100＝6.35 となる．

3　介入研究（intervention study）

臨床疫学的手法として広く用いられるようになった臨床試験(**RCT**；randomized controlled trial：**ランダム化比較対照試験**，ランダム化対照試験，あるいは**ランダム化比較試験**ともいう）をはじめとして，野外試験（field trial），地域試験（community trial）などが介入研究である．

観察研究では，要因への曝露状況は研究対象者（被験者）に委ねられるが，介入研究では研究者が曝露状況を管理する．喫煙の健康影響についてコホート

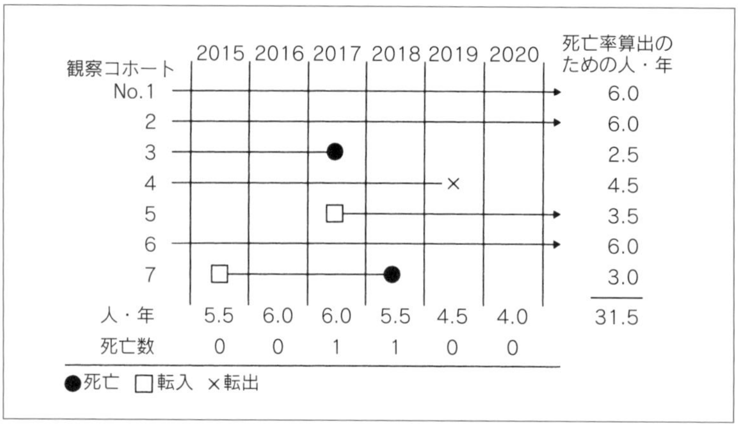

図 3-5　人時法（person-time 法）

研究を行う場合，研究対象者を喫煙者，非喫煙者に群別して健康影響についての帰結を観察するが，研究開始時点での曝露状況（喫煙，非喫煙）は研究対象者の意思によるものであり，研究者はそれに関与していない．一方，介入研究では研究者が研究対象者に対し，喫煙者となるのか非喫煙者となるのかの割り付け（allocation）を行い（介入：intervention），健康影響についての帰結を観察する．この割り付けをランダム（無作為）に実施する場合がランダム化比較対照試験である．曝露要因の帰結への関与を明らかにする最も妥当性の高い（エビデンスレベルの高い）研究手法であるが，倫理面での配慮が非常に重要となる．

ランダム化比較対照試験を実施する対象が患者である場合を臨床試験（clinical trial），健康人を対象として実施する場合を野外試験（field trial）とよぶことがある．また，介入の対象が地域ごと，あるいは学校や職域といった集団単位である研究手法を地域試験（community trial）という．

4　治験（臨床試験）

治験とは，新薬などについて国の承認を得るために，安全性や有効性を確認する目的で行う臨床試験のことをいう．第Ⅰ相臨床試験では少人数の健康者を対象とした安全性の確認，第Ⅱ相臨床試験では比較的少人数の患者を対象とした有効性の確認がなされ，第Ⅲ相臨床試験において，前述のランダム化比較対照試験（RCT）の手法を用い，多数の患者を無作為割り付けした集団に対する有効性，安全性などの確認が行われる（さらに，事後の確認が第Ⅳ相と位置づけられている）．一般用語としての治験は，この第Ⅲ相臨床試験を指して用いられることが多い．わが国ではこれらのステップを経て得られたデータについて厚生労働省の審査を経て医薬品の承認がなされている〔承認許可を出す機関は厚生労働省であるが，承認するための審査を行う機関は医薬品医療機器総合機構（PMDA）である〕．

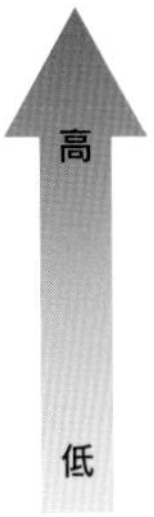

Ⅰ：システマティック・レビュー/メタアナリシス

Ⅱ：1つ以上のランダム化比較対照試験

Ⅲ：非ランダム化比較対照試験

Ⅳ：分析疫学的研究（コホート研究や症例対照研究）

Ⅴ：記述疫学的研究（症例報告やケースシリーズ）

Ⅵ：患者データに基づいていない，専門委員会や専門家個人の意見

図 3-6　疫学研究におけるエビデンスレベル

5　エビデンスレベル，システマティックレビュー・メタアナリシス

エビデンスとは（医学的な）根拠を意味し，エビデンスレベルはガイドラインが推奨する検査法や治療法がどの程度信頼できるエビデンスによって実証されているのかを示す言葉である．

単独の疫学研究としては，RCT（ランダム化比較対照試験）によって最も良質のエビデンスが得られるとされるが，RCT はその実施に多大な費用，労力，時間を要することから十分な標本数を確保することがむずかしく，個々の研究における結果の有効性が有意には示されないことも多い．個々の研究では有意な結論が得られているとは限らない多数の RCT 結果を統合することで，全体として明確な結論を導くことが可能となるが，その統合のための統計的な処理のプロセスをメタアナリシスとよぶ．メタアナリシスを実施するためには，多数の良質な臨床試験論文を文献データベースの検索などにより網羅的に収集，評価する必要があり，その一連の作業がシステマティックレビューである．

疫学研究におけるエビデンスレベルを**図 3-6** に示す．

Ⅶ スクリーニング

1　スクリーニング検査，感度と特異度

一見健康と考えられる人たちから，目的とする疾病にかかっている人たちを効率よく選別し，疾病の早期発見・早期治療を行うことをスクリーニングという．予防医学の考え方における二次予防に相当する取り組みである．スクリーニング検査は確定診断ではなく，精密診断にふるい分ける対象となる者を見出すために行われる．

スクリーニング検査の陽性・陰性と精密診断結果の疾病あり・疾病なしの組み合わせは**図 3-7** のように表すことができる．この図において，スクリーニング検査の有用性を評価する指標は，以下のように定義される．

① **（敏）感度**：疾病ありの人を，検査で正しく陽性と判定する割合

$$\frac{TP}{TP+FN}$$

TP：true positive，真陽性

FN：false negative，偽陰性

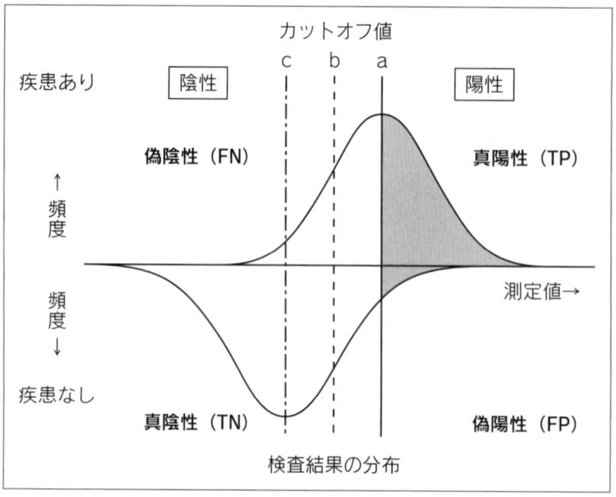

図 3-7　スクリーニング検査

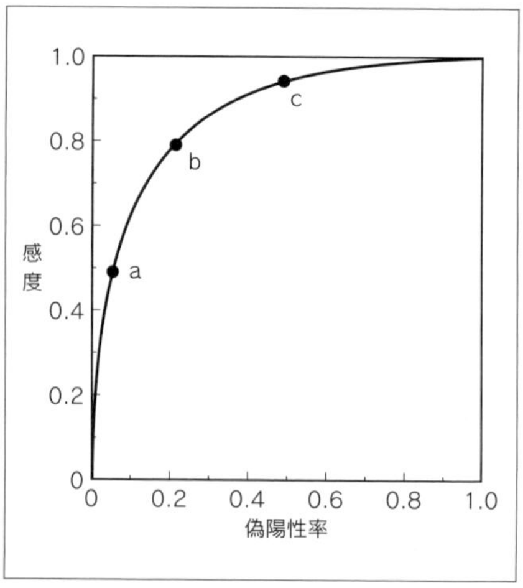

図 3-8　ROC 曲線

a：感度＝0.50
　特異度＝0.95（偽陽性率＝0.05）
b：感度＝0.80
　特異度＝0.80（偽陽性率＝0.20）
c：感度＝0.95
　特異度＝0.50（偽陽性率＝0.50）

② **特異度**：疾病なしの人を，検査で正しく陰性と判定する割合

$$\frac{TN}{TN+FP}$$

③ **陽性反応的中度**：検査陽性の人のうち，疾患ありの割合（陽性が的中している）

$$\frac{TP}{TP+FP}$$

④ **偽陽性率**：疾患がないのに検査で陽性（引っ掛けすぎ）

$$\frac{FP}{TN+FP}$$

⑤ **偽陰性率**：疾患があるのに検査で陰性（見落とし）

$$\frac{FN}{TP+FN}$$

TN：true negative，真陰性

FP：false positive，偽陽性

2 ROC 曲線（receiver operating characteristic curve：受信者動作特性曲線）

図 3-7 において，スクリーニング検査のカットオフ値を a，b，c と変化させたとき，感度が高くなり，特異度が低下する．このように，スクリーニング検査のカットオフ値を変化させた際の感度と特異度の変化を，縦軸を感度，横軸を 1－特異度（すなわち偽陽性率）とする座標軸にプロットしたのが ROC 曲線である（**図 3-8**）．

ROC 曲線は，スクリーニング検査の精度の評価や，従来の検査法との比較に用いる．より左上を通過する ROC 曲線を描くスクリーニング検査が，より精度が高いことを示している．

3　検査前確率と検査後確率

臨床疫学の分野では，対象全体の有病率を検査前確率，あるスクリーニング検査を施行した後の陽性反応的中度を検査後確率とよんでいる．感度・特異度が一定の場合，目的とする疾患の検査前確率（有病率）が低下すれば，検査後確率（陽性反応的中度）も低下することが知られている．

第4章 母子保健

日本国憲法第25条では，国民に最低限度ではあるが文化的な生活を保障している．戦前のような大家族は少なくなり，少人数の核家族が多くなっている．それだけに，生まれる子供の健全な分娩，育児は大切である．母子保健の状態をみる指標として**出生，乳児死亡，新生児死亡，周産期死亡，妊産婦死亡，死産，児童死亡，乳幼児の体位**が用いられる．

I 母の健康

妊娠・分娩・産褥期を通して，母子ともに健康であるように過ごせることが大切である．**表4-1**はわが国と各国の妊産婦死亡率である．妊娠各期における注意すべき事柄や疾病について以下に述べ，妊産婦の健康診査の概要を**表4-2**に示す．

(1) 健康な家庭

夫婦とも健康で，性感染症などがないことが望ましい．

(2) 妊娠前期（妊娠満15週まで）

①確実な妊娠の診断，②子宮外妊娠，③過労などによる流産，④悪阻（つわり），妊娠中毒，⑤母親の梅毒，風疹，⑥母子健康手帳の配布．

(3) 妊娠中期（満16〜27週，安定した時期）

トキソプラズマ，サイトメガロウイルス，梅毒などの胎盤通過性疾患に対する注意，毎月1回の妊婦健診．

(4) 妊娠後期（満28週から分娩までの期間）

①妊娠中毒症（妊娠腎，ネフローゼ），腎機能障害による蛋白尿，高血圧，浮腫，尿毒症など，②胎盤・胎児の位置異常，③難産となる骨盤と胎児との大きさの比率，④過労，打撲による流産．8カ月以後はいつでも出産の準備をしておく必要がある．

(5) 分娩，産褥期

①過体重児（妊娠第42週以後，胎児4,000g以上）の対策，②分娩による大出血，③分娩時産道感染（淋菌感染症，B型肝炎，AIDS），④産褥期の細菌感染による敗血症．

(6) ハイリスク妊娠

種々の原因で母子に危険が予想される妊娠を，ハイリスク妊娠とよぶ．

母の年齢（高年齢：35歳以上，低年齢：15歳未満），経産回数（4〜5回以

表 4-1　妊産婦死亡率（出生 10 万対）の年次推移（国際比較）

	昭和 50 年 (1975)	60 ('85)	平成 7 ('95)	17 (2005)	27 (2015)	令和 3 ('21)
日　　　本	28.7	15.8	7.2	5.8	3.9	2.6
カ　ナ　ダ	7.5	4.0	4.5	'04) 5.9	7.1	'19) 7.5
アメリカ合衆国	12.8	7.8	7.1	18.4	28.7	'20)35.6
フ　ラ　ン　ス	19.9	12.0	9.6	5.3	4.5	'16) 4.4
ド　イ　ツ[1]	39.6	10.7	5.4	4.1	3.3	'20) 3.6
イ　タ　リ　ア	25.9	8.2	3.2	'03) 5.1	3.3	'17) 3.5
オ　ラ　ン　ダ	10.7	4.5	7.3	8.5	3.5	'20) 1.2
スウェーデン	1.9	5.1	3.9	5.9	0.9	'18) 4.3
ス　イ　ス	12.7	5.4	8.5	5.5	6.9	'18) 6.8
イ　ギ　リ　ス[2]	12.8	7.0	7.0	7.1	4.5	'19) 3.9
オーストラリア	5.6	3.2	8.2	'04) 4.7	2.6	'20) 2.0
ニュージーランド	23.0	13.5	3.5	10.4	9.8	'16) 1.7

資料：厚生労働省「人口動態統計」
　　　UN「Demographic Yearbook」
注：1）1985 年までは旧西ドイツの数値.
　　2）1985 年まではイングランド・ウェールズの数値.
　　3）各国データは，30 人以下の死亡数に基づき死亡率が算出されているものを含む.

表 4-2　妊婦健診の概要

23 週まで	4 週間に 1 回
24〜35 週	2 週間に 1 回
36 週以降分娩まで	1 週間に 1 回

基本的な項目
①健康状態の把握（問診・診察など）
②検査計測〔子宮底長，腹囲，血圧，浮腫，尿検査（糖・蛋白），体重〕
③保健指導
その他，必要に応じて血液検査や超音波検査などの医学的検査が行われる.

上），異常妊娠や異常分娩の既往，母の疾病（糖尿病，甲状腺，心および腎疾患など），妊娠中毒症，Rh 陰性の妊婦，子宮外妊娠，骨盤位，多胎，羊水過多症，肥満，貧血，分娩予定日超過など.

戦前は産褥熱（敗血症）による死亡が多かったが，それが減少した理由としては，薬剤の進歩，自宅分娩の減少と入院による分娩の増加，産科医診療，母子健康手帳などによる妊産婦指導が考えられる（**図 4-1**）.

Ⅱ 出産，新生児・乳児・小児の健康

1　出産

人間一生の経過のうち出発点といえる．胎児側と母親側の側面による流産，早産，死産があり，自然死産と人工死産の率も変化がみられている（**図 4-2**）.

① **人工死産**：1948（昭和 23）年に現在の「母体保護法」のもとである「優生保護法」が制定され，1952（昭和 27）年から経済的理由などが加えられたこともあり，日本は世界第一の人工死産国であった．未届数はおそらく 2〜3 倍と推定される．死産とは妊娠満 12 週以降の死児の出産をいい，自然死産と人工死産に大別される.

② **周産期死亡率**：

$$\textbf{周産期死亡率}=\frac{\text{妊娠満 22 週以後の死産数}+\text{早期新生児死亡数}}{\text{出産(出生数}+\text{妊娠満 22 週以後の死産数)数}}\times 1{,}000$$

〔1995（平成 7）年 1 月 1 日より変更〕

妊娠満 22 週以降の死産と早期新生児死亡は母体の健康状態に大きな影響を

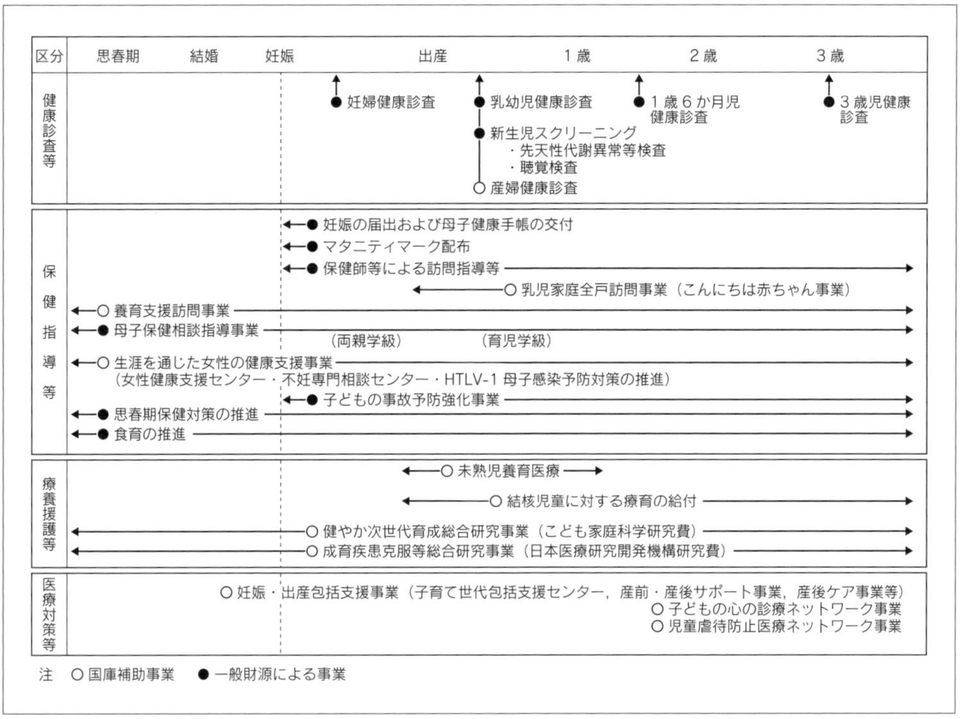

図 4-1 母子保健対策の体系
資料：2023/2024「国民衛生の動向」

受ける共通性があるので，WHO が提唱して各国間の比較に用いられている．これは，出生後すぐの死亡が死産として届け出される事情もあるからである．

2 新生児（生後 4 週未満）

正期産では妊娠満 37～41 週で**正常出生体重児**（2,500～4,000 g）が出生する．**過体重児**は 4,000 g 以上，**低出生体重児**とは一般に 2,500 g 未満をいう．過体重児は妊娠 42 週以後に多く，分娩時に母体への影響が大きく難産が多い．生後 4 週未満の死亡を新生児死亡，特に生後 1 週未満の死亡を早期新生児死亡といい，それぞれ出生千対の死亡数で死亡率が算出され，先天的な要因によることが多い．低出生体重児は 36 週以前の分娩や，母体の栄養などに原因することが多く，新生児死亡の約半数を占める．2020（令和 2）年度の全出生数中，男 8.2%，女 10.3% は低出生体重児であり，胎児期に肺，心，消化管などの発育が，外界の生活に対応できるまで完全に進んでいない．保健所は，低出生体重児の届け出を保護者から受理し，出生児の状況や家庭環境などにより，養育上必要な場合には保健師などに家庭訪問をさせている．

1）新生児マススクリーニング

早期新生児期に先天性代謝異常の**マススクリーニング検査**として実施されて

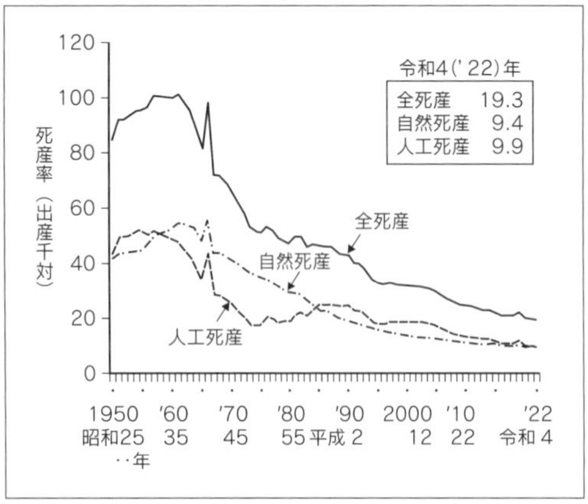

図 4-2　自然-人工別死産率（出産千対）の推移
資料：厚生労働省「人口動態統計」
注：令和 4 年は概数.

表 4-3　乳児死亡率・新生児死亡率の年次推移

年　次	乳児死亡率（出生 1,000 対）	新生児死亡率（出生 1,000 対）	乳児死亡にみる新生児死亡の割合
明治32年	153.8	77.9	50.7%
昭和 5 年	124.1	49.9	40.2
15 年	90.0	38.7	43.0
25 年	60.1	27.4	45.6
35 年	30.7	17.0	55.5
45 年	13.1	8.7	65.9
55 年	7.5	4.9	65.8
平成 2 年	4.6	2.6	56.6
12 年	3.2	1.8	55.0
22 年	2.3	1.1	47.6
27 年	1.9	0.9	47.1
28 年	2.0	0.9	45.3
29 年	1.9	0.9	47.2
30 年	1.9	0.9	45.8
令和 元 年	1.9	0.9	45.6
2 年	1.8	0.8	46.6
3 年	1.7	0.8	47.0
4 年	1.8	0.8	44.9

きたフェニルケトン尿症，メープルシロップ尿症，ホモシスチン尿症，ガラクトース血症，先天性副腎過形成症，クレチン症などの疾患のスクリーニングに加え，タンデムマス法の導入により現在では 20 の疾患について新生児マススクリーニングが実施されている.

3　乳児期

新生児期を含めて生後満 1 年未満の期間が乳児期であり，その期間の死亡を乳児死亡という．通常，出生千対の乳児死亡率で観察する．乳児死亡率はその地域の衛生状態の良否や経済・教育を含めた社会の状態を反映する指標の一つである．前項の低出生体重児は正常出生体重児よりも死亡ははるかに多い.

予防には，①低出生体重児対策，②感染症対策（予防接種を含む)，③栄養，胃腸病対策，④奇形，腫瘍の発見，⑤定期健康診断による乳児指導など，各種の対策がある．しかし，いくら医療機関や保健所が努力しても，両親の衛生知識がなければ，幼児期になってからの完全な健康は得られない．日本の乳児死亡率は昭和初期までは出生 1,000 対 100 以上であったが, 2022（令和 4）年は 1.8 と世界でもトップクラスの水準に達している（**表 4-3**).

4　幼児期

生後 1～5 年未満の時期をいい，乳児期と比較して死因が大きく変わってくる．特に不慮の事故による死亡の増加がみられる（**表 2-11** 参照)．この時期は健康な身体と知能がともに発育する期間であり，両親の配慮が十分に必要なときである．母子健康手帳には，必要な発育記録や予防接種の時期が書かれており，活用すべきである．

5 乳幼児健康診査

母子保健法に定められ，市町村が乳幼児に対して行う健康診査であり，①乳児（乳児健康診査：1 歳未満），②幼児（1 歳 6 カ月児健康診査：1 歳 6 カ月～2 歳未満），③幼児（3 歳児健康診査：3 歳～4 歳未満）を対象とする．

① **乳児健康診査**：先天異常等，疾病の早期発見および健康な発達のための養護，栄養指導を目的に問診，診察，尿検査，血液検査などが実施される．

② **1 歳 6 カ月児健康診査**：発達の遅れの早期発見，心身障害，う歯の予防，栄養状態の評価，保護者への栄養・心理・育児指導の目的で，身体発育状況，栄養状態，身体異常（脊柱，胸郭，皮膚，歯および口腔），四肢運動障害，精神発達の状況，言語障害の有無，予防接種の実施状況，育児上問題となる事項，その他の疾病および異常の有無の検査が実施される．

③ **3 歳児健康診査**：②に加え視聴覚障害の早期発見も目的として，眼，耳，鼻および咽頭の疾病・異常の有無の確認が追加される．

Ⅲ 21 世紀の母子保健

乳児死亡率の改善や妊産婦死亡率の低下などがみられる一方，少子高齢化，女性の社会進出，生殖補助医療，出生前診断などさまざまな母子保健上の課題も多い．現在の主な母子保健対策の体系については**図 4-1** に示したとおりだが，母子保健に対する行政の取り組みの歴史を俯瞰すると，1998（平成 6）年にエンゼルプラン（今後の子育て支援のための施策の基本的方向について）が策定され，1999（平成 11）年には新エンゼルプラン（重点的に推進すべき少子化対策の具体的実施計画）が策定された．2000（平成 12）年には母子の健康水準を向上させるさまざまな取り組みを推進する**健やか親子 21** が策定され，翌年から開始された．安心して子どもを産み，健やかに育てることの基礎となる少子化対策に加え，少子化社会において国民が健康で明るく元気に生活できる社会の実現を図るための国民の健康づくり運動（健康日本 21）の一翼を担うものとされる．2015（平成 27）年度からは健やか親子 21（第 2 次）がスタートし，すべての子供が健やかに育つ社会を 10 年後の目指す姿として，3 つの基盤課題と 2 つの重点課題を設定した．

第5章　学校保健

1　学校保健とは

発育途上の児童・生徒・学生および幼児ならびに教職員の健康の保持増進を図り，学校教育の円滑な実施とその成果に資することを目的とする「学校保健安全法」に基づいて行われる「保健管理」と，「学校教育法」に基づいて，児童・生徒みずからがよりよい健康生活を営む能力（自律的健康管理能力）を促すため，教科や部活など教育課程のなかで行われる「保健教育」を総称して「学校保健」という．

すなわち，**学校保健**とは，公衆衛生の一分野としての役割をもつとともに，地域医療システムとの連携をもちながら行われる保健管理活動（health service）と，教育課程として自律的健康管理能力を養わせる保健教育活動（health education）とが常に有機的なかかわりをもちながら，学校教育の目標（心身ともに健康な国民の育成）とその理念を達成していくところに特徴があり，国民の約6分の1がその対象となる．

生涯のなかで，重要な発達課題をもつ児童・生徒，幼児ならびに教職員が，よりよい学校生活を営むために，健康診断，健康相談をはじめ，環境衛生検査，安全点検など，保健管理活動の具体的な実践活動と保健管理に伴う保健指導，また教科としての保健学習など幅広い内容を含む．

2　保健管理

保健管理については文部科学省が指導している（幼稚園は文部科学省所管であるが，保育所は厚生労働省であり，厳密には学校保健安全法の適用を受けない）．児童・生徒の心身の健康を支えるものであり，学校運営の重要な機能としての意義をもち，①学校長，②校医，③養護職諭，④PTA保健委員，⑤学生保健委員らが，学校長の責任の下，次の事項を行う．

① **教育に適した学校の環境整備**

② **保健，体育設備の管理**：保健室，食堂，水飲み場，洗い場，便所など．

③ **健康診断**：毎年4〜6月に身体計測，視力および聴力の検査，結核などに対してX線撮影，その他を実施する（**表5-1**）．近年，運動器検診が追加となり，座高と寄生虫卵は削除された．

学校における定期健康診断結果による主な疾病・異常の推移は**表5-2**のとおりである（学校保健統計調査）．2021（令和3）年度は，幼稚園・小学校では「むし歯（う歯）」，中学校・高等学校では「裸眼視力1.0未満の者」が

表 5-1　定期健康診断の検査項目と実施学年

令和 5（'23）年 4 月現在

項目	検査・診察方法		発見される疾病異常	幼稚園	小学校						中学校			高等学校			大学
					1年	2年	3年	4年	5年	6年	1年	2年	3年	1年	2年	3年	
保健調査	アンケート			○	◎	◎	◎	◎	◎	◎	◎	◎	◎	◎	◎	◎	○
身　長			低身長等	◎	◎	◎	◎	◎	◎	◎	◎	◎	◎	◎	◎	◎	◎
体　重				◎	◎	◎	◎	◎	◎	◎	◎	◎	◎	◎	◎	◎	◎
栄養状態			栄養不良 肥満傾向・貧血等	◎	◎	◎	◎	◎	◎	◎	◎	◎	◎	◎	◎	◎	◎
脊柱・胸郭 四　肢 骨・関節			骨・関節の異常等	◎	◎	◎	◎	◎	◎	◎	◎	◎	◎	◎	◎	◎	△
視　力	視力表　裸眼の者	裸眼視力	屈折異常，不同視等	◎	◎	◎	◎	◎	◎	◎	◎	◎	◎	◎	◎	◎	△
	眼鏡等をしている者	矯正視力		◎	◎	◎	◎	◎	◎	◎	◎	◎	◎	◎	◎	◎	△
		裸眼視力		△	△	△	△	△	△	△	△	△	△	△	△	△	△
聴　力	オージオメータ		聴力障害	◎	◎	◎	◎	△	◎	△	◎	△	◎	◎	△	◎	△
眼の疾病及び異常			感染性疾患，その他の外眼部疾患，眼位等	◎	◎	◎	◎	◎	◎	◎	◎	◎	◎	◎	◎	◎	◎
耳鼻咽喉頭疾患			耳疾患，鼻・副鼻腔疾患 口腔咽喉頭疾患 音声言語異常等	◎	◎	◎	◎	◎	◎	◎	◎	◎	◎	◎	◎	◎	◎
皮膚疾患			感染性皮膚疾患 湿疹等	◎	◎	◎	◎	◎	◎	◎	◎	◎	◎	◎	◎	◎	◎
歯及び口腔の疾患及び異常			むし歯，歯周疾患 歯列・咬合の異常 顎関節症症状・発音障害	◎	◎	◎	◎	◎	◎	◎	◎	◎	◎	◎	◎	◎	△
結　核	問診・学校医による診察		結核		◎	◎	◎	◎	◎	◎	◎	◎	◎				
	エックス線撮影													◎			◎ 1 学年 （入学時）
	エックス線撮影 ツベルクリン反応検査 喀痰検査等				○	○	○	○	○	○	○	○	○				
	エックス線撮影 喀痰検査・聴診・打診等													○			○
心臓の疾患及び異常	臨床医学的検査 その他の検査		心臓の疾病 心臓の異常	◎	◎	◎	◎	◎	◎	◎	◎	◎	◎	◎	◎	◎	◎
	心電図検査			△	◎	△	△	△	△	△	◎	△	△	◎	△	△	△
尿	試験紙法	蛋白等	腎臓の疾患	◎	◎	◎	◎	◎	◎	◎	◎	◎	◎	◎	◎	◎	△
		糖	糖尿病	△													△
その他の疾患及び異常	臨床医学的検査 その他の検査		結核疾患，心臓疾患 腎臓疾患，ヘルニア 言語障害，精神障害 骨・関節の異常 四肢運動障害	◎	◎	◎	◎	◎	◎	◎	◎	◎	◎	◎	◎	◎	◎

資料：2023/2024「国民衛生の動向」

注：◎はほぼ全員に実施されるもの．

○は必要時または必要者に実施されるもの．

△は検査項目から除くことができるもの．

表 5-2　定期健康診断における主な疾病・異常被患率の推移　　（単位　%）

	裸眼視力1.0未満の者	耳疾患	鼻・副鼻腔疾患	むし歯（う歯）	心電図異常	蛋白検出の者	ぜん息
幼稚園							
平成17年度（'05）	20.4	2.1	3.2	54.4	…	0.6	1.6
22（'10）	26.4	3.3	3.4	46.1	…	1.0	2.7
27（'15）	26.8	2.2	3.6	36.2	…	0.8	2.1
令和 2（'20）	27.9	2.0	2.4	30.3	…	1.0	1.6
3（'21）	24.8	2.0	3.0	26.5	…	0.7	1.5
小学校							
平成17年度（'05）	26.5	4.5	11.2	68.2	2.4	0.6	3.3
22（'10）	29.9	5.4	11.7	59.6	2.5	0.8	4.2
27（'15）	31.0	5.5	11.9	50.8	2.4	0.8	4.0
令和 2（'20）	37.5	6.1	11.0	40.2	2.5	0.9	3.3
3（'21）	36.9	6.8	11.9	39.0	2.5	0.9	3.3
中学校							
平成17年度（'05）	47.8	2.8	10.6	62.7	3.2	2.1	2.7
22（'10）	52.7	3.6	10.7	50.6	3.4	2.6	3.0
27（'15）	54.1	3.6	10.6	40.5	3.2	2.9	3.0
令和 2（'20）	58.3	5.0	10.2	32.2	3.3	3.3	2.6
3（'21）	60.7	4.9	10.1	30.4	3.1	2.8	2.3
高等学校							
平成17年度（'05）	58.4	1.3	8.1	72.8	3.2	1.8	1.7
22（'10）	55.6	1.6	8.5	60.0	3.2	2.8	2.1
27（'15）	63.8	2.0	7.3	52.5	3.3	3.0	1.9
令和 2（'20）	63.2	2.5	6.9	41.7	3.3	3.2	1.8
3（'21）	70.8	2.5	8.8	39.8	3.2	2.8	1.7

資料：文部科学省「学校保健統計調査」
注：心電図異常については，小学校，中学校および高等学校の第一学年に実施している．

最多である．

④ **予防接種**

⑤ **衛生教育**

3　学校における感染症

① **第１種：**エボラ出血熱，クリミア・コンゴ出血熱，痘そう，南米出血熱，ペスト，マールブルグ病，ラッサ熱，急性灰白髄炎，ジフテリア，重症急性呼吸器症候群（病原体がSARSコロナウイルスであるものに限る），中東呼吸器症候群（病原体がMERSコロナウイルスであるものに限る），特定鳥インフルエンザ．

② **第２種：**インフルエンザ〔特定鳥インフルエンザおよび新型インフルエンザを除く〕，百日咳，麻疹，流行性耳下腺炎，風疹，水痘，咽頭結膜熱，新型コロナウイルス感染症，結核，髄膜炎菌性髄膜炎．

③ **第３種：**コレラ，細菌性赤痢，腸管出血性大腸菌感染症，腸チフス，パラチ

フス，流行性角結膜炎，急性出血性結膜炎，その他の感染症．

なお，新型インフルエンザ等感染症，指定感染症および新感染症は，第 1 種の感染症とみなす．

学校生活は特に感染症への抵抗力が弱い小児が対象なので，一般成人よりも厳しい措置をとり，流行を防止する（学校・学年・学級閉鎖などの措置は流行状態を考えて適切，早期に実行する）．

4　学校給食

普及率を児童・生徒数でみると，2021（令和 3）年 5 月現在，小学校 99.2%，中学校 90.4% で給食が実施されており，学童期の栄養バランスを整えるのに大きな力となっている．しかし，ときに管理不足により集団食中毒が発生しているので注意を要する．1996（平成 8）年，O157 の発生は社会問題となった．近年では，カンピロバクター，ウェルシュ菌などによる事例が多い．

小児の栄養状態を評価する指数として，①**カウプ指数**［体重（kg)/身長 (cm)^2］×10^4，②**ローレル指数**［体重（kg)/身長（cm)^3］×10^7 がよく利用される．

カウプ指数とローレル指数

カウプ指数は乳幼児の栄養状態の評価に，ローレル指数は学童期の指標に用いられ，ローレル指数が 160 以上を肥満としている．

その他には，肥満度［(現体重－身長に相当する標準体重)/身長に相当する標準体重×100］をみる指数があり，＋20% 以上を肥満，＋10～＋20% をやや肥満，－10～＋10% を正常，－20～－10% をやせぎみ，－20% 以下をやせ，と判定する．この方法は児童・生徒の肥満児などで参考にされる指標である．

5　学校安全

児童・生徒が安全な学校生活を営むことのできるような条件整備を図ることが大切であるが，学校管理下での死亡や事故も多く，高等学校までの全災害共済給付数は 2018（平成 30）年では約 198 万件にのぼり，死亡事故は 74 件発生していた．なお，2021（令和 3）年度は全給付数約 167 万件，死亡事故 42 件である．主な死因は突然死，窒息死，全身打撲，頭部外傷の順である．負傷の種別では，幼稚園・保育所では挫傷・打撲が多く，小学校以上では打撲・捻挫・骨折で，学年が進むにつれてその数は減少している．

この年代で最も死亡率が高いのは悪性新生物〈腫瘍〉と不慮の事故（交通事故，溺死など）で，心疾患が続く．15 歳を過ぎると自殺が増えてくることから，学校のみでなく，家庭との連携が重要である．

また，朝食欠食・偏食などの食生活の乱れや栄養過剰と運動不足による肥満傾向などについても注意が必要である．

児童・生徒の体格は，身長・体重・胸囲ともに第二次世界大戦後は増加していたが，近年はほぼ横ばいである（**表 5-3**）．運動能力については，新型コロナウイルス感染症の影響もあり，横ばい～やや改善の筋力・柔軟性を除き，敏捷性・瞬発力・持久力などは低下がみられる．

6　がん教育

2016（平成 28）年に改正・施行されたがん対策基本法において，学校でのがん教育が法律上に位置づけられ，中学，高校の「保健体育」において，がんについて正しく理解し，健康と命の大切さについて主体的に考えることを目標

表 5-3　児童・生徒の身長・体重の推移

身長（cm）

	男				女			
	6歳	11	14	17	6歳	11	14	17
昭和 25 ('50)	108.6	131.1	147.3	161.8	107.8	131.7	146.6	152.7
35 ('60)	111.7	136.2	155.1	165.0	110.6	138.1	150.7	153.7
45 ('70)	114.5	140.5	160.5	167.8	113.6	142.9	154.2	155.6
55 ('80)	115.8	142.9	163.6	169.7	114.9	144.9	156.0	157.0
平成 2 ('90)	116.8	144.4	164.5	170.4	116.0	146.3	156.4	157.9
12 ('00)	116.7	145.3	165.5	170.8	115.8	147.1	156.8	158.1
22 ('10)	116.7	145.0	165.1	170.7	115.8	146.8	156.5	158.0
令和 2 ('20)	117.5	146.6	166.1	170.7	116.7	148.0	156.7	157.9
3 ('21)	116.7	145.9	165.7	170.8	115.8	147.3	156.5	158.0

体重（kg）

	男				女			
	6歳	11	14	17	6歳	11	14	17
昭和 25 ('50)	18.5	28.7	39.7	52.6	17.9	28.8	41.2	49.1
35 ('60)	19.1	30.7	45.3	56.1	18.5	32.3	45.3	50.4
45 ('70)	20.1	33.8	49.6	58.7	19.5	35.7	48.3	52.1
55 ('80)	20.8	36.2	52.4	60.6	20.3	37.3	49.6	52.1
平成 2 ('90)	21.5	38.0	54.2	62.0	21.1	38.9	50.2	52.8
12 ('00)	21.8	39.4	55.4	62.6	21.3	40.1	50.7	53.1
22 ('10)	21.4	38.4	54.4	63.1	21.0	39.0	50.0	52.9
令和 2 ('20)	22.0	40.4	55.2	62.6	21.5	40.3	50.2	52.3
3 ('21)	21.7	39.6	54.7	62.4	21.2	39.8	50.0	52.5

資料：文部科学省「学校保健統計調査」

としたがん教育が実施されている．

第6章　成人保健

日本の人口は1億2千万人台で微減しており，また人口の高齢化について大きな問題をかかえている．老年人口の増加に従って生産性は低下し，また医療費・年金の増加が必然的に起こってくる．2013（平成25）年に65歳以上の高齢人口が全人口の25%を超え，2022（令和4）年では29.0%となった．社会医学でも生活習慣病対策が重要視されている．急性感染症・慢性感染症対策が進んで，罹患率，死亡率ともに急速に減少し，栄養改善も比較的効果を上げ，乳児死亡，妊産婦死亡は著しく低下し，その結果として平均寿命が大きく延長したのである（**図6-1**）．

生活習慣病は，かつて成人病とよばれ，特に40歳以上の中高年齢層に，われわれの身体各組織の加齢現象が表在化する一連の疾患群といえる．そして，これら疾患群は日常のよりよい生活習慣を維持することで，つまり一次予防を積極的に推進することで，その発現を遅らせ，あるいは予防することができる．このように，その発現が日常の生活習慣と関連性が強いことから，かつて呼称された成人病を**生活習慣病**と改めることとなった．

I 成人保健の動向

生物には必ず寿命がある．人間の最高寿命は120歳くらいであり，平均寿命も現在の女性87歳から100歳とすることはむずかしい．年齢が進むに従って身体の各機能が低下することは，生理学・臨床病理学などで学ぶとおりであり，高齢になるに従い機能低下が進行していく．そのため，悪性新生物〈腫瘍〉（がん），高血圧症，脳血管疾患，心疾患，糖尿病，肝疾患，腎疾患，呼吸器疾患，貧血症，運動器・関節障害，不慮の事故，自殺などの各疾患や傷病が増加し，また死亡例も多くなってくる（**図6-2**）．

悪性新生物

2019/2020年「国民衛生の動向」から「悪性新生物〈腫瘍〉」と表記されるようになった．

また，高齢になるに従い合併症が多くなり，さらに治癒に要する時間も長くなり，後遺症を残しやすくなる．現在の死亡率をみても，1位の悪性新生物〈腫瘍〉，2位の心疾患，4位の脳血管疾患（**表6-1**）は，いずれも生活習慣病に属し，全死亡の約50%となっている．したがって，疾病の初期の診断と治療が必要であり，後述する**高齢者医療確保法**による健康診査が重要となる．

高齢者医療確保法：高齢者の医療の確保に関する法律

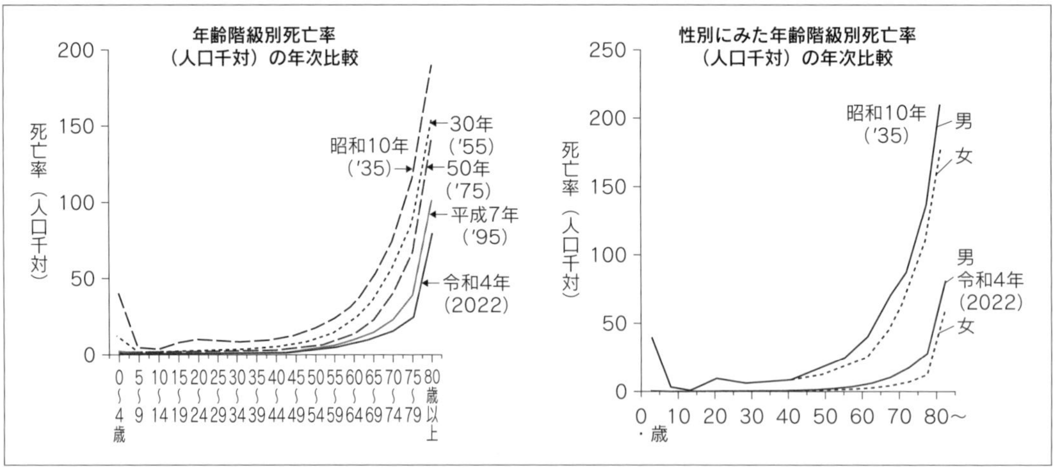

図 6-1　死亡率の性・年齢階級別年次比較

資料：厚生労働省「人口動態統計」

注：令和 4 年は概数.

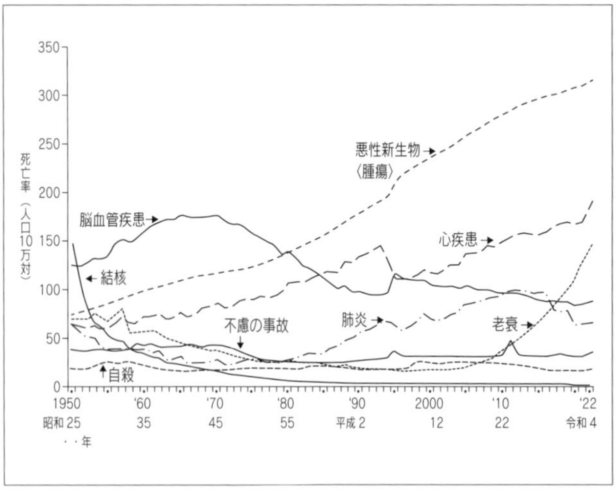

図 6-2　主要死因別にみた死亡率（人口 10 万対）の推移

資料：厚生労働省「人口動態統計」

注：1）死因分類は ICD-10（2013 年版）準拠（平成 29 年適用）による．なお，平成 6 年までは ICD-9 による．

2）令和 3 年は概数.

平成 6, 7 年の心疾患の低下は死亡診断書の改正の影響によるものと考えられる．また，主要死因のほとんどで，女性に比べ男性は約 2 倍と高い数字になっている.

II 生活習慣病の予防

よりよい生活習慣とはどのようなものであろうか.

健康を追求する学問として健康科学があり，これは人間の健康維持とその増進を目標とした理論と学問の体系である．健康管理の立場から，個人と集団の両面より，疾病や傷害の治療のみで解決することのできないさまざまな健康問題に対して積極的に個々人の行動や生活様式に介入し，それらを改善させることが，予防と治療につながるということが明確となってきた．加齢に伴う身体の機能的変化のみならず，器質的変化や形態的変化は，生活習慣の改善によって予防が可能であることや発病が遅延されることも知られてきており，加齢によって生ずる疾患群としての**生活習慣病**への介入が重要といえる．つまり，健康の価値を認識し，「人生の質」ないし「生活の質」として QOL を維持するた

表 6-1　主要死因の年次推移

第1位	第2位	第3位	年次
肺炎および気管支炎	全結核	脳血管疾患	M. 33，38年
肺炎および気管支炎	全結核	胃腸炎	M. 43年
肺炎および気管支炎	胃腸炎	全結核	T. 4，9，14年
胃腸炎	肺炎および気管支炎	全結核	S. 5年
全結核	肺炎および気管支炎	胃腸炎	S. 10年
全結核	肺炎および気管支炎	脳血管疾患	S. 15年
全結核	肺炎および気管支炎	胃腸炎	S. 22年
全結核	脳血管疾患	胃腸炎	S. 23年
全結核	脳血管疾患	肺炎および気管支炎	S. 24，25年
脳血管疾患	全結核	肺炎および気管支炎	S. 26年
脳血管疾患	全結核	悪性新生物	S. 27年
脳血管疾患	悪性新生物	老衰	S. 28〜32年
脳血管疾患	悪性新生物	心疾患	S. 33〜55年
悪性新生物	脳血管疾患	心疾患	S. 56〜59年
悪性新生物	心疾患	脳血管疾患	S. 60年〜H. 6年
悪性新生物	脳血管疾患	心疾患	H. 7，8年
悪性新生物	心疾患	脳血管疾患	H. 9〜22，29年
悪性新生物	心疾患	肺炎	H. 23〜28年
悪性新生物〈腫瘍〉	心疾患	老衰	H. 30年，R. 1〜4年

注）M：明治，T：大正，S：昭和，H：平成，R：令和．

めには，生活習慣病を予防することが必要であり，われわれのライフスタイルならびにライフステージの改善は，実践されなければならない事項といえる．

生活習慣病の予防とはライフスタイルの改善のことであり，厚生労働省の健康づくり施策としての「**健康日本21**」（第1章p.3を参照）の実践もそこにある．肥満を予防し，脂肪摂取や塩分を抑え，良質な蛋白質や食物繊維，緑黄色野菜をとるという食習慣の改善，運動継続や休養，睡眠を考え，飲酒をほどほどにし，禁煙するなどの行動である．また，BMI（body mass index）が生活習慣病のリスクと関連することが知られており，生活習慣を改善して**適正体重**を維持することも重要である．

老化の抑制という立場から，ブレスロー（Breslow，1983年）は7つの健康習慣を唱えている．この考え方の根拠は1960〜70年代のアメリカ人を対象としているので，21世紀の日本人に適するかどうかの疑問もないわけではないが，一つの考え方としては傾聴に値するといえよう．

ブレスローの7つの健康習慣：

① 喫煙をしない
② 飲酒を適度にするか，全くしない
③ 定期的にかなり激しい運動をする
④ 適正体重を維持する
⑤ 7〜8時間の睡眠をとる
⑥ 毎日，朝食をとる
⑦ 不必要な間食をしない

われわれは老化の促進因子と思われる日常行動対策を行うとともに，老化の抑制因子としてのこれらの健康行動を心がけることが大事である．

Ⅲ 国民の生活習慣の現状

わが国における国民の生活習慣については，**国民健康・栄養調査**によって知ることができる．この調査は，国民の身体の状況，栄養摂取量および生活習慣の状況を明らかにし，国民の健康の増進の総合的な推進を図るための資料を得ることを目的として，健康増進法に基づき毎年実施されるものである（新型コロナウイルス感染症の影響で，2020（令和2）年，2021（令和3）年については実施されなかった）．調査年の国民生活基礎調査において設定された単位区から，層化無作為抽出した300単位区内の世帯と世帯員（約6,000世帯，18,000人）を対象とした調査が行われる．身体状況調査票では，身長，体重，腹囲，血圧測定，血液検査などが，栄養摂取状況調査票では，食品摂取量，栄養素等摂取量，食事状況（欠食・外食など）が，生活習慣調査票では，食生活，身体活動・運動，休養（睡眠），飲酒，喫煙，歯の健康などに関する生活習慣全般について把握される．

ここでは，肥満およびやせの状況，低栄養傾向の者の割合，食塩摂取量の状況，野菜摂取量の状況，朝食の欠食に関する状況，運動習慣者の状況，喫煙の状況について触れる．

1 肥満およびやせの状況

肥満者（BMI≧25 kg/m^2）の割合は，男性33.0%，女性22.3%であり，この10年間では，女性は有意な増減はみられず，男性は2013（平成25）年以降で増加している．やせの者（BMI＜18.5 kg/m^2）の割合は，男性3.9%，女性11.5%であり，この10年間では男女とも有意な増減はみられない．20歳代女性のやせの者の割合は20.7%である．

2 低栄養傾向の者の割合

65歳以上の高齢者でBMIが20 kg/m^2以下の者を低栄養傾向と定義すると，その割合は男性12.4%，女性20.7%であり，男女ともこの10年間で有意な増減はみられないが，男女とも85歳以上でその割合が高い．

3 食塩摂取量の状況

食塩摂取量の平均値は10.1 g（男性10.9 g，女性9.3 g）であり，この10年間では男性は有意に減少，女性は減少後に横ばいの傾向である．年齢階級別では，男女とも60歳代で最も高い．

4　野菜摂取量の状況

野菜摂取量の平均値は 280.5 g で，男性 288.3 g，女性 273.6 g である．この 10 年間で有意な増減はみられない．年齢階級別では，男女ともに 20～40 歳代で少なく，60 歳以上で多い．

5　朝食の欠食に関する状況

朝食の欠食率は男性 15.0%，女性 10.2% である．年齢階級別では，男女ともに 20 歳代で最も欠食率が高く，それぞれ 30.6%，23.6% である．

6　運動習慣者の状況

運動習慣のある者の割合は，男性 33.4%，女性 25.1% であり，この 10 年では男性では有意な増減はなく，女性では減少している．年齢階級別では，男性では 40 歳代，女性では 30 歳代で最も低く，それぞれ 18.5%，9.4% である．

7　喫煙の状況

現在習慣的に喫煙している者の割合は 16.7% であり，男性 27.1%，女性 7.6% である．この 10 年間では男女とも減少している．

Ⅳ 主な生活習慣病の疫学とリスクファクター

1　がん（悪性新生物）

各種の疾病死亡が減少しているにもかかわらず，老年人口の増加により毎年死亡率は増加しており，日本人の全死因の約 25% を占めている．しかし，年齢調整死亡率でみると，男女ともにやや減少している．また，がんは幼児期にもあるが（白血病など），年齢が増加するとともに高率となり，5～9 歳および 40～89 歳の年齢階級別死亡率の 1 位〔2022（令和 4）年〕である．死亡率はがんの発生部位による差も大きい．諸外国と比較して，部位別発生率は消化器系のがんが圧倒的に多い（**表 6-2，-3**）．

① **胃がん**：日本では，男性では悪性新生物による死亡の第 3 位，女性では第 5 位で，悪性新生物による死亡全体の約 11% を占める．英国の 3 倍，米国の 5 倍と死亡率が高いが，食道がんの死亡率はそれほどでもない．明らかに食生活，人種別の差などが考えられる．日本国内でも死亡率が地域によって異なり，東日本の日本海沿岸地域および奈良県が高率である．慢性胃炎，塩干魚類・魚肉練製品・燻製食品の摂取などが原因と考えられている．近年，早期がんの発見，根治手術の進歩などで死亡率は減少し，また罹患率も低下している．

② **大腸がん**：英国，米国の 1/2 以下の死亡率であるが，日本でも過去数十年間で 2 倍以上の増加傾向を示し，男性では悪性新生物による死亡の第 2 位，女性では第 1 位で，悪性新生物による死亡全体の約 14% を占めている．動物

表 6-2　部位別悪性新生物〈腫瘍〉死亡率（人口 10 万対）の推移

死　因	男										女									
	昭和 50 ('75)	60 ('85)	平成 2 ('90)	7 ('95)	12 ('00)	17 ('05)	22 ('10)	27 ('15)	令和 2 ('20)	3 ('21)	昭和 50 ('75)	60 ('85)	平成 2 ('90)	7 ('95)	12 ('00)	17 ('05)	22 ('10)	27 ('15)	令和 2 ('20)	3 ('21)
悪性新生物〈腫瘍〉	140.6	187.4	216.4	262.0	292.0	319.1	343.4	359.7	368.3	372.7	105.2	125.9	139.3	163.1	182.0	200.3	219.2	234.6	248.3	252.1
口唇，口腔及び咽頭	1.7	2.5	3.1	4.9	5.9	6.7	7.9	8.6	9.2	9.4	0.9	1.0	1.2	1.8	2.3	2.4	3.0	3.3	3.6	3.8
食　道	7.1	8.5	10.0	11.9	14.2	15.4	16.2	16.0	15.0	14.9	2.0	1.9	2.0	2.2	2.4	2.7	2.9	3.1	3.2	3.3
胃	55.6	51.1	49.6	52.6	53.5	53.0	53.5	50.5	46.3	45.6	34.4	30.6	28.1	28.5	27.9	27.4	26.5	24.7	22.9	22.9
結　腸	4.9	9.4	12.9	17.1	19.8	21.8	24.3	28.0	29.9	30.5	5.1	9.3	12.4	15.6	18.0	21.2	23.3	26.9	28.8	29.5
直腸 S 状結腸移行部及び直腸	5.7	7.8	9.1	11.3	12.6	14.1	14.6	16.0	16.3	16.6	4.9	5.3	5.4	6.5	7.2	7.7	8.1	8.7	9.2	9.1
肝及び肝内胆管	1.4	23.3	29.5	37.4	38.5	37.7	34.9	31.1	27.1	26.7	0.6	8.5	10.3	14.1	16.2	17.1	17.4	15.4	13.5	13.0
胆のう及びその他の胆道	3.5	6.7	8.4	10.2	11.3	12.7	13.7	14.9	15.6	16.1	4.6	9.0	10.9	11.9	12.9	13.5	14.1	14.1	13.3	13.6
膵	5.8	10.1	12.1	14.7	16.9	19.9	23.7	26.5	31.5	32.4	4.4	7.3	9.6	11.1	13.6	16.5	20.7	24.4	29.7	30.5
喉　頭	1.3	1.3	1.3	1.4	1.6	1.6	1.5	1.5	1.2	1.2	0.3	0.2	0.1	0.1	0.1	0.1	0.1	0.1	0.1	0.1
気管，気管支及び肺	19.6	35.3	44.6	54.8	63.6	73.3	81.8	87.2	88.7	89.3	7.2	12.7	15.4	19.5	22.9	26.1	30.0	32.9	35.2	36.3
皮　膚	0.7	0.6	0.6	0.7	0.8	1.0	1.1	1.2	1.5	1.4	0.6	0.5	0.5	0.7	0.8	0.9	1.1	1.2	1.3	1.4
乳　房	0.0	0.1	0.1	0.1	0.1	0.1	0.1	0.2	0.2	0.2	5.8	8.0	9.4	12.2	14.3	16.6	19.2	21.1	23.1	23.5
子　宮	*	*	*	*	*	*	*	*	*	*	10.7	8.0	7.4	7.7	8.1	8.3	9.1	10.0	10.7	10.8
卵　巣	*	*	*	*	*	*	*	*	*	*	2.7	4.4	5.2	6.1	6.2	6.9	7.2	7.3	7.7	8.1
前立腺	2.3	4.5	5.7	8.9	12.2	15.0	17.4	18.6	21.3	22.1	*	*	*	*	*	*	*	*	*	*
膀　胱	2.1	2.9	3.5	4.4	5.2	6.7	7.7	9.1	10.4	10.8	1.2	1.4	1.5	1.9	2.3	2.9	3.2	4.0	4.6	4.8
中枢神経系	0.5	1.0	1.2	1.5	1.4	1.5	1.8	2.3	2.7	2.9	0.4	0.8	0.9	1.1	1.1	1.2	1.3	1.6	2.0	2.1
悪性リンパ腫	…	…	…	6.1	7.5	7.8	9.2	10.9	12.8	13.0	…	…	…	4.1	5.2	5.7	6.9	8.0	10.0	9.9
白血病	4.2	5.1	5.4	6.0	6.5	7.0	7.9	8.4	9.1	9.3	3.3	3.6	3.9	3.9	4.4	4.6	5.0	5.5	5.5	5.7
その他のリンパ組織，造血組織及び関連組織	…	…	…	2.6	2.9	3.3	3.6	3.3	3.6	3.8	…	…	…	…	2.6	3.0	3.2	3.3	3.4	3.3
大　腸（再掲）	10.6	17.1	22.1	28.4	32.4	35.9	38.9	43.9	46.2	47.0	10.0	14.6	18.2	22.0	25.1	28.9	31.3	35.6	38.0	38.6

資料：厚生労働省「人口動態統計」

注：1）死因名はICD-10（2013 年版）準拠（平成 29 年適用）の死因簡単分類による．なお，表章していない死因があるので，合算しても悪性新生物の合計数とはならない．

2）大腸は，結腸と直腸 S 状結腸移行部及び直腸を示す．

3）平成 6 年以前の「子宮」は，胎盤を含む．

表 6-3　部位別悪性新生物〈腫瘍〉年齢調整死亡率（人口 10 万対）の推移

死因	男								女							
	平成 2 ('90)	7 ('95)	12 ('00)	17 ('05)	22 ('10)	27 ('15)	令和 2 ('20)	3 ('21)	平成 2 ('90)	7 ('95)	12 ('00)	17 ('05)	22 ('10)	27 ('15)	令和 2 ('20)	3 ('21)
悪性新生物〈腫瘍〉	493.6	537.7	519.3	494.4	469.4	433.0	394.7	390.8	237.6	244.6	236.1	225.0	216.2	206.6	196.4	195.5
口唇，口腔及び咽頭	5.9	8.7	9.2	9.2	9.9	10.0	9.7	9.8	2.1	2.7	3.0	2.7	3.0	2.8	2.7	2.8
食　道	20.9	21.6	22.1	21.2	20.2	18.1	15.6	15.2	3.8	3.5	3.2	3.0	2.9	2.7	2.6	2.7
胃	115.4	110.6	97.0	83.2	73.8	60.9	49.6	47.9	48.9	43.7	36.9	31.0	26.0	21.3	17.5	17.0
結　腸	31.0	37.2	37.0	35.1	34.1	34.2	32.4	32.2	22.0	24.4	24.1	24.1	22.8	23.1	21.7	21.8
直腸Ｓ状結腸移行部及び直腸	20.6	21.9	20.9	20.7	18.6	18.4	17.0	17.1	10.0	9.7	9.2	8.7	8.0	7.8	7.5	7.2
肝及び肝内胆管	55.0	63.2	59.0	52.5	44.6	36.5	28.9	27.9	18.0	21.2	21.3	19.4	17.1	13.2	10.1	9.5
胆のう及びその他の胆道	21.5	23.5	22.2	21.5	19.9	18.6	17.0	17.1	20.2	19.3	17.7	15.5	13.8	11.9	9.7	9.7
膵	27.7	29.3	28.8	29.2	30.6	30.8	33.0	33.4	17.5	17.4	18.1	18.7	20.5	21.4	23.5	23.7
喉　頭	3.2	3.2	3.0	2.6	2.0	1.8	1.3	1.2	0.2	0.2	0.2	0.1	0.1	0.1	0.1	0.1
気管，気管支及び肺	107.8	117.5	116.5	114.9	112.2	104.4	94.3	92.8	27.4	30.0	30.3	29.6	29.5	28.7	27.3	27.6
皮　膚	1.8	1.7	1.6	1.8	1.6	1.6	1.7	1.6	1.1	1.1	1.1	1.0	1.1	1.0	1.0	0.9
乳　房	…	…	…	…	…	…	…	…	12.0	14.7	16.1	17.6	19.4	20.2	20.6	20.6
子　宮	*	*	*	*	*	*	*	*	11.9	10.9	9.9	9.0	9.1	9.4	9.6	9.6
卵　巣	*	*	*	*	*	*	*	*	7.3	7.9	7.3	7.4	7.2	6.9	7.0	7.2
前立腺	19.1	26.1	29.5	29.4	28.8	25.2	24.2	24.4	*	*	*	*	*	*	*	*
膀　胱	11.0	12.1	11.7	12.5	12.2	12.3	12.0	11.9	3.2	3.5	3.3	3.4	3.1	3.3	3.3	3.3
中枢神経系	1.7	2.0	1.8	1.9	2.1	2.5	2.7	2.9	1.1	1.3	1.2	1.2	1.3	1.5	1.8	1.9
悪性リンパ腫	…	11.8	12.9	12.1	12.7	13.3	13.8	13.7	…	6.1	6.7	6.5	6.8	7.0	7.6	7.3
白血病	9.1	10.1	9.8	9.8	10.0	9.6	9.6	9.6	5.2	5.1	5.3	5.1	4.9	4.9	4.5	4.5
その他のリンパ組織，造血組織及び関連組織	…	5.3	5.3	5.1	4.9	4.0	3.9	4.0	…	3.5	3.4	3.4	3.2	2.9	2.6	2.5
大　腸（再掲）	51.6	59.1	57.9	55.8	52.7	52.6	49.4	49.3	32.0	34.1	33.3	32.8	30.8	30.8	29.2	29.0

資料：厚生労働省「人口動態統計」

注：1）年齢調整死亡率の基準人口は「平成 27 年モデル人口」である．

2）死因名は ICD-10（2013 年版）準拠（平成 29 年適用）の死因簡単分類による．なお，表章していない死因があるので，合算しても悪性新生物の合計数とはならない．

3）大腸は，結腸と直腸Ｓ状結腸移行部及び直腸を示す．

4）平成 6 年以前の「子宮」は，胎盤を含む．

性蛋白質の摂取量の増加，食物繊維食品の摂取量の低下が増加の原因とされている．

③ **肝がん**：英国，米国に比して多い．慢性肝炎・肝硬変と関係し，西日本に発生が多く，かび類（穀類，豆類）も問題となる〔B・C 型肝炎との関係は後述の「慢性肝疾患および肝硬変」の項を参照〕．近年は減少傾向にある．

④ **子宮がん**：英国，米国に比してやや多い数値であったが，子宮頸がんは明らかに減少した後，近年は横ばいといえる．西日本に多発し，分娩回数と関連性があり，定期がん検診の普及により早期発見・早期治療の効果が大きい（子宮体がんは横ばい）．

⑤ **乳がん**：日本は英国，米国などの 1/2 の発生率である．未婚，未分娩，授乳経験がないことと関係があり，これらとの関連のためか，高学歴や都会育ちなどでも発生率が高い．粗死亡率では第 4 位であるが，がん全体の死亡傾向よりもやや若い世代の死亡が多いことが特徴である．

⑥ **肺がん**：男性では悪性新生物による死亡の第 1 位，女性では第 2 位で，悪性新生物による死亡全体の約 20%を占めている．女性と比較して男性が 3.5 倍の年齢調整死亡率であり，喫煙，大気汚染，職業などが問題とされている．英国，米国の約 1/2 と少ないが，粗死亡率でみると近年は 1950（昭和 25）年の約 30 倍に増えており，喫煙とがんの関係はよく理解されているところであろう．喫煙量が増すほど死亡率は高まる．また，喫煙開始年齢が若いほど死亡率は高く，このことが長い喫煙期間で喫煙量が増すためであるのか，未成年期の喫煙の影響なのかは十分に解明されていない．一方，禁煙すれば危険性は年々減少し，いずれ非喫煙者と同程度となる．非喫煙者の受動喫煙も問題といえよう．

⑦ **白血病**：英国，米国よりも少なく，特に高年齢層に明らかで，少年層ではほぼ同率であり，年齢調整死亡率は横ばいである．

⑧ **最近増加しているがん**：膵，乳房，卵巣，前立腺，膀胱，腎．

⑨ **最近減少しているがん**：子宮，胃，肝．

⑩ **男性に多いがん**：肺，胃，食道，肝．

⑪ **女性に多いがん**：乳房，結腸，胆嚢．

最近のがん死亡率の推移の一因に，生活環境の近代化とともに摂取食物の変化が考えられ，炭水化物である米・根菜類の減少と，動物性蛋白質の肉類，乳製品，脂肪の増加，塩分の減少がある．これらが上記の増加しているがんに影響し，胃がんの減少に関係していると解析されている．

1）一次予防

各部位のがん発生の因子（**リスクファクター**）をよく知り，これに対応することが必要である．

① 平均的な食事を心がけ（1 日 30 品目の食品の摂取），発症因子と考えられる食品の過食を避けるべきである（胃・大腸・結腸・肝など）．

② 紙巻タバコ喫煙や大気汚染・室内汚染など環境に注意すべきである（肺・呼吸器など）．

③ 職業がん発生因子の取り扱い，曝露に対し厳重な防止装置を設置する必要がある（肺・膀胱・腎・肝など）（「第 13 章 産業保健」を参照）．

2）二次予防

不顕性期の早期発見が第一である．

① 定期健康診断（特にハイリスク・グループ）による無症状期の早期発見．

② 早期，初発症状時の精密検査．

③ 完全治癒：外科的摘出手術と，放射線治療，抗悪性腫瘍薬による治療．

3）三次予防

機能障害防止とリハビリテーションである．がんの治療法に関するものについては特別なものはないが，治癒の目安と考えられる最低 5 年間は要注意である．

2 心疾患

1953（昭和 28）年ごろまで，死亡率（人口 10 万対）60 前後で死因順位でも 5 位以下であったが，以後漸次上昇し，1985（昭和 60）年には第 2 位となり，近年では全死因の約 15％を占める．年齢調整死亡率ではほぼ横ばいから近年では微減の状態である．また，インフルエンザ流行年には上昇する傾向がみられる．心疾患には心内膜炎・慢性リウマチ性心疾患・虚血性心疾患などがある（心房・心室の中隔欠損・ボタロー管開存などは先天性異常）が，予防の観点からも特に問題となるのは**心筋梗塞**や**狭心症**などの心冠状動脈の病変による**虚血性心疾患**（IHD）の高値である（**図 6–3**）．心疾患は欧米諸国では死因順位第 1 位を占める国が多く，日本よりはるかに死亡率が高く，特に虚血性心疾患は，英国は 2 倍以上である（**表 6–4**）．

> **心疾患の死因順位**
> 1995（平成 7）年の死亡診断書の原死因選択ルールの変更で，一時的に 3 位となった．

> IHD：ischemic heart disease

心疾患の**リスクファクター**は，①加齢，②高動物性脂肪食摂取，③血清中コレステロール高値と HDL 低値などがあり，虚血性心疾患では紙巻タバコ喫煙，大量の飲酒もある．後述の脳出血の減少は低塩分食と動物性蛋白質・脂肪の摂取の増加が一因であるが，これは逆に虚血性心疾患の増加につながっており，循環器疾患像の近代化という点で欧米諸国に似通ってくる傾向がある．

3 脳血管疾患（脳卒中）

日本は脳血管疾患の多発国で，東日本，特に東北と北関東に多い．死亡率（人口 10 万対）は戦後一時 118 と低下したが漸増し，1970（昭和 45）年の 175.8 をピークに以後漸減し，1993（平成 5）年では 96 と減少し死因第 3 位となり〔1995（平成 7）年は第 2 位に〕，2011（平成 23）年以降は第 4 位であった．2017（平成 29）年から誤嚥性肺炎が死因分類の項目に追加されたため肺炎の

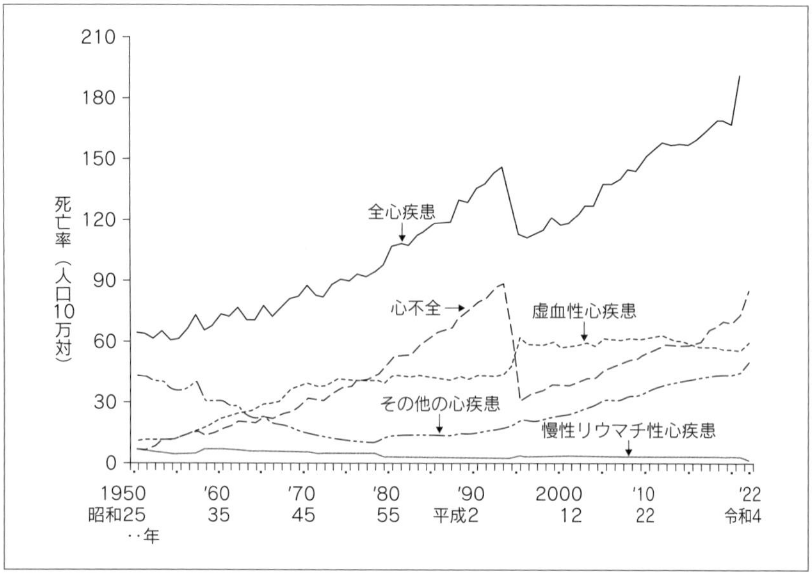

図 6-3　心疾患の死亡率（人口 10 万対）の推移

資料：厚生労働省「人口動態統計」

注：1)「その他の心疾患」は，「全心疾患」から「虚血性心疾患」「心不全」「慢性リウマチ性心疾患」を除いたもの．

　2) 令和 4 年は概数．

表 6-4　心疾患の死亡率（人口 10 万対）の国際比較

	日　本 ('13)	アメリカ合衆国 ('10)	フランス ('11)	イギリス ('10)
男				
心疾患[1)2)]	149.5	195.1	142.2	190.6
慢性リウマチ性心疾患	1.2	0.7	1.6	1.1
虚血性心疾患	68.8	139.8	65.7	152.0
肺性心疾患及び肺循環疾患，その他の型の心疾患[2)]	79.5	54.7	74.9	37.4
女				
心疾患	163.2	177.4	141.8	160.3
慢性リウマチ性心疾患	2.5	1.3	3.1	2.3
虚血性心疾患	50.7	112.4	44.8	107.5
肺性心疾患及び肺循環疾患，その他の型の心疾患[1)]	109.9	63.7	93.9	50.6

資料：厚生労働省「人口動態統計」

　WHO "Health statistics and health information systems「Mortality Database」"

注：1) 日本は，「心臓併発症の記載のないリウマチ熱」「心臓併発症を伴わないリウマチ性舞踏病」を含まない．

　2) 日本は，「肺塞栓症」「その他の肺血管の疾患」を含まない．

　3) アメリカ合衆国，フランスの人口は該当年の報告がないため，直近のデータ〔アメリカ合衆国('07)，フランス('10)〕を使用している．

死亡数が減じ，脳血管疾患は相対的に順位が上がり第 3 位となったが，2018（平成 30）年からは老衰が 3 位となり脳血管疾患は 4 位である．国際比較（**表 6-5**）では，男女ともに粗死亡率，年齢調整死亡率は高率である．

頭蓋内の出血は脳出血（脳実質）とくも膜下出血に分けられるが，いずれも

表 6-5　脳血管疾患の粗死亡率・年齢調整死亡率（人口 10 万対）の国際比較

	粗死亡率	年齢調整死亡率
日本('13)	94.1	26.5
カナダ('11)	41.1	21.1
アメリカ合衆国('10)	42.9	23.1
フランス('11)	50.5	18.3
ドイツ('12)	71.9	23.9
イタリア('10)	100.5	30.6
オランダ('12)	50.6	21.7
スウェーデン('12)	76.8	25.9
イギリス('10)	79.3	30.8
オーストラリア('11)	49.7	22.7
ニュージーランド('10)	56.5	29.1

資料：厚生労働省「人口動態統計」
WHO "Health statistics and health information systems「Mortality Database」"

注：1）年齢調整死亡率と併記したので粗死亡率と表したが，単に死亡率といっているものである．
2）年齢調整死亡率の基準人口は世界標準人口（日本も）．
3）カナダ，アメリカ合衆国，フランスの人口は該当年の報告がないため，直近のデータ〔カナダ('05)，アメリカ合衆国('07)，フランス（'10)〕を使用している．

神経組織に障害を与え，致命率は高く，急性死を起こすことが多い．また，幸い治癒した場合にも，運動・知覚神経障害などが残り生活が健全に送れなくなることがあるため，適切な手術とリハビリテーションが大切である．これらの出血性疾患は，脳血管疾患でも若年層に多発していたが，近年，特に減少が著しい．これに比べ，高齢者に多い脳血管の閉塞などによる脳梗塞の患者数は微減といえる．

脳血管疾患の発病・死亡の**リスクファクター**として，①加齢，②家族歴，③食塩の過剰摂取，④動物性蛋白質・脂肪の不足，⑤寒冷，特に屋内構造，⑥肉体労働・ストレスなどがあり，これによる高血圧が基礎疾患となることがあげられている．脳梗塞はこれに糖尿病や飲酒，高コレステロール血症が加わる．特に食塩の摂取が高かった東北（1 日 1 人 20 g 以上）においても，食塩摂取量の低下により近年は死亡率の低下がみられる．

4　心疾患・脳血管疾患の予防

(1)　一次予防

遺伝的な素因についての対策はむずかしいが，食品・栄養関係については，特に塩分の摂取量減少（1 日 8 g 以下）と動物性蛋白質の適量の摂取，欧米型の脂肪過剰パターンへの移行防止，過剰カロリー栄養による肥満への注意と糖尿病・脂質異常症などに対して運動を心がけることとの相互のバランスを考えなければならない．

(2)　二次予防

前項に述べた諸条件による**高血圧症**は基礎疾患となるので，初期無症状期の血圧測定による発見が重要で，本人自身の注意が大切であろう．したがって，後述する健康診断の受診，その結果による精密検査（心電図検査など）の実施，医師と本人の療養に対する心がけが問題となると考えられる．脳出血の発症の場合は，適切な病状診断による初期の脳外科的処置により後遺症のリスクを減ずることができる．

(3) 三次予防

脳血管疾患は，重大な神経系の障害を引き起こすことからQOLの著しい低下をもたらし，虚血性心疾患は再発にも注意が必要となる．それぞれリハビリテーションが大切な要素であるといえる．

5 糖尿病

近年の栄養摂取量の過剰状態と運動量の減退から，著しい患者数の増加〔1955（昭和30）年の27倍〕があるが，死亡数は横ばいから微増である．欧米先進国（除く英国）はアジア地区より一般に高く，日本でも大都市地域に多発し，35歳以降より急増している．リスクファクターに，①遺伝的素因，②摂取栄養過多，③運動不足，④精神的ストレスなどがある．糖尿病には随伴する疾患が多く，注意が大切である．

糖尿病（DM）は，①1型，②2型，③遺伝子異常，④続発性に分かれるが，わが国の糖尿病の約90%は2型である．

DM：diabetes mellitus

6 慢性肝疾患および肝硬変

肝疾患の死亡数は1万8,891人，死亡率は15.5〔2022（令和4）年，人口10万対〕で35歳以上の年齢で増加しているが，年齢調整死亡率ではやや減少傾向である．欧米先進国に比して日本は高率であり，特に西日本の九州に著しく，西高東低を示している．

ウイルス性肝炎のうちB型・C型肝炎から慢性肝炎への移行，さらに肝硬変から肝がんへの進展はそれぞれ約10%ずつの危険性を有している．垂直感染（母子感染）・家族内感染と血液を介するウイルス感染があり，B型肝炎ワクチンは垂直感染予防にも有効である．医療従事者は，キャリアの血液の取り扱いに厳重に注意する必要がある．

V 健康日本21

生活習慣病〔生活習慣が関与する非感染性疾患（NCDs)〕の発症予防・重症化予防などを目標とした，新しい国民健康づくり運動として健康日本21（第三次）が策定・公表され，2024（令和6）年度からの実施が予定されている．健康日本21（第三次）においては，社会の多様化や人生100年時代の本格到来をふまえてライフコースアプローチなど新たな観点からの取り組みが打ち出されている（**図6-4**）．

歴史的には，1978（昭和53）年に開始された第一次国民健康づくり対策，1988（昭和63）年からは「アクティブ80ヘルスプラン」の第二次国民健康づくり対策において，各種の健診や保健指導が実施され，健康づくりのための食生活指針，運動指針，休養指針などが整備されてきた．

健康日本21「21世紀における国民健康づくり運動」は，2000（平成12）年

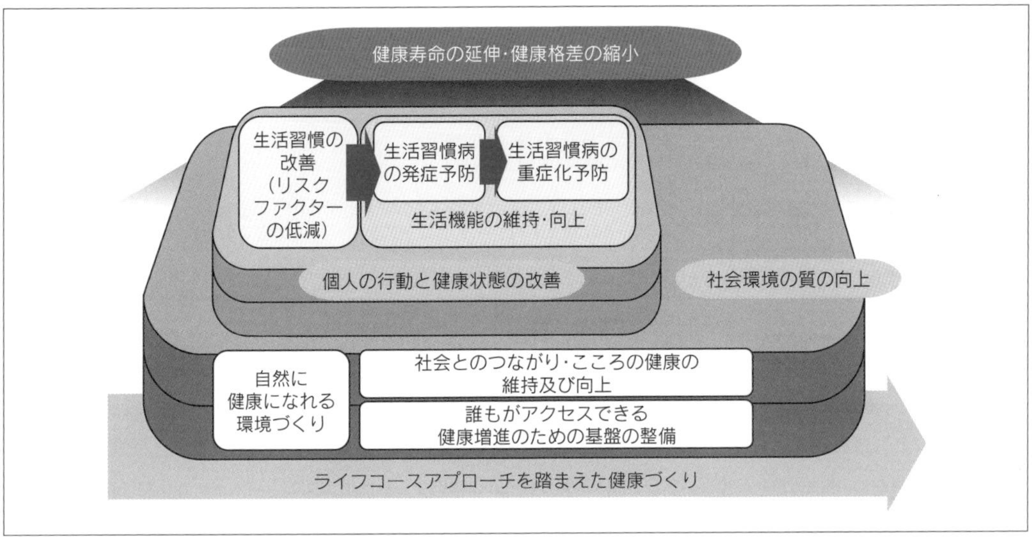

図 6-4　健康日本 21（第三次）の概念図
資料：厚生労働省「健康日本 21（第三次）推進のための説明資料」（令和 5 年 5 月）

から開始され，健康増進や疾病の発症予防である一次予防に重点がおかれており，21 世紀の日本をすべての人々が健やかで心豊かに生活できる活力ある社会とするため，「壮年期死亡の減少」「健康寿命の延伸」「生活の質（QOL）の向上」を目的として，「栄養・食生活」「身体活動・運動」「休養・こころの健康づくり」などの 9 分野について具体的な目標を掲げている（第 1 章も参照）．国民の健康づくりをさらに推進するために，2003（平成 15）年には健康増進法が施行された．

2013（平成 25）年からの健康日本 21（第二次）は，健康日本 21 における取り組みの結果などをふまえて，以下の 5 つを基本的な方向として全 53 項目についての具体的な目標値を定め，「健康寿命の延伸」と「健康格差の縮小」を最終的な目標としている．

① 健康寿命の延伸と健康格差の縮小
② 生活習慣病の発症予防と重症化予防の徹底（NCD の予防）
③社会生活を営むために必要な機能の維持及び向上
④ 健康を支え，守るための社会環境の整備
⑤ 栄養・食生活，身体活動・運動，休養，飲酒，喫煙及び歯・口腔の健康に関する生活習慣及び社会環境の改善

Ⅵ 特定健康診査・特定保健指導

労働者を対象として，1972（昭和 47）年より労働安全衛生法による職域での健康診断が実施されていたが，その対象から漏れていた地域の高齢者，主婦などが対象となる地域住民健診（基本健康診査）が 1983（昭和 58）年に施行

特定健康診査

特定健康診査は，メタボリックシンドローム（内臓脂肪症候群）に着目した健診で，以下の項目を実施する．

基本的な項目	○質問票（服薬歴，喫煙歴等）　○身体計測（身長，体重，BMI，腹囲） ○血圧測定　○理学的検査（身体診察）　○検尿（尿糖，尿蛋白） ○血液検査 ・脂質検査（中性脂肪，HDLコレステロール，LDLコレステロール，中性脂肪が400 mg/dL以上または食後採血の場合，LDLコレステロールに代えてNon-HDLコレステロールの測定でも可） ・血糖検査（空腹時血糖またはHbA1c，やむを得ない場合は随時血糖） ・肝機能検査（GOT，GPT，γ-GTP）
詳細な健診の項目	※一定の基準の下，医師が必要と認めた場合に実施 ○心電図　○眼底検査 ○貧血検査（赤血球，血色素量，ヘマトクリット値） ○血清クレアチニン検査

特定保健指導

特定健康診査の結果から，生活習慣病の発症リスクが高く，生活習慣の改善による生活習慣病の予防効果が多く期待できる者に対して，生活習慣を見直すサポートをする．

特定保健指導には，リスクの程度に応じて，動機づけ支援と積極的支援がある（よりリスクが高い者が積極的支援）．

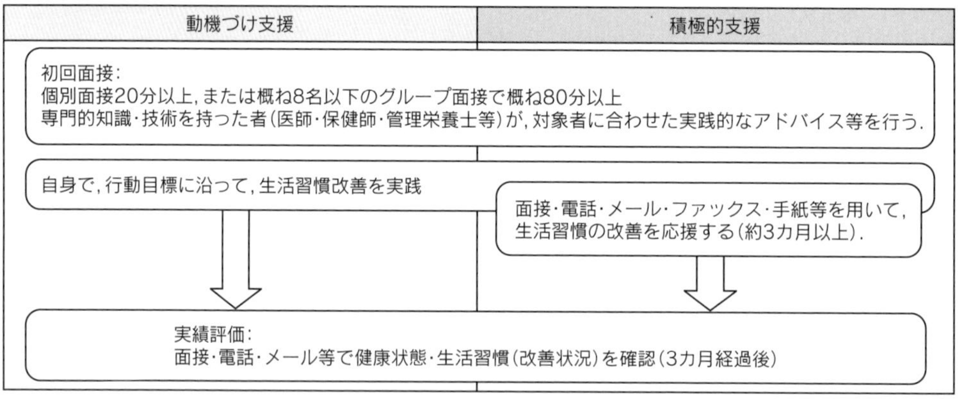

図 6–5　特定健康診査・特定保健指導の概要

資料：2023/2024「国民衛生の動向」

された老人保健法に基づいて実施され，それなりの成果を得られてきていた．国民の健康の確保と医療費の減少に資する生活習慣病予防の取り組みとして，2008（平成 20）年度から施行された高齢者の医療の確保に関する法律に基づき，40〜74 歳の被保険者・被扶養者に対する生活習慣病の予防に着目した特定健康診査・特定保健指導の実施が医療保険者に義務づけられた．いわゆる健康診断である特定健康診査における，血圧・血糖・脂質などに関する結果から，生活習慣の改善が特に必要と考えられる者を抽出して，医師や保健師，管理栄養士などが生活習慣の改善のための指導を行う特定保健指導と組み合わされている点が特徴的である（**図 6–5**）．特定保健指導では，リスクの程度に応じて，動機づけ支援と積極的支援が行われる．

Ⅶ 生活習慣にかかわる基準・指針

1 食事摂取基準

（日本人の）食事摂取基準は，健康な個人または集団を対象として，国民の健康の維持・増進，エネルギー・栄養素欠乏症の予防，生活習慣病の予防，過剰摂取による健康障害の予防を目的とし，エネルギーおよび各栄養素の摂取量の基準を，エネルギー・たんぱく質・脂質・炭水化物・食物繊維，ビタミン，ミネラルについて，性別・身体活動レベル・年齢階級などごとに示すものである．

推奨量とは対象年齢に属するほとんどの者（97～98%）が充足する量，目安量とはある一定の栄養状態を維持するのに十分な量，目標量とは生活習慣病の発症予防のために現在の日本人が当面の目標とすべき摂取量，とそれぞれ定義されている．目標量の設定で対象とされた生活習慣病は，高血圧症，脂質異常症，糖尿病，慢性腎臓病，高齢者におけるフレイルなどである．摂取基準の一部を示す（**表 6-6**）．

2 食事バランスガイド

食事バランスガイドとは，健康的な食生活を実現するため，摂取する食品の組み合わせや摂取量の目安をイラストで示した資料である．一人ひとりの健康増進・生活の質の向上などを図ることを目的として策定された日本の「食生活指針」をわかりやすく具体的に実践するツールとして，2005（平成 17）年 6 月，厚生労働省と農林水産省が共同で作成した（**図 6-6**）．食糧自給率の向上につながることも期待されている．

3 身体活動基準，身体活動指針（アクティブガイド）

1）身体活動基準

厚生労働省が推進する健康日本 21（第二次）の取り組みの一環として，「健康づくりのための身体活動基準 2013」が作成されており，「ライフステージに応じた健康づくり」「生活習慣病の重症化予防」「運動だけではなく，生活上での身体活動の重要性に着目」した内容となっている．

① **18～64 歳の身体活動（生活活動・運動）の基準（表 6-7）**：強度が 3 メッツ以上の身体活動を週 23 メッツ・時行う．具体的には，歩行またはそれと同等以上の強度の身体活動を毎日 60 分行う．

② **65 歳以上の身体活動（生活活動・運動）の基準（表 6-8）**：強度を問わず，身体活動を週 10 メッツ・時行う．具体的には，横になったままや座ったままにならなければどんな動きでもよいので，身体活動を毎日 40 分行う．

2）身体活動指針（アクティブガイド）

身体活動基準を根拠とした啓発用パンプレットが「身体活動指針（アクティブガイド）」であり，「今より 10 分多くからだを動かすだけで，健康寿命をの

表 6-6　エネルギー・たんぱく質・脂質・炭水化物の食事摂取基準

（1 日あたり）

年齢（歳）	推定エネルギー必要量（kcal/日） 身体活動レベル[1]（男）			推定エネルギー必要量（kcal/日） 身体活動レベル[1]（女）			たんぱく質（推奨量）(g)		脂質（目標量）（%エネルギー）		炭水化物（目標量）（%エネルギー）	
	Ⅰ	Ⅱ	Ⅲ	Ⅰ	Ⅱ	Ⅲ	男	女	男	女	男	女
0～5（月）	—	550	—	—	500	—	—	—	—	—	—	—
6～8（月）	—	650	—	—	600	—	—	—	—	—	—	—
9～11（月）	—	700	—	—	650	—	—	—	20～30	20～30	50～65	50～65
1～2（歳）	—	950	—	—	900	—	20	20	20～30	20～30	50～65	50～65
3～5（歳）	—	1,300	—	—	1,250	—	25	25	20～30	20～30	50～65	50～65
6～7（歳）	1,350	1,550	1,750	1,250	1,450	1,650	30	30	20～30	20～30	50～65	50～65
8～9（歳）	1,600	1,850	2,100	1,500	1,700	1,900	40	40	20～30	20～30	50～65	50～65
10～11（歳）	1,950	2,250	2,500	1,850	2,100	2,350	45	50	20～30	20～30	50～65	50～65
12～14（歳）	2,300	2,600	2,900	2,150	2,400	2,700	60	55	20～30	20～30	50～65	50～65
15～17（歳）	2,500	2,800	3,150	2,050	2,300	2,550	65	55	20～30	20～30	50～65	50～65
18～29（歳）	2,300	2,650	3,050	1,700	2,000	2,300	65	50	20～30	20～30	50～65	50～65
30～49（歳）	2,300	2,700	3,050	1,750	2,050	2,350	65	50	20～30	20～30	50～65	50～65
50～64（歳）	2,200	2,600	2,950	1,650	1,950	2,250	65	50	20～30	20～30	50～65	50～65
65～74（歳）	2,050	2,400	2,750	1,550	1,850	2,100	60[4]	50[4]	20～30	20～30	50～65	50～65
75 以上（歳）	1,800[2]	2,100[2]	—	1,400[2]	1,650[2]	—	60[4]	50[4]	20～30	20～30	50～65	50～65
妊婦（付加量） 初期				＋ 50[3]	＋ 50[3]	＋ 50[3]		＋ 0		20～30		50～65
妊婦（付加量） 中期				＋250[3]	＋250[3]	＋250[3]		＋ 5		20～30		50～65
妊婦（付加量） 後期				＋450[3]	＋450[3]	＋450[3]		＋25		20～30		50～65
授乳婦（付加量）				＋350	＋350	＋350		＋20		20～30		50～65

①推定エネルギー必要量

[1]身体活動レベルは，低い，ふつう，高いの 3 つのレベルとして，それぞれⅠ，Ⅱ，Ⅲで示した．

[2]レベルⅡは自立している者，レベルⅠは自宅にいてほとんど外出しない者に相当する．レベルⅠは高齢者施設で自立に近い状態で過ごしている者にも適用できる値である．

[3]妊婦個々の体格や妊娠中の体重増加量及び胎児の発育状況の評価を行うことが必要である．

注 1：活用に当たっては，食事摂取状況のアセスメント，体重及び BMI の把握を行い，エネルギーの過不足は，体重の変化又は BMI を用いて評価すること．

注 2：身体活動レベルⅠの場合，少ないエネルギー消費量に見合った少ないエネルギー摂取量を維持することになるため，健康の保持・増進の観点からは，身体活動量を増加させる必要がある．

②たんぱく質

[4]65 歳以上の高齢者について，フレイル予防を目的とした量を定めることは難しいが，身長・体重が参照体位に比べて小さい者や，特に 75 歳以上であって加齢に伴い身体活動量が大きく低下した者など，必要エネルギー摂取量が低い者では，下限が推奨量を下回る場合があり得る．この場合でも，下限は推奨量以上とすることが望ましい．

③脂質

範囲に関しては，おおむねの値を示したものである．

④炭水化物

範囲に関しては，おおむねの値を示したものである．

アルコールを含む，ただし，アルコールの摂取を勧めるものではない．

資料：厚生労働省「日本人の食事摂取基準」

ばせます．」「あなたも＋10 で，健康を手に入れてください．」と「＋10（プラステン）から始めよう！」をスローガンとした取り組みに活用されている．

4　睡眠指針（健康づくりのための睡眠指針）

厚生労働省では，良い睡眠のための生活習慣，環境整備や睡眠障害の予防などについて，「健康づくりのための睡眠指針 2014～睡眠 12 箇条～」としてまとめており，参考のため以下に列挙する．

① 良い睡眠で，からだもこころも健康に．

② 適度な運動，しっかり朝食，ねむりとめざめのメリハリを．

③ 良い睡眠は，生活習慣病予防につながります．

④ 睡眠による休養感は，こころの健康に重要です．

⑤ 年齢や季節に応じて，ひるまの眠気で困らない程度の睡眠を．

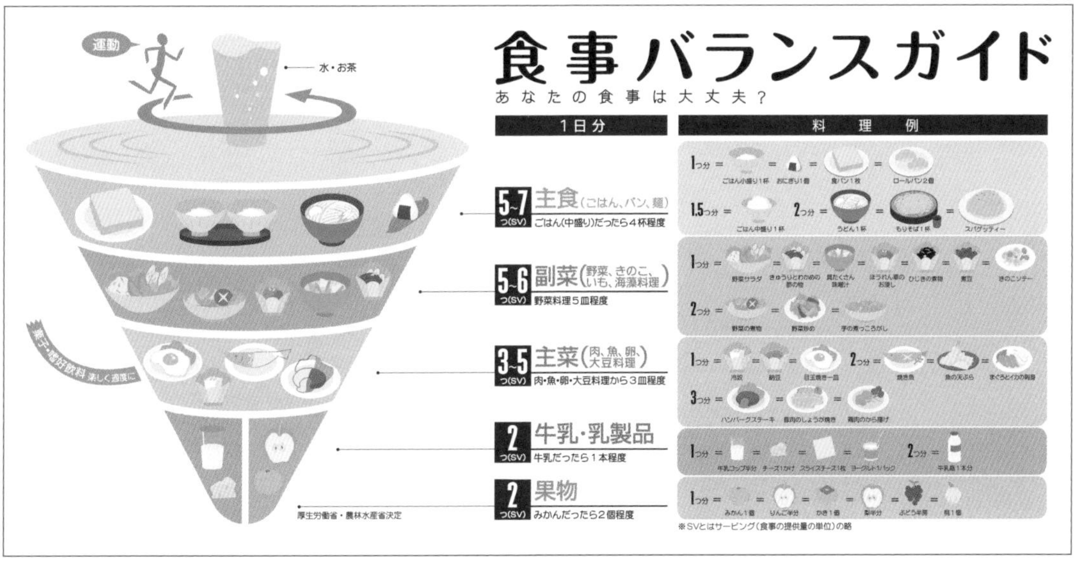

図 6-6 食事バランスガイド
資料：厚生労働省「食事バランスガイド」

表 6-7 18～64 歳の身体活動（生活活動・運動）の基準

生活活動・運動	メッツ
普通歩行	3.0
犬の散歩をする	3.0
そうじをする	3.3
自転車に乗る	3.5～6.8
速歩きをする	4.3～5.0
こどもと活発に遊ぶ	5.8
農作業をする	7.8
階段を速く上る	8.8

表 6-8 65 歳以上の身体活動（生活活動・運動）の基準

生活活動・運動	メッツ
皿洗いをする	1.8
洗濯をする	2.0
立って食事の支度をする	2.0
こどもと軽く遊ぶ	2.2
時々立ち止まりながら買い物や散歩をする	2.0～3.0
ストレッチングをする	2.3
ガーデニングや水やりをする	2.3
動物の世話をする	2.3
座ってラジオ体操をする	2.8
ゆっくりと平地を歩く	2.8

⑥ 良い睡眠のためには，環境づくりも重要です．
⑦ 若年世代は夜更かし避けて，体内時計のリズムを保つ．
⑧ 勤労世代の疲労回復・能率アップに，毎日十分な睡眠を．
⑨ 熟年世代は朝晩メリハリ，ひるまに適度な運動で良い睡眠．
⑩ 眠くなってから寝床に入り，起きる時刻は遅らせない．
⑪ いつもと違う睡眠には，要注意．
⑫ 眠れない，その苦しみをかかえずに，専門家に相談を．

第7章　高齢者保健

日本人の平均寿命は超高齢社会とよばれるほどに延長し，高齢者がいかに質の高い生活（QOL）を維持できる社会にするかが大きな課題である．そのための日常のより望ましい生活習慣として，運動の奨励，バランスのよい栄養管理と適切な休養などが指摘される．ただ単に長命であるだけではなく，いかに健やかに老いるかという視点に基づいた対策がとられ，特に75歳以上の高齢者に対してはQOLを維持するうえでADL（自立度）の維持が重要な課題となっている．

超高齢社会
総人口に対する65歳以上の高齢者（老年人口）が占める割合を老年人口割合，あるいは高齢化率という．世界保健機関（WHO）や国連の定義では，高齢化率が7%を超えた社会を「高齢化社会」，14%を超えると「高齢社会」，21%を超えると「超高齢社会」という．日本は1970（昭和45）年に高齢化社会，1994（平成6）年に高齢社会，2007（平成19）年に超高齢社会となった．

QOL：quality of life

ADL：activities of daily living

I　高齢者保健・福祉の意義と動向

近年の**平均寿命**の延びに伴い，必然的に高齢者が増える人口構造になってきた．1980（昭和55）年の高齢化率（老年人口割合）と老年人口は9.1%，1,065万人であったが，2000（平成12）年には17.3%，2,200万人，2022（令和4）年には29.0%，3,624万人となった．そのうち1,936万人が後期高齢者（75歳以上）である．青年，壮年時代に活躍した人々が，余生においても健康で明るい生活を送ることが重要である．

高齢になると，①視力，聴力，記憶力などの減退，②肉体的な衰え，消化・呼吸・循環能力の減退，③その他，外界の変化への順応や，疾病への抵抗力の減弱などが起こってくるとともに，疾病は慢性化し，経過は長期となる．

種々の調査からみても，壮年層から有訴者率，受療率が高くなり，特に65歳以上の高年齢層で高い（**図7-1，-2**）．また傷病分類別でみると，循環器系の疾患と筋骨格系および結合組織の疾患の割合が高いことがよくわかり（**図7-3**），これはとくに高年齢層において顕著である．したがって，医療費の増加の多くの部分は，高年齢人口，有病率，入院加療日数の増加などにより起こってくると考えられる．

1　高齢者世帯の増加

2022（令和4）年の国民生活基礎調査による世帯総数は5,430万世帯で，平均世帯人員2.25人，核家族世帯が3,102万世帯（57.1%），単独世帯1,785万世帯（32.9%），三世代世帯209万世帯（3.8%），その他328万世帯（6.2%）で，核家族世帯が60%前後で推移しているが，夫婦のみの世帯の割合が拡大している．65歳以上の高齢者のいる世帯は2,747万世帯で，全世帯の50.6%に

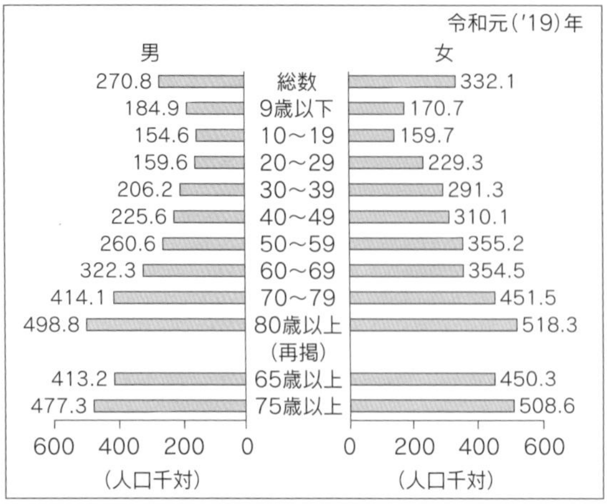

図 7-1　性・年齢別にみた有訴者率（人口千対）
資料：厚生労働省「国民生活基礎調査」
注：総数には年齢不詳を含む.

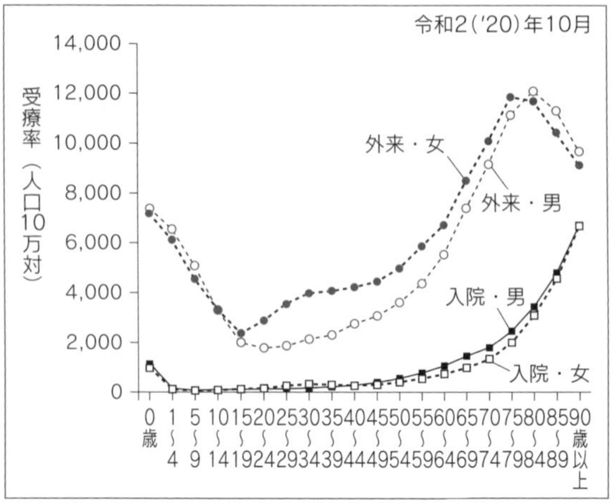

図 7-2　性・年齢階級別にみた受療率—入院・外来（人口 10 万対）
資料：厚生労働省「患者調査」

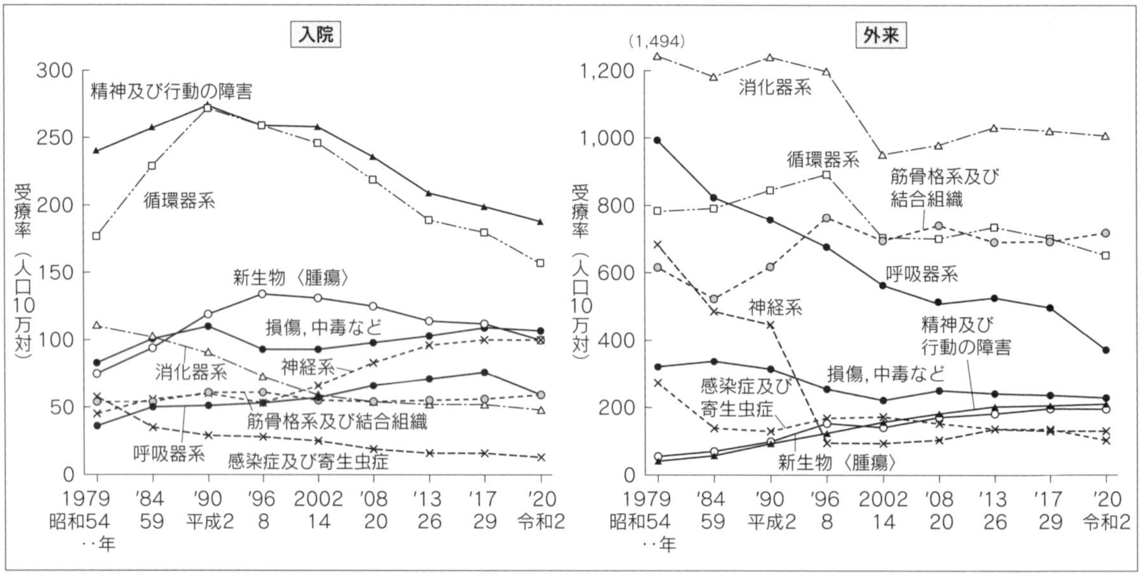

図 7-3　傷病分類別にみた受療率（人口 10 万対）の年次推移
資料：厚生労働省「患者調査」

あたる．高齢者のみの単独世帯（823 万世帯）と，夫婦のみの世帯（882 万世帯）の多くを占める 65 歳以上の夫婦のみからなる世帯などを合わせた 1,692 万世帯が 65 歳以上の者のみからなる世帯で，全世帯の 31.1%を占めている．

2　加齢に伴う問題

1）廃用症候群，閉じこもり症候群

廃用症候群は,「身体の不活動状態により生ずる二次的障害」として体系化された概念で，不動や低運動，臥床に起因する全身の諸症状の総称である．罹患している疾患に付随した身体症状，精神症状により不動の状態が続く場合（麻痺，疼痛，息切れ，抑うつなど）や，外部環境が身体活動を制限しているために不動の状態が続く場合（ギプス固定，安静の指示，介助者の不在など）にもたらされ，筋骨格系，呼吸・循環器系，内分泌・代謝系，精神・神経系など各臓器の症状の悪循環として現れ，日常生活自立度を低下させる．廃用症候群は，身体の不活動状態があれば誰にでも起こりうるものであるため，体力低下，気力低下，易疲労性などの兆候を見逃さず，早期発見により対応することが重要である．

疾病，障害や加齢による身体機能の低下などにより身体活動量が低下することは，廃用症候群の発生につながるものであるが，加齢に対する不安や自信喪失など心理的な要素が加わると，生活空間がほぼ家の中へと狭小化して，閉じこもり症候群ともよばれる状態を招き，最終的に寝たきりへ進行することが問題視されている．

2）サルコペニア，フレイル

サルコペニアとは「筋肉量が減少し，筋力や身体機能が低下している状態」を示す言葉であり，特に高齢者の身体機能障害，転倒・骨折・寝たきりのリスク因子となるため，十分な栄養の摂取と身体活動などによる予防が重要となる．筋肉量減少，筋力低下，身体機能低下から評価する診断基準があるが，目安として，BMI 18.5 kg/m^2未満のやせに加え，横断歩道を青信号の間に渡り切れない，ペットボトルやビンの蓋を開けるのが困難，が該当する場合は要注意といえる．ちなみに，国民健康・栄養調査では 65 歳以上の低栄養傾向を BMI 20kg/m^2 以下でとらえており，2019（令和元）年の調査では 65 歳以上男性の 12.4%，女性 20.7%が該当し，高齢群ほどその率は高い傾向を示す．

フレイルとは虚弱のことであり,「加齢に伴い身体の予備能力が低下し，健康障害を起こしやすくなった状態」を示している．介護が必要となる前の段階といえ，サルコペニアもフレイルの一因となる．①体重減少，②主観的疲労感，③日常生活活動量の減少，④身体能力（歩行速度）の減少，⑤筋力（握力）の低下のうち 3 項目以上に該当する場合はフレイルと考えられる．サルコペニアが筋肉量の減少に主眼が置かれるのに対し，フレイルは体重減少，倦怠感や活動度の低下なども含むより大きい概念である．65 歳以上の介護が必要となった主な要因でも，高齢による衰弱と骨折・転倒が第 3 位，第 4 位を占め，あわせて全体の 4 分の 1 ほどとなっており，健康寿命の延伸の観点からもサルコペニアとフレイルへの対策が重要である（**図 7-4**）.

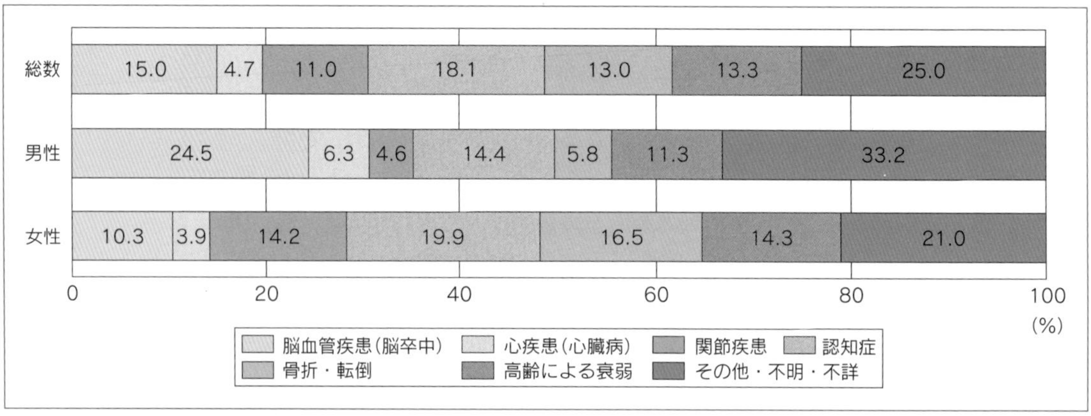

図 7-4　65 歳以上の要介護者等の性別にみた介護が必要となった主な原因
資料：厚生労働省「国民生活基礎調査」(令和元年)

3) ロコモティブシンドローム

ロコモティブシンドローム（ロコモ）とは，運動器が衰え，日常生活の「立つ」「歩く」などといった機能が低下し，要介護や寝たきりになる，あるいはそのリスクの高い状態を表し，加齢や運動不足に伴う筋力の低下や，変形性膝関節症，変形性腰椎症といった関節や脊椎の疾患，骨粗鬆症などと関連することが知られている．

わが国における 45 歳以上のロコモ人口は，予備軍も含めて約 4,700 万人といわれており，介護が必要となる原因としても重要である．

3　要支援・要介護の原因

寝たきり者の数を直接的に把握する近年の公的な統計は見当たらないが，1990（平成 2）年の 65 歳以上の人口 1,480 万人のうち 5%弱の 70 万人が寝たきりであり，6 カ月以上の入院患者は 25 万人，特別養護老人ホーム入所者は 12 万人，在宅者は 25 万人であった．ちなみに，2022（令和 4）年度末における要介護度別認定者数では，要介護 4 が 87.0 万人，要介護 5 が 57.1 万人である．この原因は，認知症が最多で，脳血管疾患（脳卒中），高齢による衰弱，骨折・転倒などが多く，悪性新生物は少ない（**図 7-4**）．在宅寝たきり高齢者は家族の負担が大きく，また長期化する傾向がある．そのため，保健師，ボランティアによる訪問指導は必要であり，入浴・食事などのサポートも幅広く行われている．また，在宅医療と介護の連携の重要性も増しており，2014（平成 26)年に制定された**医療介護総合確保推進法**による取り組みが開始されている．

医療介護総合確保推進法：地域における医療及び介護の総合的な確保の促進に関する法律

表 7-1　旧老人保健制度と後期高齢者医療制度の比較

令和 4（'22）年 10 月現在

	老人保健制度	後期高齢者医療制度
75 歳以上の人が加入する医療保険	国民健康保険または被用者保険に加入	国民健康保険または被用者保険から脱退し，後期高齢者医療制度に加入
運営主体・財源	市町村が，国民健康保険または被用者保険の保険料（約 5 割）および公費（約 5 割）を財源として，医療の給付を行う	都道府県の区域ごとにすべての市町村が加入する後期高齢者医療広域連合が運営主体となり，保険料の決定や医療の給付を行う 医療給付の財源は，後期高齢者と現役世帯（0〜74 歳）の負担関係を明確化――後期高齢者の保険料（10%），現役世代の保険料からの支援金（40%），公費（50%）
保険料	高齢者か現役世代かを問わず，それぞれが加入する医療保険に支払う ＜国民健康保険＞世帯主が世帯に属する被保険者の国保保険料を各保険者（市町村国保，国保組合）に支払う ＜被用者保険＞被保険者本人が各保険者（社会保険事務所，健保組合，共済組合など）に支払う	被保険者である高齢者一人ひとりが後期高齢者医療保険料を負担．広域連合が決定した保険料額を最寄りの市町村に支払う（年金から自動的に市町村に支払われる仕組みを導入）
医療の給付	国民健康保険または被用者保険の被保険者証と，市町村が発行する老人医療受給者証の 2 枚が必要	広域連合が発行する後期高齢者医療の被保険者証 1 枚で医療を受けることができる．被保険者証の引き渡しは市町村が行う
	患者負担は，1 割（現役なみ所得者は 3 割）で，世帯内で毎月の患者負担を自己負担減度額にとどめる高額療養費制度がある	患者負担は，1 割（一部は 2 割，現役なみ所得者は 3 割）で，世帯内で毎月の患者負担を自己負担減度額にとどめる高額療養費制度を設ける． さらにこれに加え，新たに患者負担と介護保険の自己負担との合計額について年間の上限額を設け，負担を軽減する（高額療養・高額介護合算制度）
各種届出の窓口	住所を移転したときなどの届出の窓口は市町村	住所を移転したときなどの届出の窓口は，これまでどおり市町村

4　老人保健法，介護保険法，高齢者医療確保法

1982（昭和 57）年に「**老人保健法**」が成立し，それに基づいて高齢者に対する保健医療対策が整備された．対象は，医療等については 75 歳以上の者および 65 歳以上 75 歳未満の寝たきり者などで，その他の保健事業（①健康手帳の公布，②健康教育，③健康相談，④健康診査，⑤医療等，⑥機能訓練，⑦訪問指導）については 40 歳以上の者であった．以降，数回の改正が行われたが，2000（平成 12）年の「**介護保険法**」の施行に伴い，老人医療費の一部がその制度化に移行するなどの改正が行われた．

2005（平成 17）年の介護保険法の改正および 2006（平成 18）年の医療制度改正に伴い，2008（平成 20）年度にかけて大幅な制度改正が行われた．それは，後期高齢者医療制度（長寿医療制度）を謳う「**高齢者の医療の確保に関する法律**」（高齢者医療確保法）の誕生である．その主な内容を**表 7-1** および**図 7-5** に示す．

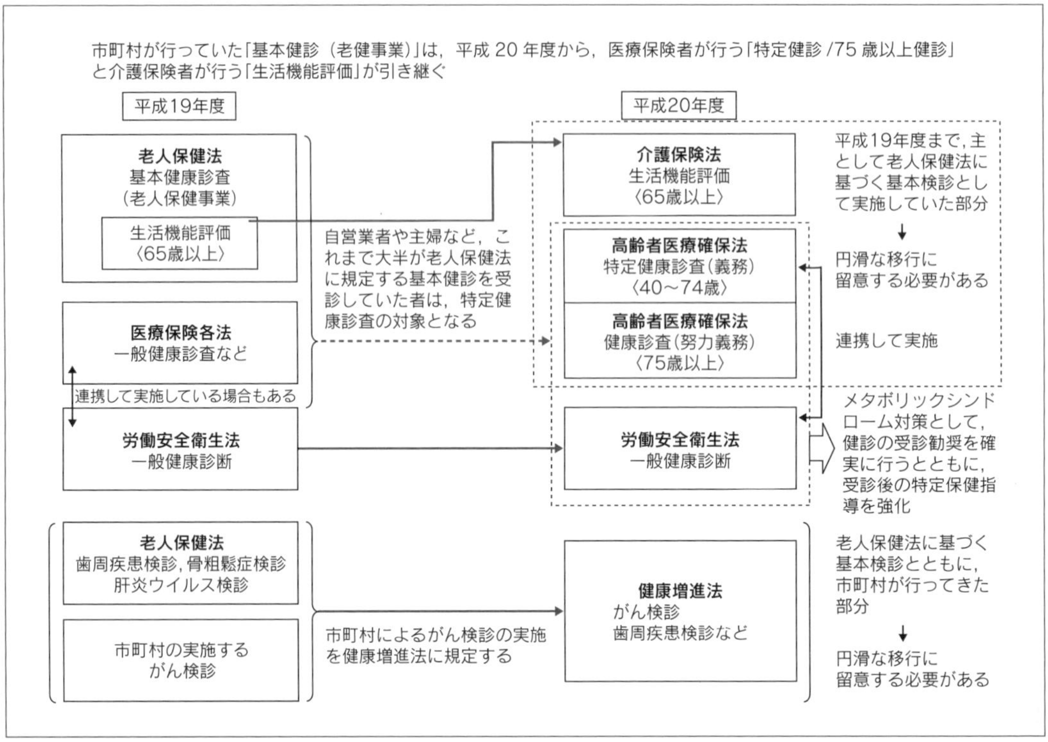

図 7-5　健診（検診）制度の変更

資料：厚生労働省 全国介護保険・高齢者保健福祉担当課長会議【老人保健課関係】「4．老人保健事業等の平成 20 年度以降の取扱いについて」を元に作成

5　認知症

全国的な調査は実施されていないが，65 歳以上の約 15%にあたる約 462 万人が認知症有病者であるとの調査報告もあり，大きな社会問題となっている．特に在宅の場合は，肉体的，精神的，経済的に大きな負担となっている．日本では従来より血管性認知症が多いといわれていたが，Alzheimer（アルツハイマー）型認知症の割合も増加している．精神科的医療のほか，内科的治療が必要であり，また完全治癒が困難であることから，長期の経過が問題となってくる．医師ばかりでなく，医療関係者，家族の協力が必要で，国としてもこの分野の研究強化が望まれている．

6　施設福祉対策

老人ホームは，地域の高齢者が健康で明るい生活を送るため，生活相談，健康相談，生業指導，機能訓練，レクリエーションなどのため公的に設けられている．高齢者が自由に入所できるものに**有料老人ホーム**と**軽費老人ホーム**があり，後者は自炊ができるくらいの健康状態なら入所可能である．**養護老人ホーム**は身体上，精神状態，経済的な理由により，居宅において養護を受けることが困難な 65 歳以上を対象とした施設である．**特別養護老人ホーム**は常時介護が必要な**寝たきりの高齢者**が対象で，近年特に増加している．後者2つの施設は知事や市長(福祉事務所長に委任)の措置により入所となる施設であり，公費負担である．

高齢者の福祉（老人ホーム）と治療（老人病院：現在の介護療養型医療施設に相当）の中間的施設として，1986（昭和61）年の老人保健法改正により老人保健施設の制度が創設され，介護保険法の成立を受けて，介護老人保健施設へと移行した．介護を必要とする寝たきり高齢者とそれに準ずる人，認知症高齢者が対象者となっている．常勤の医師，看護師，理学・作業療法士などを配置し，2022（令和4）年度末で681万人へと増加した要介護高齢者への基本的対策としている（介護保険については第14章も参照)．

7　在宅医療

1992（平成4）年の医療法改正において「居宅」が医療提供の場として位置づけられ，「在宅医療」は「外来・通院」「入院」に次ぐ第3の医療ととらえられており，超高齢社会の進展により深刻となる医療問題の解決策として厚生労働省により推進されている．在宅医療は高齢者に限られたものではなく，がん，神経難病，脊髄損傷等整形外科疾患，小児なども対象となる．突発的な対応である往診や定期的・計画的な訪問医療は医療サービスであり医療保険が適用されるが，医師，歯科医師，薬剤師，管理栄養士，歯科衛生士といった医療の専門家が定期的に訪れ療養上の健康管理や健康維持についての指導や相談を行う居宅療養管理指導は介護サービスとして介護保険が適用される．

高齢者が重い要介護状態になっても，住み慣れた地域で自分らしい暮らしを人生の最後まで続けることができるように，日常生活の場において住まい・医療・介護・予防・生活支援を一体的に継続して提供する体制を構築するための地域包括ケアシステムにおいても，在宅医療が担うべき機能や役割は大きく，介護との連携，多職種の連携の観点からも在宅医療の重要性が今後さらに増すものと考えられている．

8　これからの高齢者福祉対策

2005（平成17）年の高齢化率は20.2%であったが，2060年には39.9%になると推計されている．長寿化により75歳以上の後期高齢者が増加することで，生活支援や介護の必要性はさらに高まり，かつ医療の進歩により介護は重度で長期化する傾向にある．一人暮らしや核家族世帯など家族構成の変化や，女性の社会進出も家族の介護機能を低下させ，社会支援の必要性を高めることになる．

高齢者在宅サービス，高齢者施設の充実に加えて，今後の超高齢社会で必要な施策として，認知症，知的障害，精神障害をもつ高齢者の財産管理や契約行為に伴う自己決定の尊重と本人の保護を目的とした「成年後見制度」が2000(平成12）年4月より施行（法務省）された．これは，認知症，知的障害，精

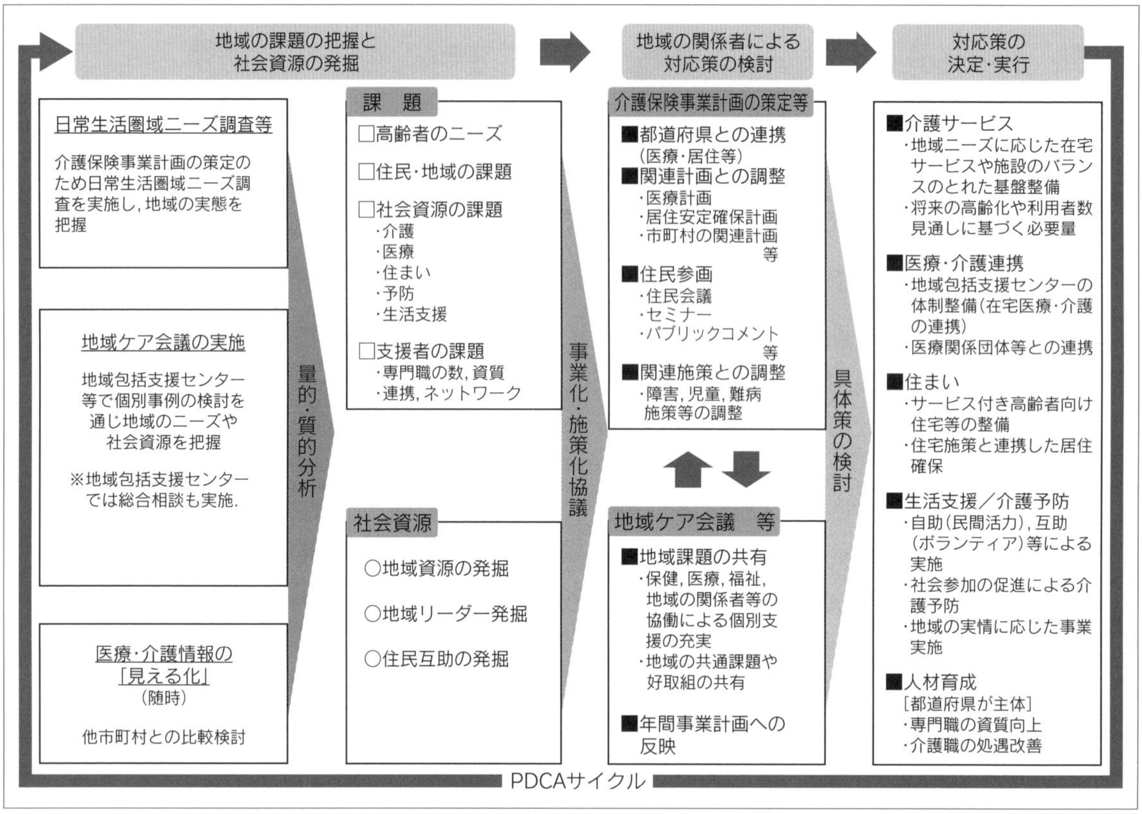

図 7-6　市町村における地域包括ケアシステム構築のプロセス（概念図）
資料：厚生労働省「地域包括ケアシステム」

神障害が重度の高齢者に対しては成年後見人が，中度の高齢者に対しては補佐人が保護する施策である．厚生労働省の「地域福祉権利擁護事業」は成年後見制度を地域で具体的に下支えする制度である．社会福祉協議会が中心となって預貯金の出し入れや管理の代行を行い生活支援・介護サービスに結びつける事業を，今後さらに積極的に展開する必要があろう．

高齢者の保健・福祉を推進する施策として，ゴールドプラン〔1989（平成元）年〕，新ゴールドプラン〔1994（平成 6）年〕を経て，「ゴールドプラン 21」が 1999（平成 11）年に策定された．そこでは，①活力ある高齢者像の構築，②高齢者の尊厳の確保と自立支援，③支え合う地域社会の形成，④利用者から信頼される介護サービスの確立が提唱され，超高齢社会における健康づくりはわが国の保健問題の根幹をなしている．

9　地域包括ケアシステム

2025（令和 7）年には団塊の世代が 75 歳以上となる．重度の要介護状態となっても住み慣れた地域で自分らしい暮らしを人生の最後まで続けることができるよう，また，増加する認知症高齢者の地域での生活を支えるためにも，住まい・医療・介護・予防・生活支援が一体的に提供される**地域包括ケアシステム**の構築が必要となっている．保険者である市町村や都道府県が，地域の自主性や主体性に基づき，地域の特性に応じて体制を作り上げていくことが求められている（**図 7–6**）．

地域包括支援センターは，地域の高齢者の総合相談，権利擁護や地域の支援体制づくり，介護予防の必要な援助などを行い，高齢者の保健医療の向上および福祉の増進を包括的に支援することを目的とし，地域包括ケア実現に向けた中核的な機関として市町村が設置するもので，2022（令和 4）年 4 月末時点では，全国で 5,404 カ所が設置されている．

第8章 精神保健，その他

現行では，精神障害者の医療および保護については「精神保健福祉法」〔2014（平成26）年〕，「障害者基本法」〔2011（平成23）年〕に準拠した取り組みが実施されている．

I こころの健康づくり

日々の生活のなかで，気分が落ち込んだりストレスを感じることは自然で誰にでも起こりうるが，それらが続くとこころの調子を崩すこととなる．身体の健康ではなく，こころの健康状態を表すのが「メンタルヘルス」である．近年，こころの病気は増加し，生涯を通じて5人に1人が罹患するともいわれている．誰でもかかる可能性があり，また，人によって症状はさまざまである．

こころの病気の診断基準には，米国精神医学会によるDSM（精神障害の診断・統計マニュアル：現在は第5版），世界保健機関によるICD（国際疾病分類：現在は第10修正版）が用いられるが，主なものを列挙すると，うつ病，強迫性障害，摂食障害，双極性障害（躁うつ病），てんかん，統合失調症，認知症，パーソナリティ障害，発達障害，睡眠障害などがある．主な疾病としては，入院では統合失調症が，外来では気分障害（躁うつ病を含む）が多い．また，最近では認知症の問題が注目されている（**図8-1**）．

健康日本21はすべての国民が健やかで心豊かに生活できる活力ある社会とするための取り組みであるが，からだの健康と同様にこころの健康も重要とされており，健康日本21（第二次）では，(1) 日常生活や習慣の重視（全人的なアプローチ），(2) 行動科学に基づいたセルフケアの推進，(3) こころの病気への早期対応，という3つを基本方針とし，①自殺者の減少，②気分障害・不安障害に相当する心理的苦痛を感じている者の割合の減少，③メンタルヘルスに関する措置を受けられる職場の割合の増加，④小児人口10万人あたりの小児科医・児童精神科医師の割合の増加の項目について目標値が設定されている．

また，医療法による医療計画においては，地域医療の基本方針となる医療計画に盛り込むべき5つの疾病として，がん，脳卒中，急性心筋梗塞，糖尿病に加えて，精神疾患が位置づけられ，「精神障害にも対応した地域包括ケアシステムの構築」および「多様な精神疾患等に対応できる医療連携体制の構築」が精神疾患の医療体制の構築に必要な事項としてあげられている．

精神障害の有無や程度にかかわらず，誰もが安心して自分らしく暮らせる地

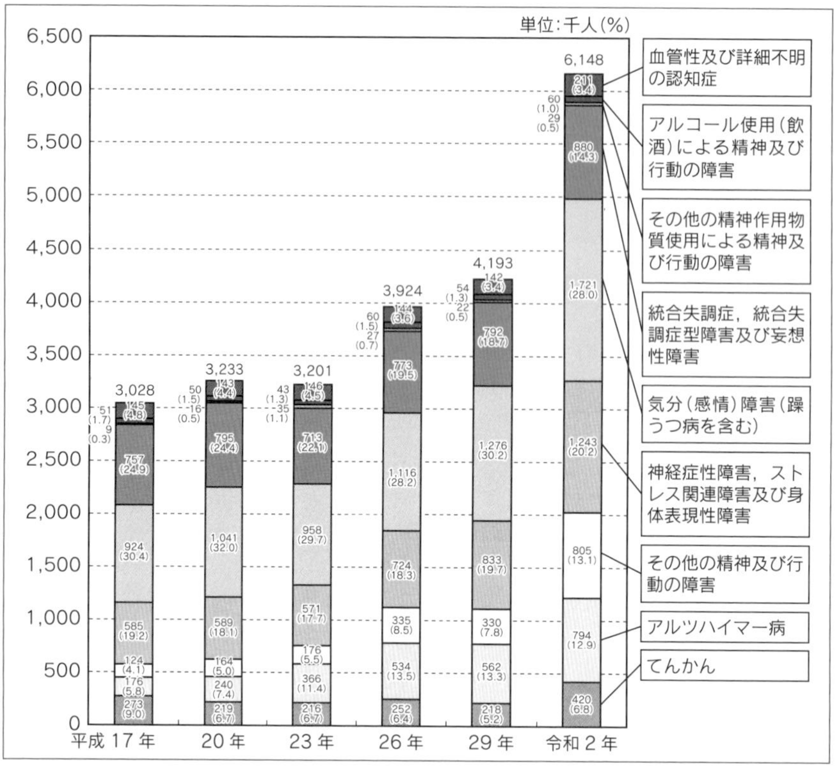

図 8-1　精神障害者数の推移

資料：厚生労働省「患者調査」（総患者数）

注：1）精神障害者数は，「精神及び行動の障害」から「精神遅滞」を除外し，「神経系の疾患」の「アルツハイマー病」と「てんかん」を加えた数である．

2）平成 23 年は，東日本大震災の影響により，宮城県の一部と福島県を除いた数値である．

3）令和 2 年から総患者数の推計に用いる平均診療間隔の算出において，前回診療日から調査日までの算定対象の上限を変更．平成 29 年までは 31 日以上であったが，令和 2 年からは 99 日以上を除外して算出．

域をつくるため市町村を中心として構築される「精神障害にも対応した地域包括ケアシステム」の構築が進められており，医療，障害福祉・介護，住まい，社会参加（就労など），地域の助け合い，普及啓発（教育など）が包括的に確保されたシステムとして，地域共生包摂的（インクルーシブな）社会の実現が目指されている．

働く人の，職域におけるメンタルヘルス対策については第13章を参照のこと．

Ⅱ わが国の精神保健医療福祉体制

精神保健福祉法に基づく入院形態には，任意入院，措置入院，医療保護入院などがある．任意入院は，（法第 20 条）精神障害者自身の同意に基づいて入院が行われる．措置入院は，（法第 29 条）2 人以上の精神保健指定医が診察した結果，その者が精神障害者であり，かつ入院させなければその精神障害のため

精神保健指定医

精神保健福祉法に基づき，5 年以上の診療経験と 3 年以上の精神科医療経験を有し，所定の研修を修了し，かつ提出したケースレポートが適切と認められた医師を厚生労働大臣が指定する．

表 8-1　精神病床数，在院患者数，措置患者数，措置率，病床利用率の推移

各年 6 月末現在

		全精神病床数	在院患者数	措置患者数	措置率（%）	病床利用率（%）
平成 12 年	(2000)	358,597	333,328	3,247	1.0	93.0
17	('05)	354,313	324,851	2,276	0.7	91.5
22	('10)	347,281	311,007	1,695	0.55	89.6
27	('15)	336,628	290,923	1,515	0.52	86.4
令和 2	('20)	325,140	275,224	1,494	0.54	84.6
3	('21)	323,524	270,684	1,541	0.57	83.7

資料：厚生労働省「病院報告」
厚生労働科学研究「精神保健福祉資料」

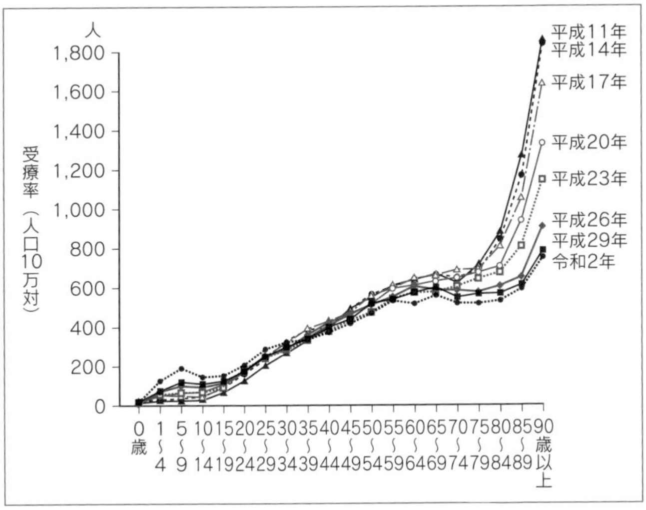

図 8-2　年齢階級別精神障害受療率の年次推移
資料：厚生労働省「患者調査」
注：平成 23 年は，宮城県の石巻医療圏，気仙沼医療圏および福島県を除いた数値である．

に自傷他害のおそれがあると一致した場合に，都道府県知事が指定の病院に入院させる．医療保護入院では，（法第 33 条）指定医の診察の結果，精神障害者であると診断され，入院の必要があると認められた者で，家族等（精神障害者の配偶者，親権を行う者，扶養義務者および後見人または保佐人）の同意がある場合に，精神科病院の管理者が，患者本人の同意がなくとも精神科病院に入院させることができる．

精神病床は約 32 万で，入院形態別患者数では，医療保護入院と任意入院がそれぞれほぼ半数を占める．精神病床の平均在院日数は 275.1 日（病院報告）で，以前と比較して短縮の傾向ではあるが高い水準にある．精神病床に入院している患者 27.4 万人のうち半数以上を「統合失調症，統合失調症型障害及び妄想性障害」の 14.1 万人が占めている（患者調査）．また近年，高齢者の受療が増加している（**表 8-1，図 8-2**）．

精神保健福祉に関しては，保健所に加え技術的中核機関としての**精神保健福**

祉センターの果たす役割も重要となる．精神保健福祉センターは，精神保健福祉法に定められた施設であり，すべての都道府県（指定都市）に設置される．入院施設ではなく，精神保健に関する広報普及，保健所および精神保健関係諸機関に対する技術指導・技術援助・職員教育などを行う．相談指導は複雑で専門性の高いものに限られ，保健所と異なり訪問指導を行うことはない．

Ⅲ 依存症対策

依存症とは，特定の物質（覚醒剤，大麻，コカインなどの禁止薬物，アルコール，ニコチン，カフェインなどの嗜好品）の摂取や特定の行動をすること（ギャンブルやネットゲームなど，物質ではなく特定の過程や行為）について，「やめたくても，やめられない」状態に陥り，心身の問題や，社会生活への支障が生じることをいう．脳機能の異常によるコントロールの障害による慢性疾患であり，回復のためには継続的な治療や支援が必要で，治療法の一つとして認知行動療法が注目されている．また，法務省では再犯リスクをふまえた効果的な指導の実施や更生保護施設による薬物依存回復処遇の充実などの取り組みが，厚生労働省においては薬物依存症治療の専門医療機関の拡大などの取り組みが実施されている．

アルコール依存症者は2013（平成25）年の推計で約109万人とされ，肝疾患との関係も深い．2014（平成26）年にはアルコール健康障害対策基本法が施行されている．

Ⅳ 自殺予防対策

自殺死亡率は，人口10万に対し1958（昭和33）年の25.7をピークとして低い傾向にあった．その後1992（平成4）年から再び上昇傾向にあり，2003（平成15）年の25.5をピークとして高い水準が続いていたが，2010（平成22）年以降は減少していた．近年ではやや上昇がみられ，2022（令和4）年は17.4となっている．年齢別にみると大きな山はみられないが，20～59歳でやや高い．諸外国に比較すると日本では20歳代の自殺が多かったが，今では50歳代が増加している．宗教的な問題もあるが，日本では自他殺（いわゆる心中）があることも特徴である．2022（令和4）年の死亡数は約2.1万人で死亡総数の1.4%を占めている（**図8-3～-5**）．

わが国においては，自殺対策基本法に基づき自殺総合対策大綱が策定され，自殺予防に対する取り組みがなされている．さまざまな啓発活動に加え，「あなたにも出来る自殺予防のための行動」（厚生労働省）として，家族や仲間の変化に気づいて，声をかける「気づき」，本人の気持ちを尊重し，耳を傾ける「傾聴」，早めに専門家に相談するよう促す「つなぎ」，温かく寄り添いながら，じっくりと見守る「見守り」，といった観点が示されている．

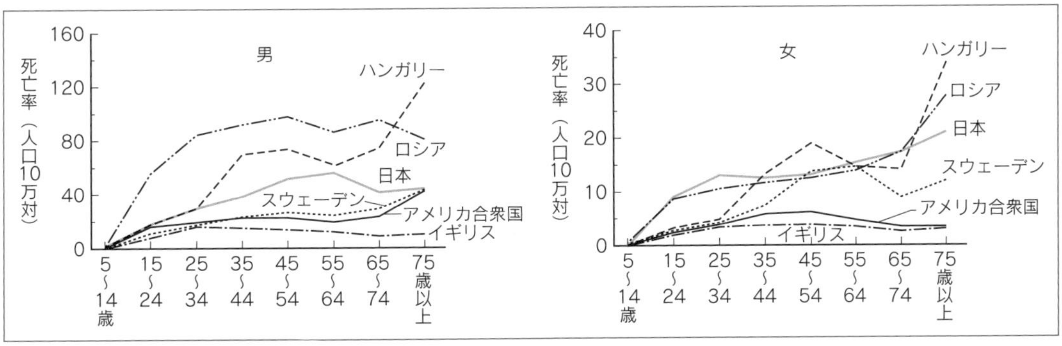

図 8-3　性・年齢階級別自殺死亡率（人口 10 万対）の国際比較

資料：厚生労働省「患者調査」
WHO「Health statistics and health information system “Mortality Database”」
注：日本は 2007 年，イギリス，ロシアは 2006 年，ハンガリー，スウェーデン，アメリカ合衆国は 2005 年の数値.

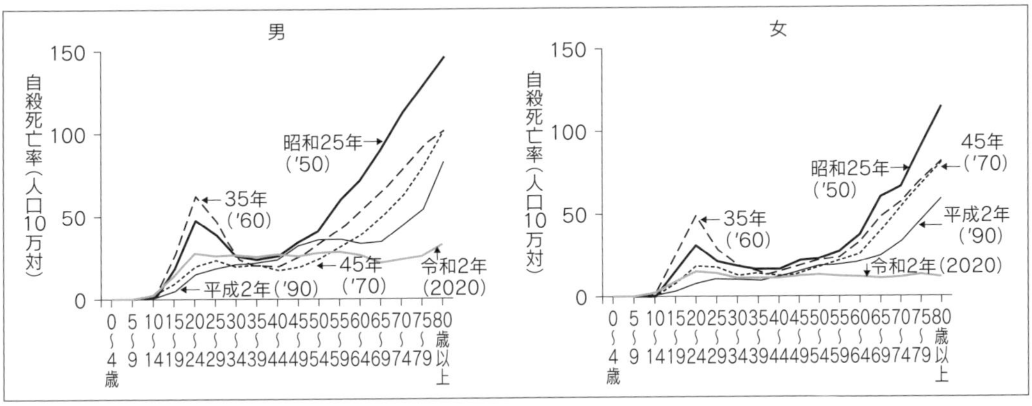

図 8-4　性・年齢階級別自殺死亡率（人口 10 万対）の推移

資料：厚生労働省「人口動態統計」

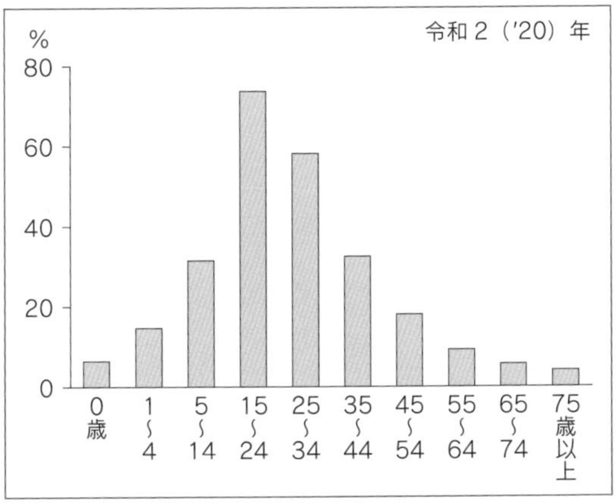

図 8-5　年齢階級別にみた外因死の割合

資料：厚生労働省「人口動態統計」
注：外因死とは不慮の事故，自殺，他殺など.

表 8-2　年齢階級別にみた不慮の事故による死亡の状況

令和 3（'21）年

	総　数1)	0 歳	1～4	5～9	10～14	15～19	20～24	25～29	30～34	35～39
総数	38,355	61	50	45	52	162	239	201	193	279
死亡率2)	31.2	7.5	1.4	0.9	1.0	2.9	4.1	3.4	3.1	3.9
総死亡数に占める割合(%)	2.7	4.4	10.3	13.6	11.8	13.5	10.9	8.7	6.7	6.5
	死亡数									
交通事故	3,536	1	12	19	18	106	136	87	63	91
転倒・転落・墜落	10,202	—	9	2	4	5	27	19	17	35
溺死及び溺水	7,184	3	13	15	16	26	22	25	27	26
窒息	7,989	56	11	5	8	5	12	11	20	27
煙，火及び火炎	930	—	0		—	—	5	6	10	8
中毒	522	—	1	—	—	9	20	26	31	44
その他	7,992	1	4	3	6	1	17	27	25	48
	40～44	45～49	50～54	55～59	60～64	65～69	70～74	75～79	80～84	85 歳以上
総数	348	536	743	874	1,148	1,820	3,516	4,457	6,330	17,267
死亡率2)	4.4	5.6	8.2	11.4	15.7	23.3	36.5	66.7	114.3	270.6
総死亡数に占める割合(%)	4.9	3.9	3.5	3.1	2.9	2.6	2.6	2.8	2.8	2.4
	死亡数									
交通事故	100	153	185	204	208	252	424	436	502	536
転倒・転落・墜落	36	86	121	127	205	281	524	869	1,490	6,345
溺死及び溺水	44	71	95	120	211	431	869	1,238	1,550	2,370
窒息	44	67	107	153	216	321	707	928	1,279	4,011
煙，火及び火炎	13	10	35	51	51	67	126	116	145	273
中毒	47	47	51	36	22	33	33	27	36	58
その他	64	102	149	183	235	833	833	843	1,328	3,674

資料：厚生労働省「人口動態統計」
注：1）年齢不詳を含む．
　2）0 歳の死亡率は出生 10 万対，他の年齢階級は人口 10 万対である．

V 不慮の事故

不慮の事故による死亡は 1970（昭和 45）年に死因順位第 4 位となり，死亡率は人口 10 万に対し約 40 で横ばいの状態であった．交通事故の減少とともに，1987（昭和 62）年には過去最低の 23.2 となったが，その後増加傾向にあり，2011（平成 23）年に東日本大震災の影響で 47.1（5 位）と上昇した．2022（令和 4）年は 35.5 である．事故死の種類をみると，窒息，転倒・転落・墜落，溺死および溺水が多く，また，年齢別に変化している（**表 8-2**）．

不慮の事故に自殺などを加えたいわゆる外因死は，青少年死亡の半数以上（**図 8-5**）を占め，不慮の事故では特に交通事故と溺死および溺水が多い．1970（昭和 45）年を境として**交通事故**は減少し，近年また増加したものの，ここのところ大きく減少している．警察庁のデータでは，2022（令和 4）年の交通事故による死者数は 2,610 人で，その 37％は歩行者であり，次いで自動車乗車中（33％），自動二輪車乗車中（17％），自転車乗用中（13％）などの死亡が多い．

年齢が高くなるに従い，溺死および溺水，窒息，転倒・転落・墜落による死亡が増加している．

第9章 環境と健康

ヒトは，環境から光や熱などを受けるとともに，空気や飲食物を介して環境中の物質を取り込んでいる．ヒトの健康は環境とのかかわりの上に成り立っている．健康を維持したり，疾病を予防するためには，健康に悪影響をもたらす因子を明らかにして，除去・減少させることが大切である．特に日常生活を営む生活環境や職場の環境の整備は，不可欠である．

I 屋内環境

1 空気環境

空気は，ヒトへの酸素の供給と体熱の放散にかかわっている．

空気の正常な組成を**表9–1**に示す．大気汚染物質で大気の汚染が著しかったり，換気不十分な室内に多人数が密集したり，調理や暖房などで燃焼が行われると，空気環境は著しく悪化する．

1）酸素

酸素はエネルギー産生に不可欠な物質で生命維持に欠くことができない．

酸素濃度が18%未満を酸素欠乏（酸欠）状態としている．**酸素欠乏症**は通常16%（16±2%）からみられ，10%以下では死の危険がある．酸素欠乏症の発生は，酸素消費量や身体機能などの程度によって異なる．

酸素欠乏

酸素欠乏の最も重篤な状態である呼吸停止では，大脳皮質細胞の活動回復可能限界時間は1分30秒とされる．6分以上では蘇生せず，たとえ蘇生しても後遺症を残すことが多い．

脳は，総エネルギーの1/4を消費するために大量の酸素を必要とする．そのため，脳は酸素欠乏の影響を受けやすい．

室内や換気不十分な空間では，燃焼や種々の物質による酸素の消費，他の気体での置換などを確認し，十分な換気が必要である．

酸素は，高度が上昇すると気圧が低下するため，濃度が低下する．高所に滞在すると，適応反応として呼吸や脈拍が増加し，順応反応としてヘモグロビンの増加が起こる．

高所の酸素濃度

酸素濃度は，1気圧で20.93%である．高度が上昇すると気圧が低下するために空気は膨張して希薄になる．高度0 m（1気圧）の酸素濃度に換算すると，高度1,000 mで18.56%，高度3,000 mで14.48%，高度6,000 mで9.74%となり，高度が高いほど酸素欠乏状態になる．

2）二酸化炭素

大気には0.03%含まれている．3%以上で呼吸数の増加，頭痛，めまいなどがみられ，10%以上で血圧上昇，振戦，1分で意識消失が起こる．二酸化炭素濃度は，「室内空気の汚染の指標」として用いられ，**恕限《じょげん》度《ど》**は0.07〜0.1%（1,000 ppm）である．

恕限度

人の健康に明らかな被害や悪影響を及ぼさない上限の値．

表 9-1　空気の組成（標準状態，乾燥状態）

成分	体積百分比	重量百分比
窒素	78.10	75.51
酸素	20.93	23.01
二酸化炭素	0.03	0.04
アルゴン	0.94	1.29
水素，ネオン ヘリウム，キセノン オゾン，過酸化水素，その他	微量	微量

表 9-2　血中一酸化炭素ヘモグロビン量と中毒症状

血中 CO-Hb 量	中毒症状
10%	ほとんど無症状，運動すれば息切れ
20%	軽度の頭痛，中等度の運動による息切れ
40～50%	頭痛，倦怠感，めまい，虚脱
60～70%	意識喪失，呼吸遅滞，昏睡，放置すれば死亡
80%	急激な脈拍，呼吸停止
80%以上	即死

2　異常成分の混入

1）一酸化炭素

室内での一酸化炭素の発生は，石油ストーブなどの暖房や炊事用燃料の不完全燃焼による場合が多い．室外では自動車の排出ガス，爆発や火災の際にも発生する．

一酸化炭素は血液中のヘモグロビンとの結合力が強く，酸素とヘモグロビンの結合を阻害し，組織の酸素不足を起こす（**表 9-2**）．

産業衛生における許容濃度は 50 ppm だが，室内の空気環境管理基準は 10 ppm 以下である．

2）じん埃（浮遊粉じん）

粉じんは，粒径が 2 μm 以下の場合，肺胞まで入りやすい．室内のじん埃は，病原体が付着して空中を浮遊し，じん埃感染を起こすことがある．室内環境管理基準では，空気 1 m^3につき 0.15 mg 以下とされている．

3　温熱環境

ヒトが感じる温度は，**気温**，**湿度**，**気流**，**輻射熱**《ふくしゃねつ》といった環境条件と，身体活動量，着衣量，年齢，健康状態などの人的条件の影響を受ける．建築物環境衛生管理基準では，気温は 17℃以上 28℃以下，相対湿度は 40%以上 70%以下，気流は 0.5 m/秒以下，居室の温度を外気温より低くする場合はその差を著

輻射熱

熱をもった物体が電磁波を放出することを輻射といい，その電磁波を直接受け取って得られる熱を輻射熱という．ストーブの熱で暖められた室内の空気から人に熱が伝わるのは伝導熱である．ストーブから放出された遠赤外線などの電磁波が直接届いて暖まるのは輻射熱である．

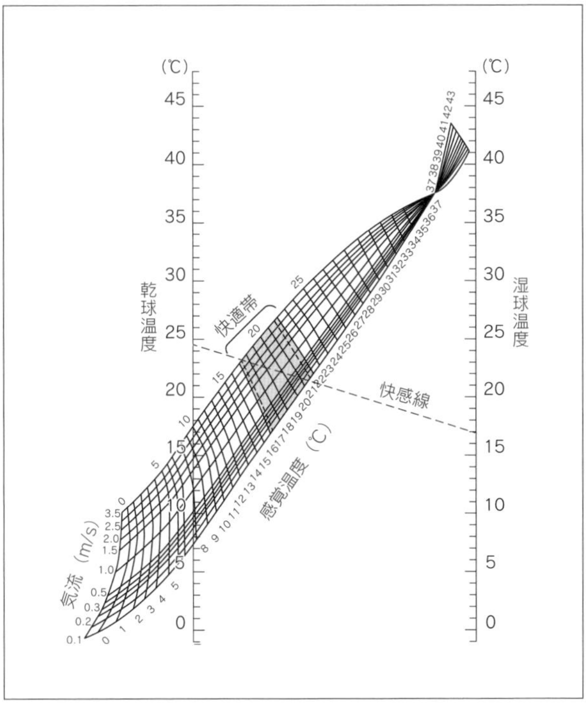

図 9-1　ヤグローの実効温度表（着衣・軽作業時）

表 9-3　不快指数

65〜70	快い
70〜75	暑くない
75〜80	やや暑い
80〜85	暑くて汗が出る
85〜	暑くてたまらない

しくしないことと定めている．

感覚温度（実効温度，等感温度）は，乾球温度，湿球温度，気流を組み合わせて，ヒトが感じている温度を示す．ヤグローの方法では，無風状態で湿度100％の状態に温度を換算して求める．乾球温度と湿球温度はアスマン通風計で，気流はカタ寒暖計で測定し，ヤグローの図表から求める．約 17〜22℃を快適帯としている（**図 9-1**）．

不快指数は，アメリカ気象局が提唱した温度と湿度を組み合わせた指標で，蒸し暑くて不快と感じる程度を表す（**表 9-3**）．気流や日射を考慮していない．

不快指数＝0.72×(乾球温度＋湿球温度)＋40.6

不快指数＝0.81×気温（℃）＋0.01 相対湿度（％）×(0.99×気温（℃）−14.3)＋46.3

湿球黒球温度（WBGT，暑さ指数）は，気温，湿度，輻射熱を組み合わせた指標で，熱中症予防対策で用いられる．

WBGT：wet bulb globe temperature

屋外で日照がある場合

WBGT＝0.7×湿球温度＋0.2×黒球温度＋0.1×乾球温度

屋内や日照がない場合

WBGT＝0.7×湿球温度＋0.3×黒球温度

WBGT が 21℃以上で注意（積極的な水分補給），25℃以上で警戒（積極的な休憩），28℃以上で厳重警戒（激しい運動を中止），31℃以上で運動は原則中止

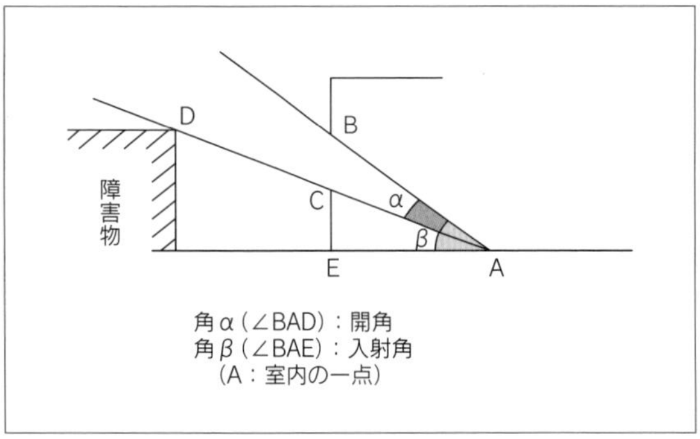

図 9-2　入射角と開角

表 9-4　適正照度

作業種別	作業例，場所	昼間照度（ルクス）	夜間照度（ルクス）
超精密作業	時計，彫刻など	3,000	1,000～3,000
精密作業	製図，植字など	1,000	300～1,000
普通作業	一般事務，教室など	300	100～300
粗作業	会議室，応接室など	100	50～100
付属粗作業	廊下，出入口，便所など	30	10～50

としている．

4　採光，照明

採光は太陽光を光源として室内に取り入れることで，昼光照明ともいわれる．採光による照度は，日射に依存するため時刻，季節，天候の影響を受ける．窓による採光能率は窓の面積，高さ，方向で異なる．昼光率で判定され，昼光率は最低2～3%必要である．室内に入る光量は窓外の障害物の影響も受け，入射角は 20 度以上，開角は 4～5 度以上必要とされている（**図 9-2**）．

昼光率
直射日光を含まない天空光による，屋外水平面照度に対する室内照度の比（%）で求める．

人工照明は，作業に十分な照度が与えられ，日光に近い光色で，光の動揺がないこと，有害ガスの発火や爆発の危険がないことなどが求められる．照度は各種作業に応じた適正値がある（**表 9-4**）．

5　建築物における衛生的環境の確保に関する法律

多数のヒトが集まり，利用する大規模施設を対象として，施設管理者に建築物の衛生的な環境の確保と維持を義務づけている．

特定建築物には，興行場，百貨店，集会場，図書館，博物館（美術館），遊技場，店舗，事務所，学校および旅館の用途に供される，延床面積 3,000 m^2以上の建築物（「学校教育法」第 1 条に規定する学校は 8,000 m^2以上）がある．

管理基準項目には，空気環境，給排水の管理，清掃，ネズミや昆虫の防除などがある．

(1) 空気環境管理基準

① **浮遊粉じん量**：0.15 mg/m^3以下

② **一酸化炭素の含有率**：10 ppm 以下

③ **二酸化炭素の含有率**：1,000 ppm 以下

④ **温度**：17℃以上 28℃以下．室内の温度を外気温より低くする場合はその差を著しくしないこと．

⑤ **相対湿度**：40％以上 70％以下

⑥ **気流**：0.5 m/秒以下

⑦ **ホルムアルデビド**：0.1 mg/m^3秒以下

Ⅱ 上水道

安全な水を十分に確保することは，生命を維持するために太古から重要な課題であった．

生理的な水の排泄量は，成人男性で 1 日あたり尿から 1,500 mL，皮膚から 600 mL，呼吸から 300 mL，糞便その他から 100 mL で，合計約 2.5 L である．体内の水分を維持するためにはそれと同量の水が必要であり，飲水から 1,200 mL，食物から 1,000 mL，体内の代謝で産生される酸化水として 300 mL が必要である．

上水には病原微生物と有害化学物質に対する安全性が求められる．これまで，上水道の普及は**経口感染症**の減少に大きな貢献を果たしてきた．一方で，クリプトスポリジウムやトリハロメタンによる汚染など新たな問題も浮上してきた．

水道普及の向上に伴い，①水道普及の地域差の是正，②よりいっそうの安全性を確保するための水道施設の適正な維持管理，③質的に安全で量的に十分な水源の確保が問題になっている．

クリプトスポリジウム

人獣共通感染症で，原虫保有者，家畜等の糞便で汚染された飲食物の摂取で感染する．特に免疫力が弱い者に発症しやすく水様性の下痢を起こす．米国ウィスコンシン州で 40 万人，わが国でも神奈川や埼玉で集団発生が報告されている．水道水の消毒法である塩素消毒が無効である．

1 水道普及率

わが国の水道普及率は年々上昇し，給水人口は総人口の 98％以上である（**表 9-5**）．水道普及率には地域差があり，四大都市圏が約 99％で高い．

全国平均の 1 人 1 日あたりの平均給水量は 328 L〔2019（令和元）年〕で減少傾向にある．

2 水道施設と浄水法

上水道は水源と，取水，導水，浄水，送水，配水，給水の各施設により構成される．

① **簡易水道**：給水人口が 5,000 人以下である水道．

② **専用水道**：寄宿舎，社宅，療養所などの自家用の水道と水道事業用以外の水道で，100 人を超える者に居住に必要な水を供給するか，1 日最大給水量が

トリハロメタン

メタンの 4 つの水素原子のうち 3 つがハロゲンである塩素，臭素，ヨウ素，フッ素に置換した化合物．クロロホルム（$CHCl_3$），ジブロモクロロメタン，（$CHBr_2Cl$），ブロモジクロロメタン（$CHBrCl_2$），ブロモホルム（$CHBr_3$）などがある．塩素消毒の副生成物として発生する．国際がん研究機関（IARC）は，クロロホルムとブロモジクロロメタンをヒトに対する発がん性が疑われる Group 2B に分類している．

表 9-5　水道普及率の年次推移

	普及率 (%)	給水人口 (1,000 人)
昭和 35 年度	53.4	49,910
40	69.4	68,242
45	80.8	83,754
50	87.6	98,397
55	91.5	106,914
60	93.3	112,866
平成 2	94.7	116,962
7	95.8	120,096
12	96.6	122,560
17	97.2	124,122
22	97.5	124,817
27	97.9	124,404
令和 2	98.1	123,393
3	98.2	122,904

20 m^3を超えるもの.

③ **簡易専用水道**：ビルやマンションなどに設置される 10 m^3を超える受水槽と給水のための施設.

1）水源

水源には，**地表水**（河川，湖沼，貯水池），**地下水**（井戸，湧泉），**伏流水**がある．日本の水道は，年間取水量の約 70%を地表水から取水している．

地表水は水量が豊富だが，有機物が多く，生物が繁殖しやすい．

① **河川**：日本の河川は流量が不安定で，渇水時の水量や水質が問題となる．

② **湖沼**：自浄作用がかなり強く，水質は河川水より優れている．小さな湖沼では周辺からの汚染を受けやすい．季節によってプランクトンが異常発生し，浄水過程に影響することがある．

③ **地下水**：地表水に比べて無機質を多く含む．土壌の濾過作用を受けているため水質は良好である．汚染源が近くにあるときは，地下浸透のおそれがある．

④ **伏流水**：河川，湖などからの浸透水．水質は地表水と地下水の中間で，浅井戸に類似している．渇水時と増水時で水質や水量が変化することが多く，特に洪水時には濁度が高くなる．

2）取水，導水

① **取水施設**：原水を取り入れる施設．河川では，河岸か河の中心部から取水する．取水塔は水深 2 m 以上の場所に設ける．

② **導水施設**：取水した原水を浄水場へ運ぶ施設．自然流下式は取水地点と浄水場の高低差を利用した開水路や管水路で，圧送式はポンプを利用した管水路である．

3）浄水法

沈殿，**濾過**，**塩素消毒**の各段階を経て行われる．現在の主流の方法は，薬品沈殿と急速濾過である．

(1) 沈殿法

原水は沈砂池を経て沈殿池に運ばれる．沈殿法には，普通沈殿と薬品沈殿がある．

① **普通沈殿法**：水の流速を緩やかにしたり，静止させて浮遊物を沈下させる方法である．粒径のきわめて小さい微粒子や比重の小さい有機性の浮遊物は沈殿させにくい．

② **薬品沈殿法**：水中の濁度粒子はコロイド状で負に荷電している．凝集剤として**硫酸アルミニウム**（**硫酸バンド**）やポリ塩化アルミニウム（PAC）を加えると，凝集して大きい粒子になり沈殿しやすくなる．

(2) 濾過法

① **緩速濾過法**：沈殿池から送られてきた水は砂層を通過させ，機械的な濾過を行う．砂層の表面には原水中の不純物が堆積して多くの微生物を含む濾過膜が形成され，生物学的浄化も行われる．緩速濾過法は細菌の除去率が高いが，大きな施設が必要である．濾過膜の関係から冬より夏のほうが効率がよい．

② **急速濾過法**：原水を薬品沈殿処理した後，上澄液を急速に砂層を通過させて濾過する方法で物理化学的濾過である．細菌除去率は緩速濾過に劣るが，短時間で大量の濾過ができる．

(3) 塩素処理

沈殿と濾過の過程で，水中の多くの細菌は除去されるが，安全性を保つために消毒が行われる．一般には塩素消毒法が行われている．塩素は水中で次式の反応をする．

$$Cl_2 + H_2O \rightleftarrows HCl + HOCl$$ （次亜塩素酸）

$$HOCl \rightleftarrows H^+ + OCl^-$$

給水栓（蛇口）の水に残っている塩素を**残留塩素**といい，浄水場から給水栓まで塩素消毒の効果が維持されている目安となる．

① **遊離残留塩素**：HOCl と OCl^- を遊離残留塩素といい，いずれも強い殺菌力がある．水道法施行規則では，給水栓の水で 0.1 ppm 以上の遊離残留塩素あるいは 0.4 ppm 以上の結合残留塩素を保持するよう規定している．

② **結合残留塩素**：アンモニア性窒素化合物を含む水を塩素消毒すると，モノクロラミン（NH_2Cl）やジクロラミン（$NHCl_2$）が生じる．これらを結合残留塩素とよぶ．殺菌力は遊離残留塩素より弱い．

4）送水，配水，給水

① **送水施設**：浄水場で浄化された水を配水池まで送る施設．

② **配水施設**：浄水場から送水されてきた浄水を一時的に貯えるための配水池

コロイド状

直径 1～100 nm の粒子となって均一に分散している状態．

硫酸アルミニウム

硫酸アルミニウムは水中で正電荷をもつ水酸化アルミニウムになり，濁度粒子を中和してフロック（凝集塊）を形成する．フロックは沈殿するとき，水中の微細な浮遊物を吸着包容して沈下させる．沈殿を促進するために，消石灰や水酸化ナトリウムなどのアルカリ剤，活性ケイ酸やアルギン酸ナトリウムなどの補助剤を用いることがある．

病原微生物に汚染されるおそれがある場合の残留塩素基準

供給する水が病原微生物に汚染されるおそれがある場合は，0.2 ppm 以上の遊離残留塩素あるいは 1.5 ppm 以上の結合残留塩素を保つよう規定している．

配水系における汚染

断水時に漏水箇所から管内吸引作用によって発生する．配水系の維持管理で漏水箇所の点検は重要である．また，配水系統の代表的箇所における残留塩素の定時測定が必要である．

表 9-6　水質基準項目および基準値（51 項目）

令和 2（'20）年 4 月 1 日施行

項目	基準
一般細菌	1 mL の検水で形成される集落数が 100 以下
大腸菌	検出されないこと
カドミウム及びその化合物	カドミウムの量に関して，0.003 mg/L 以下
水銀及びその化合物	水銀の量に関して，0.0005 mg/L 以下
セレン及びその化合物	セレンの量に関して，0.01 mg/L 以下
鉛及びその化合物	鉛の量に関して，0.01 mg/L 以下
ヒ素及びその化合物	ヒ素の量に関して，0.01 mg/L 以下
六価クロム化合物	六価クロムの量に関して，0.02 mg/L 以下
亜硝酸態窒素	0.04 mg/L 以下
シアン化物イオン及び塩化シアン	シアンの量に関して，0.01 mg/L 以下
硝酸態窒素及び亜硝酸態窒素	10 mg/L 以下
フッ素及びその化合物	フッ素の量に関して，0.8 mg/L 以下
ホウ素及びその化合物	ホウ素の量に関して，1.0 mg/L 以下
四塩化炭素	0.002 mg/L 以下
1,4-ジオキサン	0.05 mg/L 以下
シス-1,2-ジクロロエチレン及びトランス-1,2-ジクロロエチレン	0.04 mg/L 以下
ジクロロメタン	0.02 mg/L 以下
テトラクロロエチレン	0.01 mg/L 以下
トリクロロエチレン	0.01 mg/L 以下
ベンゼン	0.01 mg/L 以下
塩素酸	0.6 mg/L 以下
クロロ酢酸	0.02 mg/L 以下
クロロホルム	0.06 mg/L 以下
ジクロロ酢酸	0.03 mg/L 以下
ジブロモクロロメタン	0.1 mg/L 以下
臭素酸	0.01 mg/L 以下
総トリハロメタン	0.1 mg/L 以下
トリクロロ酢酸	0.03 mg/L 以下
ブロモジクロロメタン	0.03 mg/L 以下
ブロモホルム	0.09 mg/L 以下
ホルムアルデヒド	0.08 mg/L 以下
亜鉛及びその化合物	亜鉛の量に関して，1.0 mg/L 以下
アルミニウム及びその化合物	アルミニウムの量に関して，0.2 mg/L 以下
鉄及びその化合物	鉄の量に関して，0.3 mg/L 以下
銅及びその化合物	銅の量に関して，1.0 mg/L 以下
ナトリウム及びその化合物	ナトリウムの量に関して，200 mg/L 以下
マンガン及びその化合物	マンガンの量に関して，0.05 mg/L 以下
塩化物イオン	200 mg/L 以下
カルシウム，マグネシウム等（硬度）	300 mg/L 以下
蒸発残留物	500 mg/L 以下
陰イオン界面活性剤	0.2 mg/L 以下
ジェオスミン	0.00001 mg/L 以下
2-メチルイソボルネオール	0.00001 mg/L 以下
非イオン界面活性剤	0.02 mg/L 以下
フェノール類	フェノールの量に換算して，0.005 mg/L 以下
有機物（全有機炭素（TOC）の量）	3 mg/L 以下
pH 値	5.8 以上 8.6 以下
味	異常でないこと
臭気	異常でないこと
色度	5 度以下
濁度	2 度以下

や，各需要者へ給水するための配水管などの施設．

③ **給水施設**：配水管から分岐し，各需要者の給水栓まで上水を供給する小口径管などの施設をいう．給水方式には，一般的な給水方式である直結式と，高層建築への給水方式である高層タンク式，気圧タンク式がある．タンク式の場合，受水槽の衛生管理が重要となる．

3　水質基準

水質基準は，水道法第 4 条に基づいて省令で定められている（**表 9-6**）．重金属や化学物質で評価値の 10％を超えて検出されるものが主な対象である．水道事業者は水質基準を遵守して検査する義務があり，水道水は水質基準に適合しなければならない．

表 9-7　下水道処理人口普及率

各年度末現在

年度	昭和 55 ('80)	平成 2 ('90)	12 (2000)	22 ('10)	令和 2 ('20)	3 ('21)
下水道処理人口普及率（%）	30.0	44.0	62.0	75.1	80.1	80.6

下水道処理人口普及率（%）＝下水道処理人口÷行政人口
平成 22 年度末は，東日本大震災の影響で，岩手県，宮城県，福島県の 3 県において調査不能な市町村があるため，3 県を調査対象外としている．
資料：国土交通省および環境省廃棄物・リサイクル対策部調べ

水質管理目標設定項目は，評価値が暫定的であったり，検出レベルは高くないものの水質管理上留意すべき項目で，水質基準に準じた検査を要請している．

要検討項目は，毒性評価が定まらない物質や，水道水中での検出実態が明らかでない項目で情報や知見の収集に努める項目である．

Ⅲ 下水道

下水道法では，生活または耕作以外の事業に起因するか，それらに付随する廃水（汚水）と雨水を下水としている．

生活排水は，台所，洗濯，風呂，トイレなど日常生活からの排水である．1 人 1 日あたり 250 L で，有機物に富むのが特徴である．事業排水は業種や事業規模によって排水に含まれる物質や量が異なり，排水に合わせた適切な処理が必要である．

わが国の**下水道処理人口普及率**は年々上昇し，現在 80.6%〔2021（令和 3）年〕だが，上水道に比べて低く，整備の推進が望まれている（**表 9-7**）．

1　下水処理

有機物に富む下水の代表的な処理方式に，沈殿法（簡易処理），散水濾床法（中級処理），活性汚泥法（高級処理）がある．

下水道終末処理場における下水の処理は，次のような過程で行われる．

1）予備処理

下水の大きな浮遊物質やじん芥などは**スクリーン**で機械的に除去する．また，浄化に支障を与える**油脂分を除去**する．沈殿している場合は，曝気して油分を浮上させ，**スカム**とともに除去する．土砂などは沈砂池にて**沈殿**させる．沈殿法には，自然沈殿させる普通沈殿法と硫酸バンドや塩化鉄などの凝集剤を使用する薬品沈殿法がある．

スカム
下水の懸濁物質，繊維，油脂，細菌などが気泡によって浮上して曝気槽や沈殿槽の水面にできるスポンジ質の膜状の浮きかす．

2）本処理

沈殿槽からの上澄汚水を酸化分解し，消毒して放流する．

① **散水濾床法**：濾床に好気性微生物を増殖させ，その上から汚水を散布し，主に生物化学的に有機物を分解する．浄化効果は BOD（生物化学的酸素要求

量）減少率 75〜90%，細菌類の除去率 70〜90% といわれる．

② **活性汚泥法**：活性汚泥に含まれる好気性微生物の働きを利用した有機物の分解法である．有機性汚水に空気を送入すると汚水の基質成分に適した好気性微生物が繁殖し，吸着性に富むフロック（**活性汚泥**）ができる．この活性汚泥を新しい下水に加え曝気槽で曝気攪拌すると，下水のコロイド状あるいは溶解している有機物は活性汚泥に吸着され，生物学的に分解される．活性汚泥法による BOD（生物化学的酸素要求量）や SS（浮遊物質量）の減少率は 75〜95% といわれる．

活性汚泥法は，水温が 15℃以下になると浄化率が低下する．また，障害物として重金属，シアン，フェノール，洗剤などがあげられている．

3）消毒と放流

処理水は**塩素消毒**し，下水道法施行令に定められた放流水の水質基準に適合させて放流する．水質基準は，pH は 5.8 以上 8.6 以下，大腸菌群数は 3,000 個/cm^{3}以下，浮遊物質量は 40 mg/L 以下である．BOD，窒素含有量，リン含有量は，放流先の河川などの状況を考慮して定めた計画放流水質に適合するように処理して放流する．放流水による河川の富栄養化を防ぐために窒素やリンを除去する高度処理が進められている．

汚泥は消化槽で嫌気性に分解後，埋め立てたり，肥料などに処理される．

> **計画放流水質の策定**
> 公共下水道管理者か流域下水道管理者が定め，流域別下水道整備総合計画とも整合しなければならない．BOD，窒素含有量，リン含有量の基準を定める場合は，BOD は 15 mg/L/5 日以下，窒素含有量は 20 mg/L 以下，リン含有量は 3 mg/L 以下でなければならない．

2　下水試験

下水の浄化処理を管理するための水質指標は，本質的には上水の場合と同様である．しかし下水では有機性汚濁が強く，一般に細菌試験より理化学試験が重視される傾向がある．

下水試験項目のうち，**BOD（生物化学的酸素要求量）**，**COD（化学的酸素要求量）**，**SS（浮遊物質量）**，**DO（溶存酸素量）**は，下水の水質を特徴づける重要な指標である．

> **活性汚泥法の処理能力**
> 標準的な活性汚泥法では，BOD を 15 mg/L/5 日以下にすることは可能であるが，窒素含有量を 20 mg/L 以下，リン含有量を 3 mg/L 以下にすることは技術的に困難であり，さらに高度な処理が必要である．

① **BOD（biochemical oxygen demand）**：下水中の種々の好気性微生物により，下水中の分解可能な有機物が分解酸化されて，安定な最終酸化物に移行する際に消費される酸素の量（mg/L）を表す．下水試験では，20℃・5 日間の値で表している．

② **COD（chemical oxygen demand）**：下水に含まれる還元性がある有機物や一部の無機物が，化学的酸化剤である過マンガン酸カリウムまたは重クロム酸カリウムによって，加熱操作，時間などの一定条件のもとに分解される際に消費する酸素の量を表す．

③ **DO（dissolved oxygen）**：水に溶解している酸素の量をいう．汚染度の高い水では溶存酸素量は低い．また水温によって変化する．

④ **SS（suspended solid）**：JIS では粒径 2 mm 以下の不溶性の懸濁物質である浮遊物質の量を mg/L で表す．

⑤ **水温**：下水の水温は溶存酸素量に影響を与えるので水質判定上重要な因子となる．

⑥ **pH**：一般の都市下水では 6.5～7.5 の範囲にあるが，工場廃水などの影響で，範囲を逸脱する場合がある．

⑦ **窒素化合物**：総窒素，アルブミノイド窒素，アンモニア性窒素，亜硝酸性窒素，硝酸性窒素および有機性窒素をいう．浄化処理の進行度を知るのに有効である．

⑧ **油脂類**：工場廃水の影響が強い場合に問題になる．

Ⅳ 廃棄物

廃棄物は，**廃棄物の処理及び清掃に関する法律（廃棄物処理法）**に従って処理される．廃棄物を**一般廃棄物**と**産業廃棄物**に区分し，一般廃棄物は市町村に処理責務を課し，産業廃棄物は事業者に処理責任がある．この法律では，廃棄物の処理体系を整備して，環境保全と公衆衛生の向上を目的とする．廃棄物の発生抑制，リサイクルの推進，排出事業者責任の強化，不適正処理に対する対策などが行われている．

循環型社会形成推進基本法〔2000（平成 12）年〕では，循環型社会を形成するための基本的な考え方や国などの責務を定めた．処理が困難な廃棄物や排出量が多い廃棄物の適正な処理やリサイクルを推進するために，1995（平成 7）年に容器包装に係わる分別収集及び再商品化の促進等に関する法律（容器包装リサイクル法），1998（平成 10）年に特定家庭用機器再商品化法（家電リサイクル法），2000（平成 12）年に建設工事に係わる資材の再資源化等に関する法律（建設リサイクル法）および食品循環資源の再生利用等の促進に関する法律（食品リサイクル法），2002（平成 14）年に使用済自動車の再資源化等に関する法律（自動車リサイクル法）が制定された．

循環型社会

廃棄物の発生を抑制し，リサイクル資源は適正にリサイクルされ，廃棄物は適正に処理され，天然資源の消費を抑制し，環境への負荷をできるかぎり低減させる社会.

容器包装リサイクル法

容器包装廃棄物は，重量で一般廃棄物の 24.2%を占める．容器包装廃棄物の排出抑制，分別収集，再商品化を図る.

家電リサイクル法

エアコン，テレビ，電気冷蔵庫，電気洗濯機・衣類乾燥機が対象.

1　一般廃棄物

市町村が一般廃棄物を計画収集している区域の人口は，総人口の 99%以上を占めている．1 人 1 日あたりの排出量は 890 g〔2021（令和 3）年〕で，この 10 年は減少傾向にある（**表 9-8**）．計画収集された一般廃棄物の処理法は，直接資源化が 4.8%，焼却以外の中間処理が 14.4%，直接焼却が 79.9%，直接最終処分が 0.9%である．

市町村による直接資源化量や中間処理後の再生利用量，住民団体による集団回収による資源化量を合わせた**リサイクル率**は 19.9%で横ばい傾向にある．

1）し尿

し尿は一般廃棄物として扱われている．総人口の 95.9%が水洗トイレを使用しており，浄化槽による処理が総人口の 18.8%，下水道による処理が 77.1%

表 9-8　ごみ排出量の推移

	年間ごみ 総排出量（万 t）	1 人 1 日あたり 排出量（g）
昭和 60 年度	4,209	951
平成　2	5,044	1,120
7	5,222	1,105
12	5,483	1,132
17	5,272	1,131
22	4,536	976
27	4,398	939
令和　2	4,167	901
3	4,095	890

資料：環境省「一般廃棄物処理事業実態調査」

である〔2021（令和 3）年〕.

浄化槽は定期的に汚泥をくみ取り，設備を点検して維持しなければならない．単独浄化槽が減少し，合併浄化槽が増えている．

くみ取り式トイレのし尿は，98.8％が計画収集され処理されている．

合併浄化槽

し尿や生活雑排水を微生物の働きなどを利用して浄化して放流する設備で，公共下水処理場の二次処理（本処理）と同程度の処理ができる．単独浄化槽はし尿だけを処理し，生活雑排水は未処理のまま放流される．BOD 除去率は，合併浄化槽が 90％以上，単独浄化槽が 65％以上である．

2　産業廃棄物

産業廃棄物は，事業活動に伴って排出される燃え殻，汚泥，廃油，廃酸，廃アルカリ，廃プラスチックなど合計 20 種類が定められている．種類別の排出量は，汚泥，動物のふん尿，がれき類が多い．産業廃棄物の処理法は，2020（令和 2）年では直接再生利用が 20.5％，中間処理が 78.3％，直接最終処分が 1.2％である．中間処理では焼却や破砕などで減量化し，再生利用か最終処分される．直接再生利用量や中間処理後の再生利用量を合わせた**リサイクル率**は 53.2％である．直接最終処分量と中間処理後の最終処分量は，合わせて 2.4％である．

産業廃棄物の処理法には，事業者の自己処理，産業廃棄物処理業者への委託，廃棄物処理センターでの処理がある．産業廃棄物を適正に処理するために**マニフェスト制度**が導入されている．産業廃棄物管理票（マニフェスト）を用いて廃棄物処理の流れを確認できるようにしている．

最終処分の比率が高い産業廃棄物

排出量に対する最終処分の比率は，燃え殻が 22％，ゴムくずが 19％，廃プラスチック類が 16％と高い．

3　特別管理廃棄物

人の健康や生活環境に被害を生じるおそれがある爆発性，毒性，感染性などがある廃棄物は，**特別管理一般廃棄物**や**特別管理産業廃棄物**として，一般廃棄物や産業廃棄物と区別している．特別管理廃棄物を適正に処理するために，通常より厳しい規制が設けられている．

4　感染性廃棄物

感染性廃棄物は，「人が感染し，又は感染するおそれのある病原体が含まれ，若しくは付着している廃棄物又はこれらのおそれのある廃棄物」と廃棄物の処理及び清掃に関する法律施行令で定められ，医療関係機関等で発生した感染性廃棄物は，特別管理産業廃棄物に指定されている．規程に従って廃棄物を分別して事業者の責任で適正に処理することが義務付けられている．家庭で発生した血液などが付着した廃棄物は，特別管理一般廃棄物に指定され，市町村が特別管理産業廃棄物に準ずる処理を行っている．

Ⅴ 環境たばこ煙と受動喫煙

主流煙は喫煙者が吸い込むたばこ煙であり，**副流煙**はたばこの先端から立ち上るたばこ煙（紫煙）である．副流煙は主流煙に比べて燃焼温度が低く，フィルターを介さないため有害物質が多く含まれる．**環境たばこ煙（ETS）**は，喫煙者が吐き出した呼出煙と副流煙を合わせたものである．

ETS：environmental tobacco smoke

受動喫煙とは環境たばこ煙を喫煙者の周囲の人が吸い込むことである．受動喫煙は，眼や喉の痛みや咳のほか，肺がん，副鼻腔がん，虚血性心疾患のリスクを高める．小児では，乳幼児突然死症候群（SIDS），中耳炎，気管支喘息の発病と悪化，慢性呼吸器症状などのリスクを高める．胎児では，自然流産，低出生体重のリスクを高める．

SIDS：sudden infant death syndrome

2020（令和 2）年 4 月 1 日から施行された**健康増進法**では，望まない受動喫煙を防止する措置を総合的かつ効果的に推進するために相互に連携を図りながら協力するなど，国・地方公共団体・施設の管理権限者の責務を定めた．

そして，学校・病院・児童福祉施設・行政機関・旅客運送事業自動車・航空機は，必要な措置を講じた屋外の喫煙場所を除いて**敷地内禁煙**とした．また，これら以外の飲食店や事務所などの多数の者が利用する施設・鉄道・旅客運送事業船舶は，喫煙専用室と居住の場所を除いて**原則屋内禁煙**とした．

その他の措置として，屋外や家庭などで喫煙する際の周囲への配慮，喫煙できる場所への標識の掲示，20 歳未満の者の喫煙室への入室禁止，従業員の受動喫煙防止対策の努力義務，喫煙専用室の技術的基準，法に違反した者への指導・命令・罰則規定などがある．

Ⅵ 物理環境

1　電離放射線

1）電離放射線の種類

電離放射線は，物質を構成する原子を直接あるいは間接的にプラスの電荷をもつイオンとマイナスの電荷をもつ電子に分離させる電離作用がある放射線である．電離放射線は，放射性同位元素，放射線加速器，原子炉から発生する．

電離放射線は粒子線と電磁波に分類される．粒子線には α 線，β 線，中性子線などがある．電磁波には γ 線と X 線がある．

2）電離放射線の健康影響

(1) 確定的影響

閾値を超えた線量で生じる影響で，**白内障**や皮膚障害などがある．

(2) 確率的影響

閾値がなく，被曝線量に応じて確率的に生じる影響で，**がん**や遺伝的影響などがある．

(3) 早発効果

被曝後早期に生じる影響で，脱毛，**皮膚障害**，**消化器障害**，骨髄抑制，急性死などがある．

(4) 晩発効果

被曝後時間が経ってから生じる影響で，**がん**，白内障，**胎児への影響**，不妊，遺伝的影響などがある．

3）予防

電離放射線による健康影響を予防するためには，鉛やコンクリートなどを利用して放射線が漏れないように遮蔽する，線源からできるだけ離れる，使用時間を最小限にする，防護壁や防護用具を必ず用いる，**フィルムバッジ**で被曝線量を測定して被曝量を管理する，特殊健康診断で健康管理をするなどがある．

2　非電離放射線

非電離放射線は，電離作用がない放射線で，可視光，紫外線，赤外線，電波，マイクロ波などがある．紫外線の一部は電離作用があるが，空気中を伝播する能力が低いので非電離放射線に分類されている．

1）紫外線

波長が 10〜400 nm で，可視光線より短く X 線より長い不可視の電磁波である．可視光に近い近紫外線は，UV-A 波（315〜400 nm），UV-B 波（280〜315 nm），UV-C 波（100〜280 nm）に分類され，UV-A 波と UV-B 波が地表に届いている．

UV-B 波は日焼けやビタミン D の生成に主にかかわっている．大量に浴びると，皮膚に**がん**，水疱，潰瘍，色素沈着を起こす．眼では角膜炎や結膜炎を起こす．

溶接工にみられる**電気性眼炎**や雪眼は紫外線が原因である．対策は，手袋，保護眼鏡，衣服，オイルなどで紫外線が当たらないように保護する．

2）赤外線

波長が 780 nm 以上で，可視光線より長く不可視の電磁波である．赤外線は，物質に吸収されると分子の熱運動を引き起こし，物質の温度を上昇させる働きがある．ヒトでは，温度を上昇させる**熱作用**，火傷，熱中症，眼のレンズ体に

表 9-9　熱中症の分類

分類	重症度	原因	症状
熱失神	I 度	発汗による脱水と末梢血管拡張による血圧低下で起こる.	突然，意識消失が起こる．発汗があり，体温は正常で，徐脈である.
熱痙攣	I 度	大量発汗後に水分のみの補給で，ミネラルの不足で起こる.	突然，不随意性の有痛性痙攣と硬直が起こる．発汗があり，体温は正常であることが多い.
熱疲労	II 度	大量発汗で水分とミネラルの両方が不足した脱水状態で起こる.	頭痛，吐き気，虚脱感がみられる．発汗があるが，直腸温は 39℃に上昇し，皮膚は冷たい.
熱射病	III 度	視床下部の体温調節機能を喪失して起こる.	高度の意識障害を起こす．発汗はなく，体温は 40℃以上に上昇し，皮膚は乾燥している.

混濁や水疱をつくる**白内障**を起こす．白内障は，慢性の経過をたどって発生し，ガラス細工，鍛冶工，赤外線利用の乾燥現場で起こる．予防には，保護眼鏡を使用する．

3）マイクロ波

波長が 1～10 cm の電磁波である．赤外線と同様に熱作用があり，皮膚火傷，**深部熱傷**，**白内障**を起こす．

4）レーザー

レーザーは，単一波長で，指向性が高く，位相と周波数が同じ電磁波である．拡散と減衰がしにくく，エネルギー密度を高めることが容易で，物体の加工，通信，医療などで利用されている．

レーザー：LASER, light amplification by stimulated emission of radiation

生体では，熱作用による蛋白質の変性，光化学反応や衝撃波による組織破壊を起こす．ヒトでの傷害では，**眼の角膜や網膜の火傷**，**白内障**，皮膚の火傷が多い．

3　高温・低温

1）高温による健康影響

(1) 熱傷

熱傷には，火や高温の物体に接触して起こる火傷と化学物質や放射線などで組織を損傷する化学熱傷がある．組織損傷の深達度と熱傷の面積で重症度を決定する．

(2) 熱中症

熱中症は，高温環境に適応できない状態で，体内の水分やミネラルのバランスが崩れたり，体温調節機能が働かなくなり，体温の上昇や意識消失，痙攣，頭痛などのさまざまな症状がみられる状態である．

熱中症は，症状が軽い方から，**熱失神**，**熱痙攣**，**熱疲労**，**熱射病**に分類される（**表 9-9**）．

熱中症が起こりやすい環境要因として，高温，多湿，風がないことがある．

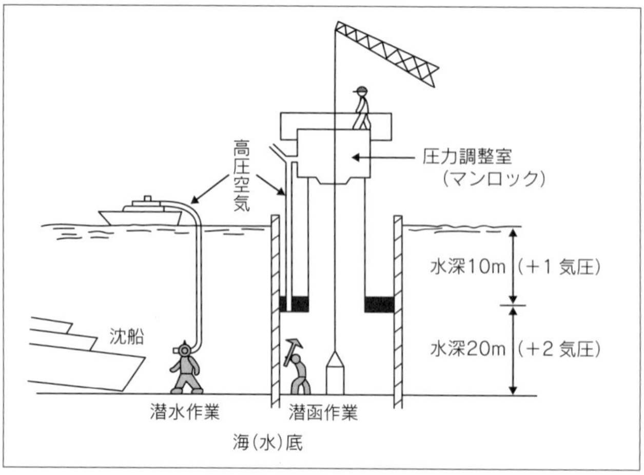

図 9-3　減圧症の発生模型

高齢者，乳幼児，肥満の者，糖尿病などの持病がある者，低栄養の者，下痢や発熱で脱水状態の者などに起こりやすい．また，激しい運動や労働，長時間の屋外作業，水分補給ができない状況で起こりやすい．

2）低温による健康影響

低温環境では，**凍傷**，低体温症，喘息，気管支炎，**脳卒中**，**冠動脈疾患**などが起こりやすい．凍傷は，0℃以下で起こる．低温では皮膚の血管が収縮して細胞が酸素不足になったり，低温によって細胞膜が損傷されて細胞が傷害される．皮膚の変色，痛み，しびれ，水疱，壊死，壊疽が起こる．冷凍庫内や寒冷地での作業で発生する．

4　気圧

1）高気圧による障害

気圧が高い環境では，気圧によって耳や前額部，下顎部などが締め付けられて痛みを生じる**スクイーズ**が起こる．また，高い気圧によって血液に必要以上にガスが溶け込んで，窒素酔い，酸素中毒，二酸化炭素中毒などが起こる．

2）減圧症

減圧症は，急激な減圧により，血中や組織液に溶け込んでいた**窒素**が気泡化して血管を塞栓したり，組織を圧迫して起こる．皮膚の掻痒感や出血斑，筋肉痛，呼吸困難，知覚障害，運動障害，視野障害などの症状がみられる．潜水や潜函作業後に急速に水面に浮上した際に発生しやすい．高圧環境から通常の環境に戻る際にはできるだけ時間をかけることが予防になる．減圧症の治療は圧力タンク内で再度加圧して気泡化した窒素ガスを血液に溶かし込み，その後徐々に減圧して過剰な窒素ガスを肺から排出させる（**図 9-3**）．

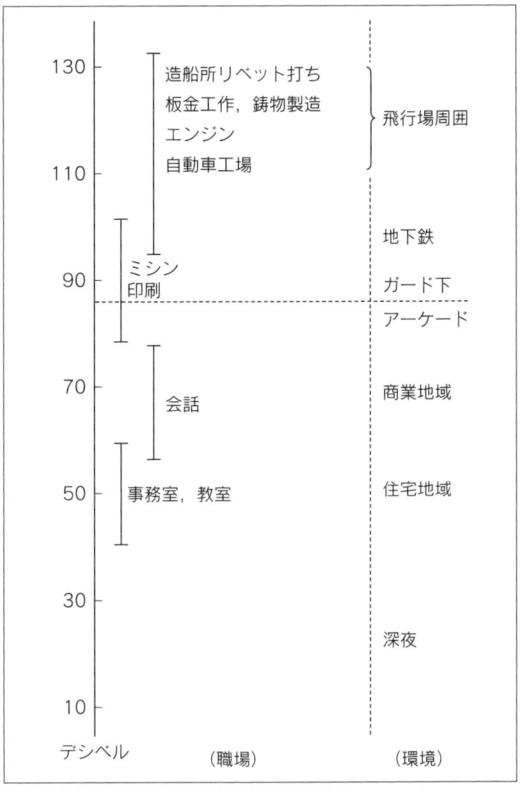

図 9-4　騒音（デシベル）と環境

3）低圧障害

低圧では血液中の酸素が減少して，頭痛，めまい，嘔吐，吐き気，脱力感，意識障害，脳浮腫，肺水腫などが起こる．**高山病**はヘモグロビンの酸素飽和度の低下と低酸素状態に対する不適応によって発生し，標高 2,500 m を超える山で起こることが多い．

5　騒音

1）騒音性難聴

騒音性難聴は，騒音が原因で発生する感音性難聴である．騒音は不快でうるさい音を指すが，心地良い音でも 85 デシベル以上の大きな音を聞き続けると，内耳のコルチ器の有毛細胞が障害を受けて**感音性難聴**になる（**図 9-4**）．

有毛細胞は再生されないので回復することはなく，騒音環境に居続けるとさらに進行する．騒音性難聴は 4,000 Hz 周辺の聴力損失から始まり，**C5-dip** という．徐々に聞こえにくい周波数が拡大し，難聴の程度もひどくなる．耳鳴りや精神疲労を伴うこともある．

予防には，騒音の発生を減らしたり，音を遮蔽したり吸収する，耳栓を着ける，定期的に聴覚検査を行い早期発見に努めるなどがある．

公害としての騒音については第 10 章を参照のこと．

デシベル（dB）

ヒトが聞き取ることができる最小の音圧である 20 μPa を基準にして，音圧が 10 倍強くなるごとに値が 20 ずつ大きくなるように決めた音圧の単位．

6　振動

1）局所振動障害

局所振動障害として，末梢循環障害，感覚・運動神経障害，筋・骨格系の障害が起こる．チェーンソーなどの振動工具を数カ月〜数年使用すると起こりやすい．**手指振動障害**の症状として，手指の小動脈が収縮して血流が悪くなり皮膚の色が蒼白，紫，赤に変化する**レイノー現象**，手指の冷えなどの末梢循環障害，しびれ，痛覚・温冷覚の異常などの末梢神経障害，手指・肘・肩の疼痛，頭痛などがみられる．

2）全身振動障害

自動車の乗車など体全体に振動を受けると，腰痛，内臓下垂，**自律神経失調**，高血圧などが起こる．

3）動揺病

動揺病（乗り物酔い）は，乗り物の揺れや加減速で受ける内耳からの情報と眼や体から受ける情報が一致しないために脳が混乱して起こると考えられている．頭重感，倦怠感，蒼白，冷や汗，悪心，嘔吐，めまいなどの症状がみられる．男性より女性，大人より子供に発生しやすい．

Ⅶ 化学環境

1　有害ガス

1）主な有害ガスの発生と健康障害

(1) 一酸化炭素

一酸化炭素は，化石燃料の不完全燃焼やコークス炉で発生する．急性障害に，一酸化炭素がヘモグロビンに結合して酸素の運搬を妨げて起こる**酸素欠乏症**がある．慢性障害に，色視野の狭窄，精神・神経機能の低下がある．

(2) シアン化水素

メッキ工程，青酸カリ等の製造，コークス炉で発生する．シアン化水素は，チトクロームオキシダーゼに結合して**化学的窒息**や呼吸困難を起こす．

(3) 硫化水素

硫化水素は，硫黄鉱山，パルプ製造，レーヨン製造，薬品製造で発生する．臭覚麻痺，**肺水腫**，結膜炎，呼吸麻痺を起こす．

(4) 二酸化硫黄

二酸化硫黄は，大気汚染，硫酸製造，殺菌剤や防腐剤使用で発生する．急性障害に，眼・鼻・上気道の刺激がある．慢性障害に，歯《し》牙《が》酸《さん》蝕《しょく》症《しょう》，**気管支炎**がある．

(5) 二酸化窒素

二酸化窒素は，大気汚染，硝酸製造，金属処理で発生する．急性障害に，眼・

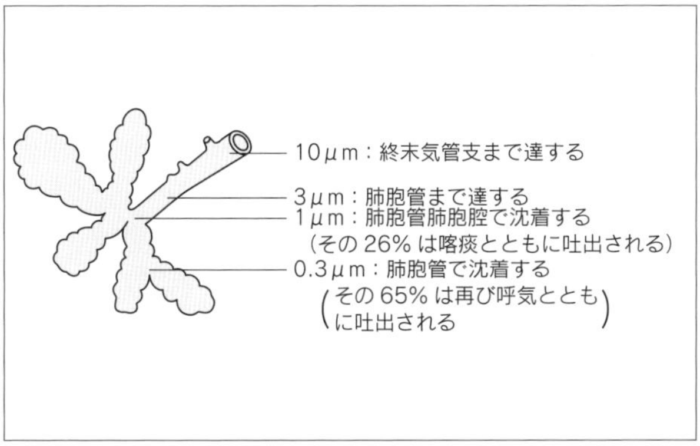

（Findeisen）

図 9-5　肺胞部に達する粉じんの大きさ

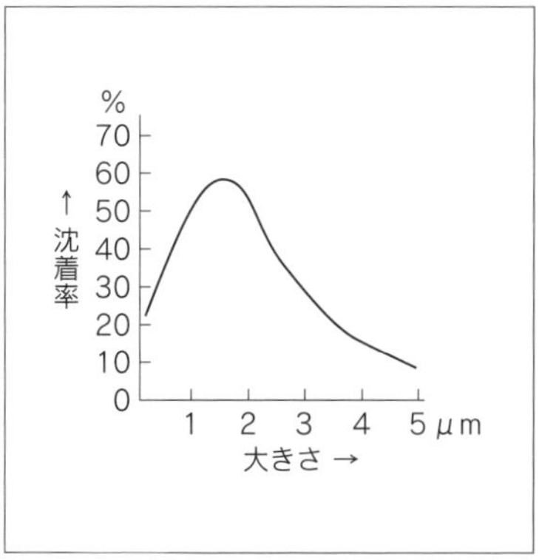

（Hatch & Heman）

図 9-6　肺胞への粒度別粉じん沈着率

鼻・上気道の刺激がある，慢性障害に，歯牙酸蝕症，**気管支炎**がある．

(6) フッ化水素

フッ化水素は，フッ化物製造やガラス洗浄で発生する．急性障害に，皮膚腐蝕，気管支肺炎，腎障害がある．慢性障害に，**斑状歯**，骨硬化がある．

2　粉じん

1）粉じんの種類

粉じんは，空気中に浮遊する細かい粒子状の物質で，吸入されて呼吸器に沈着する．粉じんは成分によって分類される．無機粉じんは，岩石，土，鉱物，金属，無機化合物などからなる．有機粉じんは，穀類の粉，種子，毛，糞，有機化合物などからなる．複合粉じんは，複数の成分からなる．

2）じん肺

吸入されて呼吸器に侵入した粉じんは，鼻や咽・喉頭の粘膜をおおう粘液に付着しやすい．気管や気管支の粘膜も粘液でおおわれており，線毛上皮によって粉じんを喀痰として排出している．肺胞まで到達できる粉じんは，粒径が5μm以下のもので，特に2μm以下が肺胞に入りやすいが，1μm以下は呼気とともに排出されやすい（**図 9-5，-6**）．

肺胞に沈着した粉じんは，マクロファージに貪食されたり，組織液の流れに沿って移動し，胸膜や肺門リンパ節に沈着する．

じん肺は，肺に沈着した粉じんが異物反応を起こして肺の**線維化**がみられる疾患である（**写真 9-1，表 9-10**）．肺の線維化は回復することはなく，粉じんの吸入がなくなっても進行し，肺活量が低下して息切れが起こり，心機能を低下させる．

3）じん肺の予防

じん肺法では，じん肺を肺のX線撮影像に基づいて4つに分類している．

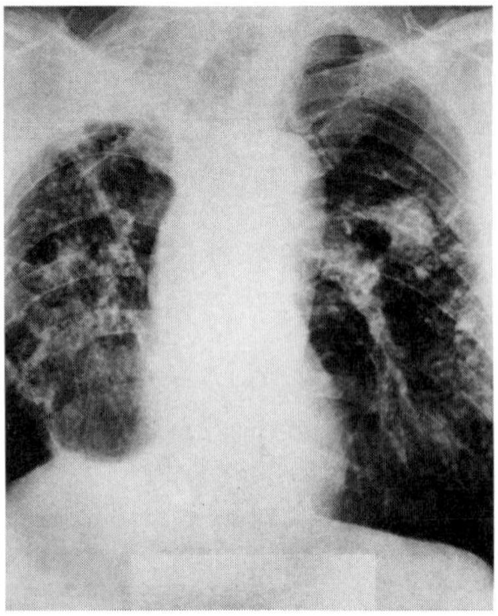

写真 9-1　じん肺の X 線像（3 型）

表 9-10　じん肺の X 線像（じん肺法）

1 型	両肺野にじん肺による粒状影または不整形陰影が少数あり，大陰影がないもの
2 型	両肺野にじん肺による粒状影または不整形陰影が多数あり，大陰影がないもの
3 型	両肺野にじん肺による粒状影または不整形陰影がきわめて多数あり，大陰影がないもの
4 型	大陰影があるもの

表 9-11　じん肺健康診断の結果と管理

管理区分	健康診断の結果
1	じん肺の所見がない
2	X 線像が 1 型で，じん肺による著しい肺機能の障害がないもの
3	①X 線像が 2 型で，じん肺による著しい肺機能の障害がないもの ②X 線像が 3 型または 4 型（大陰影の大きさが一側の肺野の 1/3 以下のもの）で，じん肺による著しい肺機能の障害がないもの
4	①X 線像が 4 型（大陰影の大きさが一側の肺野の 1/3 を超えるもの） ②X 線像が 1・2・3 型または 4 型（大陰影の大きさが一側の肺野の 1/3 以下のもの）で，じん肺による著しい肺機能の障害があるもの

粉じん作業従事者と退職者を対象に定期的にじん肺健康診断を実施して，管理区分に従って管理している．管理区分 2 では粉じん曝露の低減，3 では作業転換，4 では療養を行う（**表 9-11**）．また，粉じんの発生を防止し，職場の十分な換気や新鮮な空気の送風を行い，防じんマスクを着用し，粉じんの許容濃度を遵守することなどが行われている．

3　石綿（アスベスト）

1）石綿の健康影響

石綿は，天然の鉱物繊維で，日本では白石綿（クリソタイル），茶石綿（アモサイト），青石綿（クロシドライト）が主に使用されてきた．いずれも直径が 1 μm 以下で空気中に浮遊しやすく，吸入すると肺胞に沈着しやすい．肺に沈着した石綿は肺の線維化や**中皮腫**，**肺がん**を起こす．石綿肺は肺に石綿が沈着して起こるじん肺である．

石綿は，繊維が細くて長いものほど肺から排除されにくく有害性が高くなるとされている．発がん性は，青石綿と茶石綿が白石綿よりも高いとされている．

2）石綿の使用

石綿は，建築物の断熱材・耐火材・吸音材・保温材・結露防止材，自動車や機械のブレーキパッド・クラッチライニング，配管のジョイント材・シール材などに使用されてきたが，現在は，原則として製造等が禁止されている．

3）予防対策

石綿は，飛散して吸入することで健康影響を生じるため，労働安全衛生法とじん肺法では石綿取扱い作業を対象に，大気汚染防止法では石綿を使用した建築物の解体などの作業を対象に，廃棄物の処理及び清掃に関する法律では石綿の廃棄を対象に予防や飛散防止等が図られている．

4　有機溶剤と有機化合物

1）主な有機溶剤の使用例と健康障害

(1) ベンゼン

ベンゼンは有機化学合成に使用され，貧血，**再生不良性貧血**，**急性骨髄性白血病**を起こす．メトヘモグロビンを形成し，**フェノール**が尿中に排泄される．

(2) 二硫化炭素

二硫化炭素は，ビスコースレーヨン，セロファン，殺虫剤，加硫促進剤，医薬品製造などに使用される．急性障害に，結膜炎，水疱性皮膚炎がある．慢性障害に，精神障害，多発性神経炎，**Parkinson（パーキンソン）症候群**，動脈硬化がある．二硫化炭素，2-チオチアゾリジン-4-カルボン酸が尿中に排泄される．

(3) トリクロロエチレン

トリクロロエチレンはドライクリーニングや金属洗浄に使用され，**肝障害**や多発性神経炎などを起こす．**トリクロロ酢酸**や総三塩化物が尿中に排泄される．

(4) ノルマルヘキサン

ノルマルヘキサンは，油脂抽出溶剤，金属洗浄，ゴム糊溶剤に使用され，**多発性神経炎**を起こす．2,5 ヘキサンジオンが尿中に排泄される．

(5) トルエン

トルエンは，染料，医薬品，香料，顔料，漂白剤，溶剤に使用され，中毒性があり，気道刺激，**麻酔作用**，肝障害，腎障害，脳障害を起こす．**馬尿酸**が尿中に排泄される．

(6) キシレン

キシレンは有機溶剤として使用され，**肝障害**を起こす．**メチル馬尿酸**が尿中に排泄される．

(7) クロロホルム

クロロホルムは有機溶剤として使用され，麻酔作用や**肝障害**を起こす．

(8) 四塩化炭素

四塩化炭素は有機化学合成に使用され，**肝障害**や腎障害を起こす．

2）主な有機化合物の使用例と健康障害

(1) 芳香族ニトロ・アミノ化合物

芳香族ニトロ・アミノ化合物は，塗料，火薬，ゴム酸化防止剤などに使用され，**溶血性貧血**，皮膚障害，肝障害を起こす．メトヘモグロビンを形成し，赤血球に Heinz（ハインツ）小体がみられる．

(2) 塩化ビニルモノマー

塩化ビニルモノマーは塩化ビニル製造に使用され，**レイノー現象**，指端骨溶解，強皮症様皮膚障害，肝血管肉腫，肝脾症候群などを起こす．

> **肝脾症候群**
> 肝脾腫，食道および胃の静脈瘤，門脈圧亢進，血小板減少などを伴う病態．

(3) 有機リン

有機リンは殺虫剤に使用され，**コリンエステラーゼ阻害**による神経障害を起こす．

5 金属

1）主な金属と健康障害

(1) 水銀

① **金属水銀・無機水銀**：金属水銀は常温で白銀色の液体で，気化しやすい．鉱山で産出し，温度計などに使用されてきた．無機水銀には塩化水銀や硫化水銀がある．**腎障害**，振戦，口内炎，肺炎を起こす．尿蛋白が検出され，尿中・血中の水銀濃度が上昇する．

② **有機水銀**：有機物と結合した水銀で，殺菌剤や消毒剤などに使用されてきた．アルキル基と結合した水銀に水俣病の原因となったメチル水銀がある．求心性視野狭窄・構音障害・聴力障害・運動失調・振戦・知覚異常がみられる **Hunter-Russell（ハンター・ラッセル）症候群**を起こす．血中・毛髪中の水銀濃度が上昇する．

水銀による環境の汚染の防止に関する法律では，水銀を使用した特定の製品の製造や輸出入が禁止されている．

(2) 鉛

鉛は，ガラス，蓄電池，印刷，顔料，薬品製造などに使用されてきた．**ヘム合成阻害**による貧血，歯肉の鉛縁，食欲不振，疝痛，便秘，伸筋麻痺を起こす．尿中 δ-アミノレブリン酸，尿中コプロポルフィリン，尿中・血中の鉛濃度が上昇し，好塩基斑点赤血球が出現し，**δ-アミノレブリン酸脱水酵素活性**が低下する．

(3) 四アルキル鉛

ガソリン添加剤として使用され，めまい，痙攣などの**中枢神経障害**，尿中・血中の鉛濃度の上昇，赤血球 δ-アミノレブリン酸脱水酵素活性低下を起こす．

(4) 砒素

砒素は，ガラス・農薬・防腐剤・顔料製造，硫化鉱石の焙焼などに使用され，急性障害に，水様性下痢，中枢神経麻痺がある．慢性障害に，**黒皮症**，鼻中隔穿孔，脱毛，砒素疹，角化亢進，嘔吐，下痢，末梢神経炎，振戦，貧血，Bowen

（ボーエン）病，肺がん，**皮膚がん**がある．尿中・毛髪中の砒素濃度が上昇する．

(5) クロム

クロムは，色素製造，メッキ，クロム化合物製造などに使用され，三価より六価の化合物の毒性が強い．皮膚潰瘍，**鼻中隔穿孔**，気管支炎，肺がんを起こし，尿中・血中のクロム濃度が上昇する．

(6) カドミウム

カドミウムは，電池，メッキ，色素，亜鉛精錬，化学合成の触媒などに使用され，急性障害に，間質性肺炎，肺水腫がある．慢性障害に，肺気腫，尿細管障害〔**Fanconi（ファンコニ）症候群**〕，骨軟化症がある．尿中β_2ミクログロブリン，尿糖，尿中・血中のカドミウムの増加がある．イタイイタイ病の原因物質である．

(7) マンガン

マンガンは合金製造などで使用され，言語障害・筋緊張亢進・小字症・仮面様顔貌・突進症状がみられる**Parkinson 症候群**，肺炎を起こす．血中マンガン濃度が上昇する．

(8) ベリリウム

ベリリウムは合金製造などで使用され，急性障害に皮膚潰瘍や肺炎がある．慢性障害にベリリウム肺（肺肉芽腫症）や**肺がん**がある．

(9) 金属ヒューム

亜鉛，カドミウム，ベリリウム，クロム，マンガン，ニッケル，アンチモン，鉄，銅，水銀などの精錬や溶融の際に発生した金属蒸気の凝集物である**金属ヒューム**を吸入して金属熱，咳，胸の圧迫感，頭痛，筋肉痛，知覚異常を起こす．金属熱は，吸入数時間後から一過性に発熱する．

6 発がん物質

発がん物質は，がんを発生させたり，がんの発生を増加させる物質である．DNA に作用して遺伝子の突然変異をもたらしてがんの発生にかかわる**遺伝毒性発がん物質**と，突然変異を起こさないががんの発生を促進する**非遺伝毒性発がん物質**がある．発がん物質は，産業で扱う物質だけでなく，空気，水，食品などにも含まれる．

7 職業がん

職業がんは，職業的に取り扱っている発がん物質や放射性物質が原因となって発生するがんで，発がん性因子に特徴的ながんの発生が多い．大量に曝露された場合には短期での発生がみられるが，長期の潜伏期間を経て発生するものもあり，退職後の管理が必要となる場合もある（**表 9-12**）．

表 9-12　職業性の発がん物質

発がん物質	使用業務	標的臓器
芳香族アミン（ベンチジン，β-ナフチルアミン，4-アミノジフェニル）	染料，ゴム加工	膀胱
ビス（クロロメチル）エーテル	塗料，樹脂製造	肺
六価クロム	クロム色素，鉱石処理	肺
砒素，砒素化合物	三酸化砒素，銅精錬	肺，皮膚
ニッケル化合物	ニッケル精錬	肺，鼻
ベンゼン	染料，化学合成	白血病
塩化ビニルモノマー	重合	肝血管肉腫
ベンゾトリクロリド	農薬，顔料，医薬品	肺
エチレンオキシド	消毒薬	白血病
1,2-ジクロロプロパン	印刷	胆管
石綿	断熱材，織物	肺，中皮腫
コールタール・ピッチ	コールタール・ピッチ取り扱い	肺，皮膚，膀胱
電離放射線	電離放射線・放射性物質取り扱い	皮膚，肺，白血病，甲状腺，骨，肝

8　内分泌かく乱物質

1）内分泌かく乱物質の定義

世界保健機関/国際化学物質安全性計画（WHO/IPCS）は，内分泌かく乱物質を「無処置の生物やその子孫や個体群の内分泌系の機能を変化させ，その結果として健康に有害な影響を生ずる単一の外因性物質または混合物」と定義している．内分泌かく乱物質がヒトに対する影響は，十分な確証が得られていない．しかし，一部の野生生物に影響があることが確認されており，生態系に影響を与えることが懸念されている．

2）内分泌かく乱作用を有すると疑われる物質

(1) エストロゲン作用

女性ホルモンのような働きをもつ物質で，**DDT**（ジクロロジフェニルトリクロロエタン），PCB（ポリ塩化ビフェニル），ビスフェノール A，イソフラボン，DES（ジエチルスチルベストロール）などがある．

DDT：dichlorodiphenyl-trichloroethane，有機塩素系の殺虫剤

PCB：polychlorinated biphenyl

DES：diethylstilbestrol，合成女性ホルモン薬

(2) 抗アンドロゲン作用

男性ホルモンの働きを阻害する物質で，ビンクロゾリン，DDE（ジクロロジフェニルジクロロエチレン）などがある．

(3) 間接的作用

間接的にホルモンの働きに影響を与える物質で，**ダイオキシン類**は Ah 受容体（アリルハイドロカーボン受容体）に結合してエストロゲンやアンドロゲンの働きに影響する．

9　ダイオキシン類

ダイオキシン類とは，ポリ塩化ジベンゾ-パラ-ジオキシン（PCDD），ポリ塩化ジベンゾフラン（PCDF），コプラナーポリ塩化ビフェニル（Co-PCB）の化合物の総称である．塩素を含む有機物の不完全燃焼，化学合成の副生成物として発生する．環境中に残留しやすく，生体では主に脂肪に取り込まれて排泄されにくい．ダイオキシン類は**発がん性**，**催奇形性**，**免疫毒性**，**内分泌かく乱作用**による生殖障害を引き起こす可能性がある．日本では，主な発生源は廃棄物の焼却である．食品からの取り込みが多く，特に魚介類が食品由来の 9 割を占める．食品からのダイオキシン類の 1 日摂取量は，平均 0.44 pg TEQ/kg bw/日〔2021（令和 3）年度〕で，耐容 1 日摂取量（TDI）4 pg TEQ/kg bw/日より低く，年々減少している．

Ⅷ 環境リスクの評価

1　リスク分析

1）リスク分析（リスクアナリシス）

リスク分析は，**ハザード**による悪影響の発生を防止し，**リスク**を最小限に抑えるための科学的手法である．化学物質の有害性を特定し，人間や環境に与える影響を評価して対策を立てて実施するための手法として利用される．**リスク評価**，**リスク管理**，**リスクコミュニケーション**の 3 つの要素で構成される．

食品や化学物質の安全性の確保，環境の管理に利用されている．

2）リスク評価（リスクアセスメント）

ハザードで生じるリスクを評価すること．ハザードの特定，ハザードの判定，曝露評価，リスク判定の 4 つの段階を含む．

(1) ハザード（危害要因：hazard）

ハザードはヒトの健康に悪影響を及ぼす原因となる可能性があるものを表す．

(2) リスク（risk）

リスクは，ハザードで生じる健康への悪影響が発生する**確率**と**影響の程度**を表す．

3）リスク管理（リスクマネジメント）

リスク管理は，リスク評価をふまえて，リスクを最小限に抑えるために科学的に妥当で実現可能な措置を実施することである．

4）リスクコミュニケーション

リスクコミュニケーションは，リスク評価機関，リスク管理機関，ステークホルダーである住民や生産者などの関係者が，リスク分析のすべての過程で相互に情報や意見を交換することである．リスクに関する知識を深め，リスク評価やリスク管理を有効に機能させる．

2　リスク評価の指標

化学物質のリスクを管理するためには，化学物質の危険性や有害性とともにヒトへの曝露量を評価して，有害性の程度や頻度を推定する．

リスク評価の指標は化学物質の生体影響の評価に用いられる．

1）量反応関係と閾値

（1）量反応関係（dose-response relationship）

量反応関係は，化学物質や微生物の曝露量と生体影響を示した**個体の割合**との関係を表す．

（2）量影響関係（dose-effect relationship）

量影響関係は，化学物質や微生物の曝露量と**生体影響の程度**との関係を表す．

（3）閾値（threshold）

閾値は，それ以下では影響や反応がみられない用量を表す．

2）リスク評価の主な指標

（1）LD_{50}（半数致死量：lethal dose 50）

LD_{50}は，1回の投与で投与した動物群の50％の個体を観察期間内に死亡させる用量を表す．急性毒性の指標として用いられる．

（2）ED_{50}（半数効果量：effective dose 50）

ED_{50}は，1回の投与で投与した動物群の50％の個体に反応を引き起こす用量を表す．LD_{50}/ED_{50}を**安全域**といい，値が大きいほど安全性が高い．

（3）LOEL（最小影響量：lowest observed effect level）

LOELは，毒性試験で有害，無害を問わず何らかの影響が認められる最小の用量を表す．

（4）LOAEL（最小毒性量：lowest-observed adverse effect level）

LOAELは，毒性試験で，毒性学的な有害影響が認められた最小投与量を表す．

（5）NOEL（無影響量：no observed effect level）

NOELは，毒性試験で有害，無害を問わず何ら影響が認められない最大の用量を表す．

（6）NOAEL（無毒性量：no-observed adverse effect level）

NOAELは，反復毒性試験，生殖・発生毒性試験などのさまざまな毒性試験で，有害な影響が全く認められない最大の用量を表す．種々の動物試験で得られたすべての無毒性量のなかで最小の値をその物質のNOAELとして採用することが多い．

3　環境基準

環境基準は，ヒトの健康を保護し，生活環境を保全するために維持することが望ましい環境の基準である．環境基本法に基づいており，政府が定める**環境保全行政上の目標**である．大気汚染，水質汚濁，土壌汚染，騒音，ダイオキシン類などについて環境基準を定めている．

4　1日摂取許容量と耐容1日摂取量

1）1日摂取許容量（ADI：acceptable daily intake，1日許容摂取量）

食品に意図的に使用する農薬や食品添加物などを対象に，ヒトが一生涯にわたって毎日摂取し続けても健康への悪影響がないと推定される1日あたりの摂取量を表す．mg/kg体重/日で示す．

慢性毒性試験や生殖発生毒性試験など種々の動物実験から得られた物質の無毒性量（NOAEL）を，ヒトと動物の感受性の差を10倍，個人の感受性の差を10倍と見積もって求めた**安全係数**（100）で除して算出する．

2）耐容1日摂取量（TDI：tolerable daily intake）

意図的な使用はなく食品に元々存在する重金属やかび毒などを対象に，ヒトが一生涯にわたって毎日摂取し続けても，健康への悪影響がないと推定される1日あたりの摂取量を表す．推定方法はADIと同じである．

第10章 環境問題と環境汚染

人口の増加と社会・経済活動の発展に伴い，人類が環境に排出する物質の種類とそれらの量は増加傾向にある．自然の物質循環では処理できない物質や処理能力を上回る量の物質はヒトの健康に直接影響を与えるばかりでなく，地球規模で気候や生態系に影響を及ぼす．人類が将来も持続して生存していくためには，国際的に協力して環境に影響を与える物質の排出を防ぎ，環境を保全することが求められている．

I 環境問題

1 地球環境問題

1）地球環境問題

(1) 特徴

地球環境問題は，問題の原因となる発生源が地球のさまざまな所に存在していたり，影響が地球全体にわたる規模の環境問題で，人類の将来にも影響を与える．その解決には世界の国々が協力して取り組むことが求められている．

(2) 種類

地球温暖化，オゾン層破壊，酸性雨，熱帯林減少，砂漠化，開発途上国の公害，野生生物種の減少，海洋汚染，有害廃棄物の越境移動などがある．

2）環境基本法

(1) 基本理念

1993（平成 5）年に施行され，環境の恵沢の享受と継承，環境への負荷の少ない持続的発展が可能な社会の構築，国際的協調による地球環境保全の積極的推進を理念としている．

(2) 施策

環境基本計画の策定，事業の環境影響評価，環境保全活動の推進，地球環境保全の国際協力推進を行う．

3）アジェンダ 21

1992（平成 4）年にブラジルのリオデジャネイロで開催された環境と開発に関する国連会議（UNCED）において，環境と開発に関する**リオ宣言**が採択された．アジェンダ 21 は，リオ宣言を受けて作成された 21 世紀へ向けての行動計画である．人口問題や貧困の撲滅などの多くの問題とともに，オゾン層の破壊防止，砂漠化の防止，大気汚染防止などの地球環境問題も取り上げられている．

2　地球温暖化

石油や石炭などの化石燃料の燃焼によって**二酸化炭素**の排出が増加したことと，森林伐採によって二酸化炭素の同化量が減少したことによって大気中の二酸化炭素が増加したことが地球温暖化の主な原因とされている．地球温暖化は**温室効果ガス**の増加でもたらされる．温室効果ガスは，地表から放射された赤外線の一部を吸収して再び放出して地表を温める働きが高いガスである．温室効果ガスには，二酸化炭素，フロン，メタン，一酸化二窒素がある．

地球温暖化は，気温の上昇によって，海水面の上昇，干ばつ，風水害，熱帯感染症の拡大などさまざまな影響をもたらす．

地球温暖化対策の国際的取り組みとして，1997（平成 9）年に採択された先進国の温室効果ガス排出削減目標を定めた**京都議定書**や，2015（平成 27）年に採択された気温上昇を 2℃未満に保つことを目的とする**パリ協定**がある．

3　オゾン層破壊

オゾン層は，上空約 10〜50 km の成層圏に存在し，紫外線を吸収する働きがある．**フロン**，ハロン，臭化メチルはオゾン層を破壊する作用がある．

これらのオゾン層破壊物質は，極地上空の成層圏のオゾン層を薄くしてオゾンホールを発生させる．それによって，地表に降り注ぐ紫外線が増加して，皮膚がんや白内障を増加させたり，生態系への影響が懸念されている．

オゾン層保護の国際的取り組みに，1985（昭和 60）年に締結されたオゾン層保護の国際協力に関する**ウィーン条約**や，1987（昭和 62）年に採択されたオゾン層破壊物質の生産と消費削減を定めた**モントリオール議定書**がある．

4　酸性雨

主に化石燃料の燃焼で排出されるガスに含まれる硫黄酸化物や窒素酸化物が大気中で硫酸や硝酸となり，**pH 5.6 以下の雨**，霧，雪などの酸性降下物として降り注ぐものと，ガスやエアロゾルとして沈着するものを総称して酸性雨という．

生態系への影響や建造物の破壊が懸念されている．

酸性雨を防ぐ国際的取り組みに，1979（昭和 54）年に締結された国連欧州経済委員会の長距離越境大気汚染条約や，2001（平成 13）年から本格的に稼働した東アジア酸性雨モニタリングネットワークがある．

5　砂漠化

国連砂漠化対処条約では，砂漠化を「乾燥地域，半乾燥地域及び乾燥半湿潤

国連砂漠化対処条約

1994 年に採択された，深刻な干ばつまたは砂漠化に直面する国（特にアフリカの国）において砂漠化に対処するための国際連合条約．

地域における気候の変動及び人間活動を含む種々の要因による土地の劣化」と定義している．砂漠化地域は，アジアとアフリカを中心に世界の陸地の約４分の１を占め，全人口の約６分の１がその地域に居住している．砂漠化は，地球的規模での気候変動，干ばつ，乾燥化などの気候的要因だけでなく，農地の拡大，家畜の過放牧，都市の拡大，鉱山開発などの人為的要因もかかわっている．食料や生活物資不足による生活基盤の破壊や難民の発生などの社会経済への影響や，地球規模の気候変動への影響が懸念されている．

Ⅱ 環境汚染

1 大気汚染

1）大気汚染とは

(1) 大気汚染の発生

化石燃料の燃焼やさまざまな工業製品の製造過程で排出される物質によって大気が汚染されて起こる．発生源は，製造工場や火力発電所などの固定発生源と自動車などの移動発生源に分類される．多くの大気汚染物質は発生源から直接排出される一次汚染物質であるが，光化学オキシダントのように一次汚染物質が大気中で変化して生じる二次汚染物質もある．

(2) 汚染物質の種類

① **環境基本法に基づいて環境基準が設定されている物質**：環境基準はヒトの健康を保護し，生活環境を保全するうえで維持することが望ましい基準で，二酸化硫黄，一酸化炭素，浮遊粒子状物質，微小粒子状物質，二酸化窒素，光化学オキシダント，ベンゼン，トリクロロエチレン，テトラクロロエチレン，ジクロロメタンに設定されている．

② **ダイオキシン類対策特別措置法に基づいて環境基準が設定されている物質**：①の環境基準に追加されて設定された基準で，ダイオキシン類が対象である．

③ **健康リスクの低減を図る指針値が設定されている物質**：環境基準が設定されていない有害な大気汚染物質で，健康リスクの低減を図るために環境目標値を定めた物質に，アクリロニトリル，塩化ビニルモノマー，水銀，ニッケル化合物，クロロホルム，1,2-ジクロロエタン，1,3-ブタジエン，砒素および無機砒素化合物，マンガンおよび無機マンガン化合物がある．

(3) 汚染物質の概要

① **二酸化硫黄**：硫黄を含む化石燃料の燃焼で発生する．**四日市喘息**や酸性雨の原因物質である．

② **一酸化炭素**：化石燃料の不完全燃焼で発生する．**自動車**が主な発生源である．

③ **浮遊粒子状物質（SPM）**：大気に浮遊する**粒径 10 μm 以下**の粒子状物質である．工場の煤煙中の煤じん，ディーゼルエンジン排気ガス中の黒煙，窒素酸化物や硫黄酸化物が大気中で変化してできた二次生成粒子，土埃などが原因

SPM：suspended particulate matter

である．吸入によって肺に沈着する．

④ **微小粒子状物質（$PM_{2.5}$）**：**粒径 2.5 μm 以下**の浮遊粒子状物質で，肺胞に到達しやすい．

$PM_{2.5}$：particulate matter 2.5

⑤ **二酸化窒素**：化石燃料の燃焼で生じる．高濃度では呼吸器疾患を起こし，酸性雨や**光化学スモッグ**の原因物質となる．

⑥ **光化学オキシダント**：窒素酸化物と揮発性有機化合物（VOC）が太陽光で光化学反応を起こして二次的に生成したオゾンやパーオキシアシルナイトレートなどの物質である．眼・鼻・喉を刺激し，植物にも影響を与え，**光化学スモッグ**の原因となる（**図 10–1**）．

VOC：volatile organic compounds，トルエン，キシレン，酢酸エチルなど

パーオキシアシルナイトレート：peroxyacyl nitrates，PAN

光化学スモッグ

光化学オキシダントが大気中で拡散せずに滞り，白いモヤがかかったように空が霞んでみえる状態．

⑦ **ベンゼン**：化学合成の原料として使用され，ガソリンにも含まれる．急性骨髄性白血病を起こす．

⑧ **トリクロロエチレンとテトラクロロエチレン**：工業製品の洗浄や溶剤として使用されている．**発がん性**があり，肝・腎・中枢神経障害を起こす．

⑨ **ジクロロメタン**：工業製品の洗浄，脱脂溶剤，塗料剥離剤として使用されている．麻酔作用や精巣毒性がある．

⑩ **ダイオキシン類**：有機物の燃焼で発生し，**廃棄物焼却**が主な発生源で，自動車排気ガス，タバコ煙などにも含まれる．一部のダイオキシン類には発がん性がある．大気からの吸入量よりも食物からの摂取量が多い．

2）大気汚染の現状

(1) 大気汚染物質の監視体制

大気汚染防止法に基づいて，一般環境大気測定局（一般局）と自動車排出ガス測定局（自排局）で汚染物質を常時監視している．

(2) 大気汚染物質の状況

2021（令和 3）年度の二酸化硫黄，一酸化炭素，二酸化窒素，浮遊粒子状物質，微小粒子状物質の環境基準達成率は，一般局と自排局でいずれも 99％以上である．光化学オキシダントの達成率は，一般局で 0.2％，自排局で 0％ときわめて低い．2022（令和 4）年度の光化学オキシダントの注意報発令濃度（0.12 ppm）を超えた日数は，12 都府県で 41 日であった．都市とその周辺部に多い（**図 10–2**）．

3）大気汚染防止対策

(1) 固定発生源対策

大気汚染防止法に基づいて，硫黄酸化物，煤じん，窒素酸化物などの煤煙，揮発性有機化合物，粉じんなどの発生に対して排出基準を設定し，排出濃度，排出総量，除去法等を定めている．

(2) 移動発生源対策

自動車から排出される窒素酸化物及び粒子状物質の特定地域における総量の削減等に関する特別措置法（自動車 NOx・PM 法）に基づいて，東京，神奈

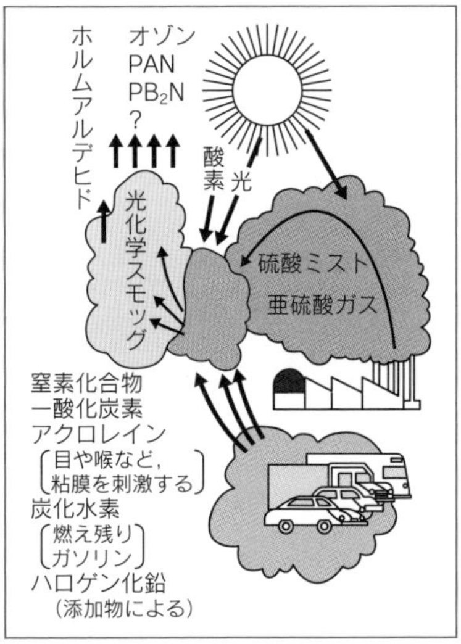

図 10-1　光化学スモッグ発生の機序

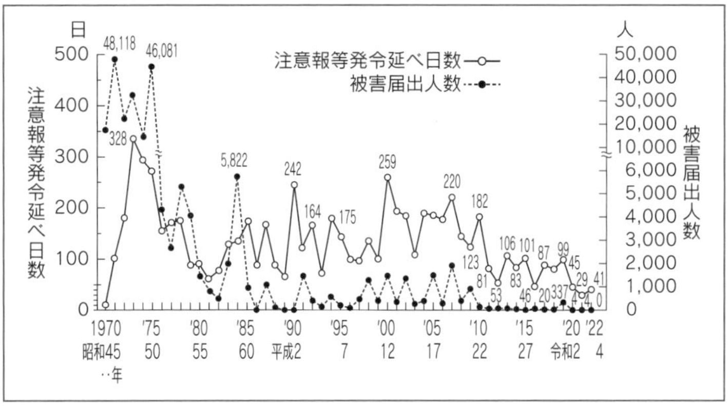

図 10-2　光化学オキシダント注意報等発令延べ日数，被害届出人数の年次推移

資料：環境省

川，埼玉，千葉，愛知，大阪，三重，兵庫の特定地域内では排出基準を満たさない自動車の登録ができない．

(3) 揮発性有機化合物（VOC）対策

VOC は浮遊粒子状物質の 6～7 割を占める**二次生成粒子**の発生に最も関与しており，光化学オキシダントの生成にもかかわっているので，自動車，固定発生源ともに排出が規制されている．

2 水質汚濁

1）水質汚濁の発生

生活排水，工場排水，鉱山廃水，農薬等による汚染が原因となって，有機物，有機化合物，無機化合物，金属が河川，湖沼，海洋に排出されて水質を汚濁する．

2）水質汚濁防止対策

環境基本法に基づいて，公共用水域の水質保全を図るために水質汚濁に係る環境基準として，人の健康の保護に関する環境基準と生活環境の保存に関する環境基準が設けられている．これらの環境基準を達成するために，**水質汚濁防止法**に基づいて工場等からの排水の基準が定められている．

(1) 人の健康の保護に関する環境基準（健康項目）

河川・湖沼・海域の公共用水域を対象に 27 項目を設定している．地下水はクロロエチレン 0.002 mg/L を加えて 28 項目を設定している（**表 10-1**）．

(2) 生活環境の保全に関する環境基準（生活環境項目）

利水の態様で水域ごとに類型を指定して環境基準を設定している．河川は 6 類型，湖沼は 4 類型，海域は 3 類型がある．

表 10-1　人の健康の保護に関する環境基準（公共用水域・地下水）

平成 26（'14）年 11 月改正

有害物質の種類	基準値	有害物質の種類	基準値
カドミウム	0.003 mg/L 以下	1,1,2-トリクロロエタン	0.006 mg/L 以下
全シアン	検出されないこと	トリクロロエチレン	0.01 mg/L 以下
鉛	0.01 mg/L 以下	テトラクロロエチレン	0.01 mg/L 以下
六価クロム	0.05 mg/L 以下	1,3-ジクロロプロペン	0.002 mg/L 以下
砒素	0.01 mg/L 以下	チウラム	0.006 mg/L 以下
総水銀	0.0005 mg/L 以下	シマジン	0.003 mg/L 以下
アルキル水銀	検出されないこと	チオベンカルブ	0.02 mg/L 以下
PCB	検出されないこと	ベンゼン	0.01 mg/L 以下
ジクロロメタン	0.02 mg/L 以下	セレン	0.01 mg/L 以下
四塩化炭素	0.002 mg/L 以下	硝酸性窒素及び亜硝酸性窒素	10 mg/L 以下
1,2-ジクロロエタン	0.004 mg/L 以下	ふっ素	0.8 mg/L 以下
1,1-ジクロロエチレン	0.1 mg/L 以下	ほう素	1 mg/L 以下
シス-1,2-ジクロロエチレン	0.04 mg/L 以下	1.4-ジオキサン	0.05 mg/L 以下
1,1,1-トリクロロエタン	1 mg/L 以下		

備考：1）基準値は年間平均値とする．ただし，全シアンに係る基準値については最高値とする．

2）「検出されないこと」とは，定められた方法により測定した場合において，その結果が当該方法の定量限界を下回ることをいう．

3）海域については，ふっ素およびほう素の基準値は適用しない．

① 河川の項目：**水素イオン濃度（pH），生物化学的酸素要求量（BOD），浮遊物質量（SS），溶存酸素量（DO），大腸菌群数．**

② 湖沼の項目：pH，**化学的酸素要求量（COD）**，SS，DO，大腸菌群数．

③ 海域の項目：pH，COD，DO，大腸菌群数，n-ヘキサン抽出物質．

さらに，水の富栄養化が起こりやすい閉鎖性の湖沼や海域では，窒素とリンについて環境基準が設定されている．

(3) 排水基準

水質汚濁防止法に基づいて，健康に係る有害物質についての排水基準（30 項目）（**表 10-2**）と生活環境に係る汚染状態についての排水基準（15 項目）が設定されている．

3）水質汚濁の現状

(1) 人の健康の保護に関する環境基準（健康項目）の達成状況

2021（令和 3）年度の健康項目全体（27 項目）の環境基準達成率は 99.1% であった．環境基準値の超過は，カドミウム，鉛，砒素，1,2-ジクロロエタン，硝酸性窒素および亜硝酸性窒素，ふっ素の 7 項目で，50 地点でみられた．河川が 7 項目，47 地点，湖沼が 2 項目，3 地点，海域は超過地点がなかった．

砒素とふっ素の環境基準値超過は自然由来が主な原因である．その他は，休廃止鉱山廃水，温泉排水，農業肥料および家畜排泄物などが原因である．

(2) 生活環境の保全に関する環境基準（生活環境項目）の達成状況

2021（令和 3）年度の環境基準達成状況は，河川の BOD は 93.1%，湖沼の COD は 53.6%，海域の COD は 78.6%であった．

表 10-2　健康に係る有害物質についての排水基準

平成 27（'15）年 10 月 21 日改正

有害物質の種類		許容限度
カドミウム及びその化合物		カドミウムとして，0.03 mg/L
シアン化合物		シアンとして，1 mg/L
有機燐化合物（パラチオン，メチルパラチオン，メチルジメトン及び EPN に限る）		1 mg/L
鉛及びその化合物		鉛として，0.1 mg/L
六価クロム化合物		6 価クロムとして，0.5 mg/L
砒素及びその化合物		砒素として，0.1 mg/L
水銀及びアルキル水銀その他の水銀化合物		水銀として，0.005 mg/L
アルキル水銀化合物		検出されないこと
ポリ塩化ビフェニル		0.003 mg/L
トリクロロエチレン		0.1 mg/L
テトラクロロエチレン		0.1 mg/L
ジクロロメタン		0.2 mg/L
四塩化炭素		0.02 mg/L
1,2-ジクロロエタン		0.04 mg/L
1,1-ジクロロエチレン		1 mg/L
シス-1,2-ジクロロエチレン		0.4 mg/L
1,1,1-トリクロロエタン		3 mg/L
1,1,2-トリクロロエタン		0.06 mg/L
1,3-ジクロロプロペン		0.02 mg/L
チウラム		0.06 mg/L
シマジン		0.03 mg/L
チオベンカルブ		0.2 mg/L
ベンゼン		0.1 mg/L
セレン及びその化合物		セレンとして，0.1 mg/L
ほう素及びその化合物	海域以外の公共用水域に排出されるもの： 海域に排出されるもの：	ほう素として，10 mg/L ほう素として，230 mg/L
ふっ素及びその化合物	海域以外の公共用水域に排出されるもの： 海域に排出されるもの：	ふっ素として，8 mg/L ふっ素として，15 mg/L
アンモニア，アンモニウム化合物，亜硝酸化合物及び硝酸化合物	アンモニア性窒素に 0.4 を乗じたもの，亜硝酸性窒素及び硝酸性窒素の合計量：	100 mg/L
1,4-ジオキサン		0.5 mg/L

(3) 地下水の環境基準達成状況

2021（令和 3）年度の環境基準超過率は 5.1％であった．自然由来が主な原因である砒素の超過率が 2.4％で最も高い．

3　土壌汚染

1）土壌汚染とは

大気汚染物質の落下や水質汚濁物質の浸透，廃棄物の埋め立てなどにより土壌が汚染される．主な汚染物質は，重金属，揮発性有機化合物等の有害物質，農薬である．土壌を汚染した物質が地下水，河川，海洋に入り込んで飲料水，農産物，魚介類を汚染したり，土壌の有害物質に触れたり吸入したりしてヒトの健康に影響するばかりでなく，悪臭の原因となったり，植物の生育障害を起こして農業や生態系にも影響を与える．

2）土壌汚染の対策

環境基本法に基づいて 29 項目について環境基準が設けられている．基準超過は，鉛や砒素などの重金属が多い．汚染土壌の処理などの対策は，**土壌汚染対策法**で定められている．

4　騒音

騒音は，騒音性難聴，短時間の騒音曝露による一時的な聴力低下，交感神経活動亢進などの生理的影響ばかりでなく，心理的不快感，睡眠や会話の妨害などの生活にも影響を与える．騒音の苦情件数は，19,700 件〔2021（令和 3）年度〕で，発生源別では建設作業が 37.9％で最も多く，工場・事業場が 27.8％，営業が 7.4％の順である．**騒音規制法**によって，工場・事業場，建設作業，自動車の騒音対策が講じられている．また，環境基本法に基づいて地域の類型と時間の区分で環境基準が定められている．航空機騒音に対しては航空機騒音に係る環境基準が，新幹線騒音に対しては新幹線鉄道騒音に係る環境基準が定められ，基準達成に向けた対策が進められている．

環境としての騒音については第 9 章を参照のこと．

5　悪臭

悪臭は，「複数の物質からなる低濃度の気体状物質であって人に不快感や嫌悪感を与えるもの」と定義されている．臭いは感覚的なもので，個人差が大きい．

悪臭の苦情件数は 12,950 件〔2021（令和 3）年度〕で，発生源別では野外焼却が 27.9％で最も多く，サービス業・その他が 14.7％，個人住宅・アパート・寮が 13.4％の順である．

事業活動に伴って発生する悪臭は**悪臭防止法**で規制されている．都道府県知事は悪臭を防止する必要がある**規制地域**を指定し，**特定悪臭物質**や**臭気指数**の規制基準を定める．規制基準には，敷地境界線（1 号基準），気体排出口（2 号基準），排出水（3 号基準）がある．市町村長は，規制地域で特定悪臭物質の濃度や臭気指数を測定し，規制基準に適合せず，住民の生活環境が損なわれている場合には改善勧告や改善命令を行う．測定は臭気判定士に委託できる．

特定悪臭物質
不快なにおいの原因となり，生活環境を損なうおそれのある物質であって政令で指定するもの．現在 22 物質が指定されている．

臭気指数
臭気指数とは，人間の嗅覚を用いて悪臭の程度を数値化したもの．臭気を感じなくなるまで試料を無臭空気で希釈したときの希釈倍率（臭気濃度）の対数値に 10 を乗じた値で示す．
臭気指数＝10×log（臭気濃度）

臭気判定士（臭気測定業務従事者）
パネルの選定，試料の採取，試験の実施，結果の求め方まですべてを統括する嗅覚測定法を行うための国家資格．

6　公害のエピソード

1）公害とは

環境基本法では，公害を「事業活動等の人為的原因による広範な健康や生活環境の被害」と定義している．公害には，**大気汚染**，**水質汚濁**，**土壌汚染**，**騒音**，**振動**，**地盤沈下**，**悪臭**がある．公害の苦情件数は，騒音，大気汚染，悪臭の順に多い．

2）公害健康被害補償法

⑴ 補償の対象

公害健康被害補償法では，原因物質と疾患が特異的関係にある公害健康被害者に対する補償や環境整備を行っている．**第二種指定地域**のイタイイタイ病，水俣病，慢性砒素中毒の公害健康被害者が補償の対象になっている．補償費用は，公害の原因者が負担するのが原則である．

⑵ 指定解除された疾患

大気汚染が著しい地域を第一種指定地域として気管支喘息や慢性気管支炎などを指定疾病としていたが，汚染が改善されたため，指定を解除している．

3）公害病

⑴ 四大公害病

四大公害病は，**水俣病**，**新潟水俣病**，**イタイイタイ病**，**四日市喘息**を指す．いずれも，高度経済成長期の昭和30年代から40年代にかけて地域住民に深刻な健康被害が発生し，患者の救済，発生源の対策，訴訟，公害対策の政策や法律の整備などの共通の経過をたどった．現在は新たな患者は発生していないが，患者の認定や救済などが今も続いている．

⑵ 水俣病

水俣病は，1956（昭和31）年に熊本県水俣市で公式確認された．新日本窒素水俣工場のアセトアルデヒド製造過程で発生した**メチル水銀化合物**を含んだ工場廃水が水俣湾に排出されて魚介類を汚染した．食物連鎖を介して生物濃縮されたメチル水銀化合物を保有する魚介類を地域住民が長期間にわたって大量に摂食して発病した．症状は，中枢神経障害で，両側性求心性視野狭窄，中枢性眼球運動障害，中枢性聴力障害，四肢末端の感覚障害，中枢性の平衡機能障害，小脳性運動失調などがみられる．また，胎盤を介して胎児にメチル水銀が移行して，生まれながらに脳の障害がみられる胎児性水俣病も発生した．

⑶ 新潟水俣病

1965（昭和40）年に新潟県**阿賀野川流域**で確認された水俣病で，新潟水俣病または第二水俣病とよばれている．アセトアルデヒドを製造していた昭和電工鹿瀬工場から排出されたメチル水銀化合物を含む工場排水が阿賀野川を汚染したことが原因であった．

⑷ イタイイタイ病

イタイイタイ病は，大正から昭和にかけて富山県**神通川流域**で発生し，1968（昭和43）年に公害病として指定された．神通川上流の岐阜県神岡町にある三井金属鉱業神岡鉱業所で，亜鉛製錬の際に出る**カドミウム**を含んだ廃水を神通川に排出して流域の水と土壌を汚染したことが原因である．カドミウムで汚染された水や農作物を長期間摂取して慢性のカドミウム中毒となり，腎尿細管再吸収障害と骨軟化症を起こした．イタイイタイ病は，慢性のカドミウム中毒に，妊娠，分娩，授乳，更年期，重労働，栄養不足などの要因が長期間にわたって重なって発生すると考えられている.

(5) 四日市喘息

三重県四日市市の石油化学コンビナートは，昭和30年代半ばから本格的に稼動を始め，大気汚染物質である**硫黄酸化物**が大気中に大量に排出された．硫黄酸化物の吸入により，地域住民に**気管支喘息**，喘息性気管支炎，慢性気管支炎，肺気腫が発生した.

(6) 慢性砒素中毒

慢性砒素中毒は公害健康被害補償法で指定疾病に指定されている．1973（昭和48）年に宮崎県高千穂町**土呂久**鉱山周辺を，1974（昭和49）年に島根県津和野町**笹ヶ谷**鉱山周辺を指定地域とし，認定された患者に治療費等を補償している.

これらの鉱山では，産出する硫砒鉄鉱を窯で焼いて亜砒酸を採取していた．その際に排出される排煙や排水に亜砒酸が含まれていた．亜砒酸は，**皮膚色素沈着**，鼻中隔穿孔，多発性神経炎，角化症，気管支炎，皮膚がん，肺がんなどを起こす.

第11章　感染症

　古くから，感染症は人類に健康障害や死亡をもたらす重要な疾患であった．現在は，多くの感染症について予防対策や治療方法が確立して患者数や死亡数が減少したが，結核やマラリアなどの感染症はいまだに世界的に流行している．また，ヒト免疫不全ウイルス（HIV）による後天性免疫不全症候群（AIDS）や新型コロナウイルス感染症（COVID-19）など新たな感染症が流行し，これらの感染症の対策は社会的に重要な課題となっている．

COVID-19：coronavirus disease 2019

I　感染の成立要因（感染源，感染経路，感受性）

1　感染症と病原体

1）感染症

　感染症は，病原体の感染によって起こる疾病である．**感染**は，感染の対象となる生物である宿主に病原体が侵入して定着し，増殖することで起こる．感染によって，宿主に障害が起こり，発熱などの症状が現れた場合を**発症**という．

　細菌，ウイルス，真菌，寄生虫，プリオンの一部が感染症を引き起こす病原体になる．微生物に感染症を引き起こす能力があることを**病原性**があるといい，病原性の強さの程度を**ビルレンス（毒力）**で表す．病原体によってビルレンスが強くて致死的な症状を起こすものやビルレンスが弱くて軽症で済むものがあり，ビルレンスは病原体の種類によって異なる．

2）感染の成立

　病原体が宿主に感染するためには一定量の病原体が同時に侵入する必要がある．侵入した病原体は宿主内で増殖して一定量を超えると発症する．病原体が侵入してから発症までの期間を**潜伏期**という．感染に必要な病原体量を感染量，発症に必要な病原体量を発症量といい，病原体の種類によって異なる．感染量が少ない病原体ほど少数の病原体量で感染が成立し，発症量が少ない病原体ほど発症しやすい．同じ病原体でも，宿主に侵入する病原体の量が多いと感染が成立しやすく，短い潜伏期で発症して，重症化しやすい．

　感染して発症する場合を**顕性感染**，感染しても発症しない場合を**不顕性感染**という．

　病原体はどんな生物にも感染して症状を現す訳ではなく，特定の宿主にのみ感染して症状を現す．病原体が宿主に感染するには，環境から宿主にたどり着く感染経路をたどって，宿主の特定の入口から生体内に侵入する必要がある．また，病原体は，宿主が備えているさまざまな生体防御機構をかいくぐって宿主内に侵入し，増殖しなければならない．

感染が成立するためには，病原体が存在する**感染源**，感染源から宿主の侵入口にたどり着く**感染経路**，宿主の防御機構の状態を表す**感受性**の３要因が感染に適した条件であることが求められる．

2 感染源

感染源は，病原体が存在したり，病原体で汚染されたりして宿主に感染させるおそれがあるものである．自然界で病原体が本来棲息しているところを病原巣という．

1）ヒトからヒトに感染する感染症の感染源

(1) 患者

感染して症状が現れている者で，大量の病原体を排出し，重要な感染源である．

(2) 保菌者（キャリア）

病原体を保有するが症状が現れていない者で，一部の感染症では病原体を排出して感染源になることがある．

① **潜伏期保菌者**：潜伏期に病原体を排出する者が感染源になる．ジフテリア，流行性髄膜炎，麻疹，百日咳，流行性耳下腺炎，新型コロナウイルス感染症（COVID-19）などがある．

② **回復期保菌者**：症状が治まった後も病原体を排出する者が感染源になる．腸チフス，パラチフス，コレラ，ノロウイルスなどがある．

③ **健康保菌者（無症状保菌者）**：感染しても症状が現れないが病原体を排出する者が感染源になる．症状がないため，自他ともに感染に気付かずに多くのヒトに接触して感染を広める危険性が高い．長期間にわたって病原体を排出し続けることもある．赤痢，腸チフス，パラチフス，ポリオ，コレラ，ジフテリア，B 型肝炎などがある．

(3) 接触者

感染者と接触し，手指や衣類に病原体を付着させて，持ち運ぶ者が感染源になる．家族，医療や介護従事者などが相当することが多い．

2）動物

動物は，動物からヒトに感染する**人獣共通感染症（動物由来感染症）**の感染源で，ダニやシラミなどの節足動物が媒介するものもある．腺ペスト，ツツガ虫病，サルモネラ症，日本脳炎，牛結核，ブルセラ症，炭疽，野兎病，狂犬病，オウム病，トキソプラズマなどがある．

3）土

土壌に存在する病原体が創傷などから侵入し，感染する．破傷風菌，ガス壊疽菌，ボツリヌス菌，レジオネラ属菌，真菌などがある．

3 感染経路

感染経路は，病原体が感染源から宿主に到達する経路である．感染経路は病原体によって異なる．

1）接触感染

(1) 直接接触感染

感染源に皮膚や粘膜が直接触れることで感染する感染経路で，性行為や咬傷も含まれる．梅毒，淋菌感染症，HIV 感染症，狂犬病，炭疽，破傷風などがある．

HIV：human immunodeficiency virus，ヒト免疫不全ウイルス

(2) 間接接触感染

病原体が付着した媒介物である食器，タオル，寝具，玩具，衣類などに触れることにより感染する．経口感染する消化器感染症，トラコーマ，アデノウイルス感染症などがある．

2）飛沫感染

病原体を含む咳，くしゃみ，発声で飛び散った飛沫を吸い込んで感染する感染経路である．多くの飛沫は粒径が 5 μm 以上で，1 m 程度で落下するものが多い．ジフテリア，猩紅熱，痘そう，流行性髄膜炎，インフルエンザ，麻疹，百日咳，肺結核，流行性耳下腺炎，風疹，COVID-19 などがある．

3）空気感染

(1) 飛沫核感染

病原体を含む飛沫が空気中を浮遊する間に乾燥して粒径が 5 μm 以下の飛沫核となり，これを吸い込んで感染する感染経路である．**麻疹**，**結核**，**水痘**などがある．

(2) じん埃感染

病原体が付着したじん埃を吸い込んで感染する感染経路である．レジオネラ症，オウム病などがある．

4）母子感染

母子間の感染を**垂直感染**，ヒトからヒトへの感染を水平感染という．

(1) 経胎盤感染

妊娠中に母体から胎盤を介して胎児が感染する感染経路である．梅毒，風疹，サイトメガロウイルス感染症，HIV 感染症などがある．

(2) 経産道感染

分娩時に産道で新生児が感染する感染経路である．産道に存在する淋菌，*Streptococcus agalactiae*（ストレプトコッカス・アガラクティエ），*Chlamydia trachomatis*（クラミジア・トラコマティス），B 型肝炎ウイルス，HIV などがある．

(3) 母乳感染

母乳を介して乳児が感染する感染経路である．HTLV-1，HIV，サイトメガロウイルスなどがある．

HTLV-1

human T-cell leukemia virus type 1，ヒト T 細胞白血病ウイルス 1 型．成人 T 細胞白血病/リンパ腫（adult T-cell leukemia/lymphoma：ATLL）の原因ウイルス．

5）媒介動物感染

(1) 動物が病原体を機械的に運搬するもの

腸チフス，パラチフス，赤痢，コレラ，サルモネラ感染症などの消化器系経口感染症を起こす病原体は，ゴキブリ，ハエ，ネズミなどの体に病原体が付着して運搬される．

(2) 病原体をもつ動物からの感染

病原体に感染したり，病原体を保持したりする節足動物からヒトに感染する感染経路である．カなどに刺されたりして皮膚から病原体が侵入する場合は経皮感染にも分類される．

① **カ**：日本脳炎，マラリア，フィラリア，デング熱，黄熱など．
② **ノミ**：腺ペスト，発疹熱など．
③ **シラミ**：発疹チフス，回帰熱など．
④ **ダニ**：ツツガ虫病，ライム病，日本紅斑熱など．

6）血液感染

輸血，針刺し事故，静注薬物使用者の注射器の共用などによって病原体が含まれる血液が宿主の体内に侵入して感染する感染経路である．HIV，B 型肝炎ウイルス，C 型肝炎ウイルスなどがある．

7）経口感染

病原体が含まれる食物や飲料水を摂取して感染する感染経路である．赤痢，コレラ，腸チフス，パラチフス，ポリオ，A 型肝炎，腸管出血性大腸菌感染症，ノロウイルス感染症などの消化器系経口感染症がある．これらの感染症では糞便中に病原体が排出され，糞便で汚染された飲食物を摂取して感染することから**糞口感染**ともいう．

(1) 水系感染

病原体が含まれる飲料水を摂取して感染する感染経路である．水系感染の疫学的特徴として，病原体に汚染された水域と患者の発生地域が一致すること，流行に季節性はなく，短期間で大量の患者が発生すること，患者の年齢や性別に偏りはなく，潜伏期が長く軽症例が多いことがあげられる．

(2) 食物感染

病原体が含まれる食物を摂取して感染する感染経路である．水系感染に比べて病原体の侵入量が多いため，潜伏期が短く重症化しやすい特徴がある．

4 侵入門戸

侵入門戸は，病原体が宿主に侵入する入口である．侵入門戸は病原体によって異なる．呼吸器系感染症は呼吸器の粘膜が，消化器系感染症は消化器の粘膜が，眼や泌尿生殖器の感染症は眼や泌尿生殖器の粘膜が侵入門戸となる．皮膚は，Weil（ワイル）病，吸血動物が媒介する感染症，傷がある場合は化膿菌の侵入門戸となる．

大腸菌の膀胱粘膜への感染や，口腔レンサ球菌が抜歯の際に血液に侵入して心内膜炎を起こすことを，細菌が通常棲息している場所と異なる侵入門戸に移動して感染することから**異所性感染**とよんでいる．

5 感受性

感受性は病原体に対する宿主の**生体防御機構**（免疫）の程度を示す．生体防御機構は**自然免疫**と**獲得免疫**からなる．免疫の働きが弱くて感染や発症しやすい状態は，感受性が高い状態である．

1) 先天性免疫

生まれながらに備わっている解剖生理学的な感染防御機構で，自然免疫ともいう．角化型重層扁平上皮で構成された表皮は物理的に病原体の侵入を防ぎ，皮脂腺の脂肪酸や乳酸は皮膚のpHを5前後に保って細菌の増殖を防いでいる．粘液は粘膜の清浄を保ち，リゾチームなどの抗菌蛋白質は細菌の侵入を防ぐ．咳やくしゃみは上気道の異物を排出する働きであり，胃液や消化液中の蛋白質分解酵素は細菌やウイルスを死滅させる．嘔吐や下痢は病原体の排出に役立っている．皮膚や消化管，膣の粘膜の常在細菌叢は外来の細菌の定着や増殖を抑制している．また，マクロファージは細菌やウイルスなどを認識して炎症を起こし，病原体を排除する働きがある．自然免疫の働きは人種，性，年齢で差がある．

2) 後天性免疫

生まれた後に獲得する免疫で，獲得免疫の働きが中心である．

(1) 自然能動免疫

病原体に自然感染して生じる免疫で，液性免疫と細胞性免疫がかかわる．液性免疫で産生された抗体は病原体と結合してマクロファージの貪食を助け，細胞性免疫で活性化したマクロファージやリンパ球などは病原体や感染細胞を捕捉して破壊する．病原体の抗原性により，免疫が生涯持続する終生免疫を生じる感染症と免疫による長期間の感染防御が期待できない感染症がある．

終生免疫を生じる感染症には，痘そう，麻疹，風疹，流行性耳下腺炎，水痘，猩紅熱，百日咳などがある．免疫による長期間の感染防御が期待できない感染症には，梅毒，淋菌感染症，軟性下疳，トラコーマ，マラリア，寄生虫症などがある．

(2) 自然受動免疫

胎児は獲得免疫の働きが未熟なため，母体がつくったIgGを胎盤を介してもらい受けて感染を防御している．また，新生児期は母乳に含まれるIgAによって感染を防御している．

(3) 人工能動免疫

病原体に対する免疫をワクチンの接種によって人為的に獲得した免疫である．獲得できる免疫は，ワクチンによっては液性免疫に限定されるなど自然能動免疫に比べると弱い．

(4) 人工受動免疫

抗血清療法など，他人や他の動物がつくった抗体を投与して得られる免疫である．投与した抗体は使われるとなくなるので一時的な免疫である．ジフテリア，破傷風，麻疹，ボツリヌスE型，Weil病などの治療で用いられる．

II 新興感染症，再興感染症，検疫感染症

1 新興感染症

新興感染症は，1973（昭和48）年以降に新たに発見された感染症である．アメリカの疾病管理予防センター（CDC）が1995（平成7）年にまとめたものをもとに追加されている．HIV感染症，エボラ出血熱，ウエストナイル出血熱，SARS，C型肝炎，カンピロバクター感染症，ヘリコバクター・ピロリ感染症，ロタウイルス感染症，腸管出血性大腸菌（O157:H7）感染症などがある．

CDC：Centers for Disease Control and Prevention

SARS：severe acute respiratory syndrome，重症急性呼吸器症候群

2 再興感染症

再興感染症は，既知の感染症で現在でも流行を繰り返している感染症である．結核，ペスト，ジフテリア，コレラ，マラリアなどがある．

3 検疫感染症

検疫は，国外からの病原体の侵入を防ぐために，空港や港湾でヒト，動植物，物資を監視することである．日本の検疫所では，検疫法に基づいてヒトの検疫，港湾衛生業務，海外感染症情報の収集と提供，申請業務を行っている．また，食品衛生法に基づいて輸入食品を監視している．動植物の検疫は動物検疫所と植物検疫所が実施している．

検疫感染症は，検疫法に基づいて検疫の対象となっている感染症である．感染症法の一類感染症，マラリア，デング熱，新型インフルエンザ等感染症，チクングニア熱，鳥インフルエンザ（H5N1，H7N9），中東呼吸器症候群

(MERS)，ジカウイルス感染症が対象である．

4 結核

1）結核の概要

日本で流行している結核のほとんどは，*Mycobacterium tuberculosis* による肺結核である．咳などで排出される結核菌を含む飛沫を吸い込むことで感染し，飛沫感染や飛沫核感染する．感染すると1カ月程度でツベルクリン反応が陽性になり，3カ月以降に肺門リンパ節の結核や胸膜炎がみられる．肺の結核病変は半年以降に出現する．症状は，咳，喀痰，発熱，体重減少などで，腎臓や骨などにも病巣が拡がることがある．

2）流行の動向

結核は開発途上国を中心に年間1,000万人以上が感染し，先進国でも時々流行がみられる再興感染症である．

日本では，明治中期から大正初期にかけて流行し，1950（昭和25）年までは死因の第1位であった．その後，抗菌薬の開発などの医学の進歩や生活環境や栄養状態の改善などによって罹患率と死亡率は低下傾向にある．

結核は患者の登録制度が1947（昭和22）年から行われており，現在は感染症法に基づいて実施している．

2021（令和3）年は，新規登録結核患者数が11,519人，登録患者の総数が27,754人，罹患率が9.2（人口10万対），死亡数が1,845人，死亡率が1.5（人口10万対）でいずれも低下傾向にある．しかし，先進諸国と比較すると，日本の罹患率は高い方である．また，罹患率は長崎県が高く，山梨県で低いなど地域差がみられる．死亡率の年齢別の比較では，かつては青年期の死亡率が高かったが，現在は高齢者の死亡率が高くなった．新規登録患者は高齢者に多く，70歳以上が63.5%を占める．最近は，外国生まれの感染者が増加しており，新規登録結核患者数の11.4%，20歳代の新規登録結核患者数の72.6%を占めている．主要な感染源となる新規の菌喀痰塗抹陽性肺結核患者数は4,127人で減少傾向にあり，新規登録患者の35.8%を占める．また，活動性全結核患者数は7,744人で減少傾向にある（**表11-1～3**）．

3）対策

結核は感染症法の二類感染症で，その対策は感染症法に基づいて行われる．

(1) 健康診断

① **定期健康診断**：職場，学校，地域で，年1回胸部X線間接撮影を行う．実施義務者は，事業所や学校などの施設ではその長，地域における一般住民の健康診断は市町村長である．

② **接触者健康診断**：患者発生時に知事が勧告して，保健所を通じて実施する．

表 11-1　結核死亡数および死亡率（人口 10 万対）の年次推移

	死亡数	死亡率
昭和 25 年 ('50)	121,769	146.4
50 ('75)	10,567	9.5
60 ('85)	4,692	3.9
平成 7 ('95)	3,178	2.6
17 ('05)	2,296	1.8
27 ('15)	1,956	1.6
令和 2 ('20)	1,909	1.5
3 ('21)	1,845	1.5

資料：厚生労働省「人口動態統計」

表 11-2　諸外国と日本の結核罹患率

国　名	罹患率（人口 10 万対）
アメリカ合衆国 ('20)	2.4
カ　ナ　ダ ('20)	5.9
デンマーク ('20)	4.9
オ　ラ　ン　ダ ('20)	4.1
オーストラリア ('20)	7.3
イ　タ　リ　ア ('20)	6.6
ド　イ　ツ ('20)	5.5
スウェーデン ('20)	3.6
フ　ラ　ン　ス ('20)	8.2
イ　ギ　リ　ス ('20)	6.9
日　本 ('21)	9.2

資料：厚生労働省「結核登録者情報調査」
WHO「TB burden estimates」

表 11-3　新登録結核患者数と罹患率の推移

	全結核		菌喀痰塗抹陽性肺結核	
	実数（人）	罹患率（人口 10 万対）	実数（人）	罹患率（人口 10 万対）
平成 24 ('12)	21,283	16.7	8,237	6.5
25 ('13)	20,495	16.1	8,119	6.4
26 ('14)	19,615	15.4	7,651	6.0
27 ('15)	18,280	14.4	7,131	5.6
28 ('16)	17,625	13.9	6,642	5.2
29 ('17)	16,789	13.3	6,359	5.0
30 ('18)	15,590	12.3	5,781	4.6
令和 元 ('19)	14,460	11.5	5,231	4.1
2 ('20)	12,739	10.1	4,615	3.7
3 ('21)	11,519	9.2	4,127	3.3

資料：厚生労働省「結核登録者情報調査」
注：新活動性分類による．

(2) 予防接種

予防接種法に基づいて，定期接種の A 類疾病として生後 1 歳に至るまでに BCG を接種する．

(3) 患者管理

① **登録制度**：結核登録票は保健所で作成する．治療終了 3 年後まで管理する．

② **患者管理**：病院管理者は入退院後 7 日以内に保健所に届け出る．在宅の患者には保健師による家庭訪問指導や管理健診を実施する．

(4) 医療

① **一般患者に対する医療費公費負担**：結核医療の基準に基づいた適正な医療を行い，医療保険給付の残額を公費負担する．自己負担は 5%である．

② **入院患者に対する医療費公費負担**：知事は指定医療機関への入院を勧告し，結核医療の基準に基づいた適正な医療を行い，医療保険給付の残額を公費負担する．

③ **医師の届出基準**：結核を診断後直ちに保健所長に届け出る．症状はないが感

染しているおそれが高く治療を必要とする潜在性結核感染症も届け出の対象とする．

④ **就業制限**：知事，保健所設置市長，特別区長は，結核を感染させるおそれがある者に，期間を定めて多数の人と接触する業務に従事することを禁止できる．

⑤ **結核医療の基準**：感染症法に基づく結核の適正医療の指針を定めて適正な医療を実施する．

(5) 結核に関する特定感染症予防指針

① **地域医療連携体制の構築**：多剤耐性結核の治療を行う中核病院と合併症治療を担う病院の連携体制を構築する．

② **DOTS の推進**：入院中の直接服薬確認だけでなく，退院後通院中の地域における直接服薬確認を推進する．

(6) 結核・感染症発生動向調査

結核患者の管理に活用されている．

直視監視下短期化学療法（DOTS）
directly observed treatment, short course.
WHO が 1991 年に提唱した結核対策を成功させる 5 つの要素.
①既存の制度での政府の結核対策強化.
②有症状受診者に対する喀痰塗抹検査による診断.
③標準化短期化学療法による適切な治療.
④薬剤安定供給システムの確立.
⑤患者の記録と治療結果のまとめと報告を確立し，結核対策を管理して行う定期的な評価.

5 HIV

1）HIV の概要

HIV（ヒト免疫不全ウイルス）は，1981（昭和 56）年に発見され，新興感染症の病原体の一つである．感染者の血液，精液，膣分泌液に含まれ，性行為，母子感染，輸血，針刺し事故，静注薬物使用者の注射器の使い回しなどで感染する（**表 11-4**）．感染当初は風邪様の症状を示すこともあるが，多くは無症状で経過し，感染後 6～8 週間で抗 HIV 抗体が陽性になる．無症候性キャリアの状態で平均 10 年経過した後，発熱，リンパ節腫脹，体重減少，下痢などの症状が現れて免疫不全となり，ニューモシスチス肺炎，カンジダ症，カポジ肉腫，腫瘍などを起こして AIDS（後天性免疫不全症候群）を発症する．

AIDS：acquired immunodeficiency syndrome

2）流行の動向

日本では，2021（令和 3）年の新規の HIV 感染者数は 742 人，新規の AIDS 患者数は 315 人であった．新規 HIV 感染者における感染経路は性行為が多く，同性間の性的接触が 71.6％，異性間の性的接触が 12.3％であった．地域別では，関東・甲信越地域の新規 HIV 感染者は全国の 53.5％を占める．

2021（令和 3）年までの累計の HIV 感染者数は 23,231 人，AIDS 患者数は 10,306 人で，どちらも感染経路は同性間の性的接触が最も多く，次いで異性間の性的接触の順である．

3）対策

HIV は感染症法の五類感染症である．感染症法の規定に基づいて後天性免疫不全症候群に関する特定感染症予防指針（エイズ予防指針）が示されている．

この指針では，AIDS を発症してから HIV の感染が判明した者が新規 HIV 感

表 11-4　HIV 感染者・AIDS 患者の感染経路別累計数

（単位　人）　　　　　　　　　　　　　　　　　　　　　　　　　令和 3（'21）年 12 月 31 日現在

	総　数			日 本 国 籍			外 国 国 籍		
	総数	男	女	総数	男	女	総数	男	女
HIV 感染者総数	23,231	20,640	2,591	19,476	18,420	1,056	3,755	2,220	1,535
異性間の性的接触	5,596	3,832	1,764	4,168	3,311	857	1,428	521	907
同性間の性的接触[1]	14,218	14,213	5	13,155	13,151	4	1,063	1,062	1
静注薬物使用	84	78	6	49	47	2	35	31	4
母子感染	45	26	19	28	18	10	17	8	9
その他[2]	606	530	76	479	437	42	127	93	34
不明	2,682	1,961	721	1,597	1,456	141	1,085	505	580
AIDS 患者総数[3]	10,306	9,421	885	8,775	8,340	435	1,531	1,081	450
異性間の性的接触	3,297	2,766	531	2,719	2,434	285	578	332	246
同性間の性的接触[1]	4,419	4,414	5	4,175	4,172	3	244	242	2
静注薬物使用	69	62	7	37	33	4	32	29	3
母子感染	20	11	9	13	10	3	7	1	6
その他[2]	361	317	44	303	277	26	58	40	18
不明	2,140	1,851	289	1,528	1,414	114	612	437	175
凝固因子製剤による感染者[4]	1,440	1,422	18	1,440	1,422	18	—	—	—

資料：厚生労働省エイズ動向委員会

注：1）両性間性的接触を含む.

2）輸血などに伴う感染例や推定される感染経路が複数ある例を含む.

3）平成 11 年 3 月 31 日までの病状変化によるエイズ患者報告数 154 件を含む.

4）「血液凝固異常症全国調査」による令和 3 年 5 月 31 日現在の凝固因子製剤による感染者数である.

※死亡者報告数

感染症法施行後の任意報告数（平成 11 年 4 月 1 日～令和 3 年 12 月 31 日）……447 人

エイズ予防法[5]に基づく法定報告数（平成元年 2 月 17 日～11 年 3 月 31 日）……596 人

凝固因子製剤による感染者の累積死亡者数[6]……729 人

5）エイズ予防法 5 条に基づき，血液凝固因子製剤による感染者を除く.

6）「血液凝固異常症全国調査」による令和 3 年 5 月 31 日現在の報告数

染者やAIDS患者の3割を占めていることから，正しい知識の普及啓発と教育，保健所等における検査・相談体制の充実，地域における良質で適切な医療の提供，男性間の性的接触を行う者などへの個別施策などが掲げられている.

Ⅲ 医療関連感染（院内感染）

1　医療関連感染

1）医療関連感染

医療関連感染は医療機関に限らず，長期療養型施設や在宅医療も含めた医療に関連して起こる感染をいう．院内感染（病院感染）は病院などの医療施設で起こる感染をいう.

2）医療施設の特徴

医療施設は，一般の生活環境よりも感染が起こりやすい環境にある.

(1) 感染しやすいヒトが多い

もともと免疫力が低い乳幼児や高齢の患者，糖尿病やがんなどの疾病で免疫が低下している患者が集まり，感染が起こりやすい．

(2) 抗菌薬の使用

抗菌薬を使い続けているために抗菌薬が効かない耐性菌が生息するようになり，**日和見感染**や**菌交代症**を引き起こす原因となる．

> **日和見感染**
> 免疫が低下したヒトに，健康なヒトではほとんど感染症を起こさない微生物が感染して起こる感染症．

(3) 治療薬の影響

抗がん薬，免疫抑制薬，ステロイド薬などの使用は，免疫を低下させて感染が起こりやすくなる．

(4) 治療による侵襲

手術やカテーテルの留置，気管切開などは皮膚や粘膜を傷害して感染の機会となる．

> **菌交代症**
> 抗菌薬を長期間使用することによって，体内の常在細菌叢のバランスが崩れて，これまで少数であった菌属が異常に増殖して起きる感染症．

(5) 医療従事者による媒介

感染者に接触した医療従事者や医療器具などを介して病原体が拡がる．

3）感染制御

感染制御は，医療における感染症の発生を未然に防ぎ，発生した感染症を征圧することが目的である．医療機関は，感染対策委員会と感染対策チーム（ICT）を設置して組織的に感染制御を実施することが義務づけられている．

> ICT：infection control team

2 感染予防

感染予防は，常に実施する標準予防策と発生した感染症に合わせて実施する感染経路別予防策がある．

1）標準予防策

常にすべての患者と医療スタッフに適用する．感染の有無にかかわらず，血液，体液，分泌物，排泄物，粘膜，健常でない皮膚は，感染の可能性があるものとして扱う予防対策である．

標準予防策には，手指衛生，個人防護具の使用，呼吸器衛生・咳エチケット，患者ケアに使用した器材・器具・機器の取り扱い，周辺環境整備およびリネンの取り扱い，患者配置，安全な注射手技，腰椎穿刺時の感染予防策，血液媒介病原体曝露防止などがある．

> **リネン**
> 本来は亜麻の繊維を使った織物の総称．病院などでは，タオル，シーツ，枕カバーなどの布製品を指す．

2）感染経路別予防策

(1) 空気感染予防策

対策は，N95 マスクの着用，隔離，病室の空調管理などである．対象疾患は，結核，麻疹，水痘などである．

(2) 飛沫感染予防策

対策は，サージカルマスクの着用，隔離などである．対象疾患は，侵襲性インフルエンザ菌感染症，侵襲性髄膜炎菌感染症，喉頭ジフテリア，マイコプラズマ肺炎，百日咳，肺ペスト，溶連菌性咽頭炎，猩紅熱，咽頭結膜熱，インフルエンザ，流行性耳下腺炎，風疹，重症急性呼吸器症候群（SARS），高病原性鳥インフルエンザなどである．

(3) 接触感染予防策

対策は，手袋やガウンの着用，隔離，患者に使用する器具の専用化や消毒などである．対象疾患は，MRSA 感染症，*Clostridioides difficile*（クロストリジオイデス・ディフィシル）感染症，VRE 感染症，MDRP 感染症，RS ウイルス感染症，パラインフルエンザウイルス感染症，ノロウイルス感染症，膿痂疹，疥癬，流行性角結膜炎などである．

MRSA：methicillin-resistant *Staphylococcus aureus*，メチシリン耐性黄色ブドウ球菌

VRE：vancomycin-resistant enterococci，バンコマイシン耐性腸球菌

MDRP：multidrug-resitant *Psedomonas aeruginosa*，多剤耐性緑膿菌

RS ウイルス：respiratory syncytial virus

Ⅳ 感染予防（感染源・感染経路・感受性対策）

1 感染症の予防

感染症は，感染成立の 3 要因である感染源，感染経路，感受性のすべての条件が揃わないと成立しない．予防する感染症の特性に合わせて，1 つの要因を重点的に，あるいは複数の要因を対象に対策を行う．

1）感染成立の 3 要因における予防対策

(1) 感染源対策

感染者の隔離，交通制限，汚染物資の消毒，病原巣動物の駆除・輸入制限などを行い，感染源となるヒトや動物との接触をなくす．

(2) 感染経路対策

衛生教育，手指衛生，媒介物の消毒，マスクなどの保護具の使用，ネズミや節足動物などの媒介動物の駆除，感染者の隔離などを行い，感染経路を遮断し，病原体が侵入門戸に運ばれないようにする．

(3) 感受性対策

栄養状態や生活習慣などの改善で健康を維持・増進するとともに，予防接種を受けて特異的な予防を行う．

2 感染症の予防及び感染症の患者に対する医療に関する法律（感染症法）

1）基本理念

この法律は，感染症の患者の人権を尊重するとともに，感染症の発生と蔓延を防止し，適切な医療を提供し，新たな感染症への適切な対応を目的としている．伝染病予防法と性病予防法を統合して 1999（平成 11）年に施行された．2007（平成 19）年には結核予防法を統合して感染症対策の総合的な法律となった．

2）感染症の類型

(1) 一類感染症

① 特徴：一類感染症は，感染力や罹患した場合の重篤性などに基づく総合的な観点からみた**危険性がきわめて高い感染症**である．感染経路が不明であったり，治療法が確立していないために重症化したり，致死率が高い感染症である．日本国内には常在しない．

② 疾患：**エボラ出血熱，クリミア・コンゴ出血熱，痘そう，南米出血熱，ペスト，マールブルグ病，ラッサ熱．**

(2) 二類感染症

① 特徴：二類感染症は，感染力や罹患した場合の重篤性などに基づく総合的な観点からみた**危険性が高い感染症**である．適切な治療をしなければ重症化する感染症である．

② 疾患：**急性灰白髄炎，結核，ジフテリア，重症急性呼吸器症候群（SARS），鳥インフルエンザ（H5N1，H7N9），中東呼吸器症候群（MERS）．**

(3) 三類感染症

① 特徴：三類感染症は，感染力や罹患した場合の重篤性などに基づく総合的な観点からみた危険性は高くないが，**特定の職業への就業によって感染症の集団発生を起こしうる感染症**である．消化器系感染症が指定され，食品の製造や飲食業が感染の拡大にかかわることが懸念される．

② 疾患：**コレラ，細菌性赤痢，腸管出血性大腸菌感染症，腸チフス，パラチフス．**

(4) 四類感染症

① 特徴：四類感染症は，ヒトからヒトへの感染はほとんどないが，動物，飲食物などの物件を介してヒトに感染し，国民の健康に影響を与えるおそれのある感染症である．**動物や動物由来の食品などから感染する感染症**である．

② 疾患：**A 型肝炎，E 型肝炎，黄熱，Q 熱，狂犬病，炭疽，鳥インフルエンザ（H5N1，H7N9 を除く），ボツリヌス症，マラリア，野兎病，**その他政令で規定する感染症．

(5) 五類感染症

① 特徴：五類感染症は，国が感染症発生動向調査を行い，その結果に基づき必要な情報を国民や医療関係者などに提供・公開していくことによって，**発生・拡大を防止すべき感染症**である．全数把握疾患と定点把握疾患に分類される．発生が比較的多く注意が必要な感染症である．

② 疾患：**インフルエンザ**（鳥インフルエンザと新型インフルエンザ等感染症を除く），**ウイルス性肝炎**（E 型肝炎と A 型肝炎を除く），**クリプトスポリジウム症，後天性免疫不全症候群，性器クラミジア感染症，梅毒，麻疹，メチシリン耐性黄色ブドウ球菌感染症，新型コロナウイルス感染症（COVID-19），**その他省令で規定する感染症．

(6) 新型インフルエンザ等感染症

新型インフルエンザ，再興型インフルエンザ，新型コロナウイルス感染症，再興型コロナウイルス感染症を指定する.

① **新型インフルエンザと新型コロナウイルス感染症の特徴**：新たにヒトからヒトに伝染する能力を有することとなったウイルスを病原体とするインフルエンザやコロナウイルス感染症で，全国的かつ急速な蔓延により国民の生命や健康に重大な影響を与えるおそれがあると認められているもの.

② **再興型インフルエンザと再興型コロナウイルス感染症の特徴**：かつて世界的規模で流行したインフルエンザやコロナウイルス感染症で，その後流行することなく長期間が経過しているものが再興したもので，一般に現在の国民の大部分がその感染症に対する免疫を獲得していないことから，全国的かつ急速な蔓延により国民の生命や健康に重大な影響を与えるおそれがあると認められているもの.

③ **疾患**：現在，該当はない.

(7) 指定感染症

① **特徴**：指定感染症は，一類〜三類と新型インフルエンザ等感染症に分類されない既知の感染症で，**一類〜三類に準じた対応の必要が生じた感染症**である．政令で1年間に限定して指定する.

② **疾患**：現在，該当はない.

(8) 新感染症

① **特徴**：新感染症は，ヒトからヒトに伝播すると認められる感染症で，既知の感染症と症状などが明らかに異なり，その伝播力と罹患した場合の重篤度から判断した危険性が極めて高い感染症である．当初は，都道府県知事が厚生労働大臣の技術的指導・助言を得て個別に応急対応する．政令指定後は，政令で症状などの要件指定した後に一類感染症と同様の扱いをする.

② **疾患**：現在，該当はない.

3）届出基準

(1) 一類〜四類感染症，新型インフルエンザ等感染症，指定感染症

診断した医師は，**直ちに**最寄りの保健所長を経由して都道府県知事に，**患者の氏名**，年齢，性別，職業，住所，所在地，病名，症状，診断方法，初診・診断・推定感染年月日，感染原因，感染経路，感染地域，診断した医師の住所および氏名，その他（保護者の住所氏名）を届け出る.

(2) 五類感染症の侵襲性髄膜炎菌感染症，風疹，麻疹

一類〜四類感染症と同様に，**直ちに患者氏名**などを保健所長に届け出る.

(3) その他の五類感染症の全数把握疾患

患者の年齢，性別，病名，症状，診断方法，初診年月日，診断年月日，推定感染年月日，感染原因，感染経路，感染地域，診断した医師の住所および氏名を**7日以内**に保健所長に届け出る.

(4) 五類感染症で感染症発生動向調査の対象となる定点把握疾患

小児科，インフルエンザ，眼科の定点は次の月曜（週単位）に，性感染症は翌月初日（月単位）に年齢と性別を報告する．基幹疾患の報告は疾患により異なる．

4）医療機関

(1) 特定感染症指定医療機関

厚生労働大臣が医療機関を指定する．対象疾患は，新感染症，一類，二類，新型インフルエンザ等感染症である．

(2) 第一種感染症指定医療機関

都道府県知事が医療機関を指定する．対象疾患は，一類，二類，新型インフルエンザ等感染症である．

(3) 第二種感染症指定医療機関

都道府県知事が医療機関を指定する．対象疾患は，二類，新型インフルエンザ等感染症である．

(4) 結核指定医療機関

都道府県知事が医療機関を指定する．

(5) 一般の医療機関

対象疾患は，三類感染症，四類感染症，五類感染症である．

5）医療費の公費負担

(1) 新感染症

全額公費負担である．

(2) 一類感染症，二類感染症，新型インフルエンザ等感染症の入院

医療保険を適用し，自己負担分を公費負担する．

(3) 結核

入院は医療保険を適用し，自己負担分を公費負担．通院は5%の自己負担．

(4) 三類～五類感染症

医療保険を適用し，公費負担はない．

6）入院

(1) 入院の勧告・措置

新型インフルエンザ等感染症，新感染症，一類感染症，二類感染症の感染者には，必要に応じて都道府県知事が入院の勧告や措置ができる．

(2) 入院の手続き

インフォームド・コンセントを行い，同意を得て入院させる．同意を得られない場合は，72時間以内の応急入院を行い，以降は勧告や措置による10日以内の入院とする．治療状況や退院請求を審査して入院延長の是非を決定する．

V 予防接種

1　予防接種

予防接種は感受性対策として実施される．病原体を死滅させたものなどをワクチンとして接種して人工的に免疫反応を起こし，その後に病原体が侵入した際には免疫の二次応答を利用して病原体の増殖を抑えて重症化を防ぐ．また，集団を構成する多くのヒトが病原体に対する免疫を獲得すると，その病原体で起こる感染症の流行を防ぐことができる．痘そうに対する予防接種を世界的に進めた結果，1980（昭和55）年に痘そうを根絶することができた．

1）ワクチンの種類

(1) 生ワクチン

人工的に毒力を弱めた生きているウイルスや細菌をワクチンとしたものである．接種後，体内で増殖して液性免疫と細胞性免疫を誘導できる．結核のBCG，黄熱，麻疹，風疹，流行性耳下腺炎などがある．

(2) 不活化ワクチン

加熱やホルマリンで殺したウイルスや細菌をワクチンとしたものである．液性免疫を誘導する．コレラ，インフルエンザ，腸チフス，パラチフス，ポリオ，ペスト，日本脳炎，発疹チフス，百日咳，Weil病などがある．

(3) トキソイド

細菌の毒素をホルマリン処理して毒力はないが免疫反応を起こす能力を残してワクチンとしたものである．ジフテリアや破傷風などがある．

(4) コンポーネントワクチン（成分ワクチン）

病原体から一部の成分を抽出したり，遺伝子組換えで病原体の一部の成分を作製してワクチンとしたものである．一般的な不活化ワクチンより成分が限定されているので副反応が少ない．B型肝炎，ヒトパピローマウイルス感染症などがある．

(5) 遺伝子ワクチン

病原体のDNAやRNAの配列の一部を人工的に合成してワクチンとしたものである．接種してDNAやRNAを細胞に取り込ませ，生体内で病原体の成分をつくらせて，液性免疫や細胞性免疫を誘導する．新型コロナウイルス感染症（COVID-19）がある．

2　予防接種の実施

日本では**予防接種法**に基づいて実施されている（**表11-5**）．ワクチンは発赤や疼痛，発熱などの副反応を減らすために，個別接種を原則とし，予診・問診を十分に行う．

表 11-5　定期の予防接種　　令和5（'23）年5月現在

	対象疾病（ワクチン）		接種			回数
			対象年齢等		標準的な接種年齢等[2)]	
A類疾病[1)]	ジフテリア 百日せき 破傷風 急性灰白髄炎（ポリオ）	沈降精製百日せきジフテリア破傷風不活化ポリオ混合ワクチン，沈降精製百日せきジフテリア破傷風混合ワクチン，沈降ジフテリア破傷風混合トキソイド，不活化ポリオワクチン[3)4)]	1期初回	生後3月から生後90月に至るまでの間にある者	生後3月に達した時から生後12月に達するまでの期間	3回
			1期追加	生後3月から生後90月に至るまでの間にある者（1期初回接種（3回）終了後，6カ月以上の間隔をおく）	1期初回接種（3回）終了後12月から18月までの間隔をおく	1回
		沈降ジフテリア破傷風混合トキソイド	2期	11歳以上13歳未満の者	11歳に達した時から12歳に達するまでの期間	1回
	麻しん 風しん	乾燥弱毒生麻しん風しん混合ワクチン，乾燥弱毒生麻しんワクチン，乾燥弱毒生風しんワクチン	1期	生後12月から生後24月に至るまでの間にある者		1回
			2期	5歳以上7歳未満の者であって，小学校就学の始期に達する日の1年前の日から当該始期に達する日の前日までの間にある者		1回
	風しん	乾燥弱毒生麻しん風しん混合ワクチン，乾燥弱毒生風しんワクチン	5期	昭和37年4月2日から54年4月1日までの間に生まれた男性		1回
	日本脳炎[5)]	乾燥細胞培養日本脳炎ワクチン	1期初回	生後6月から生後90月に至るまでの間にある者	3歳に達した時から4歳に達するまでの期間	2回
			1期追加	生後6月から生後90月に至るまでの間にある者（1期初回終了後おおむね1年をおく）	4歳に達した時から5歳に達するまでの期間	1回
			2期	9歳以上13歳未満の者	9歳に達した時から10歳に達するまでの期間	1回
	B型肝炎	組換え沈降B型肝炎ワクチン	1回目 2回目 3回目	1歳に至るまでの間にある者	生後2月に至った時から生後9月に至るまでの期間	3回
	結核	BCGワクチン	1歳に至るまでの間にある者		生後5月から生後8月に至るまで（ただし，結核の発生状況等市町村の実情に応じて，標準的な接種期間以外の期間に行うことも差し支えない）	1回
	Hib感染症	乾燥ヘモフィルスb型ワクチン	初回3回 追加1回	生後2月から生後60月に至るまでの間にある者	初回接種開始は，生後2月から生後7月に至るまで（接種開始が遅れた場合の回数等は別途規定）	3回 1回
	肺炎球菌感染症（小児）	沈降13価肺炎球菌結合型ワクチン	初回3回	生後2月から生後60月に至るまでの間にある者	初回接種開始は，生後2月から生後7月に至るまで（接種開始が遅れた場合の回数等は別途規定）	3回
			追加1回		追加接種は，生後12月～生後15月に至るまで	1回
	水痘	乾燥弱毒生水痘ワクチン	1回目 2回目	生後12月から生後36月に至るまでの間にある者	1回目の注射は生後12月から生後15月に達するまで．2回目の注射は1回目の注射終了後6月から12月までの間隔をおく	2回
	ヒトパピローマウイルス感染症[6)]	組換え沈降2価ヒトパピローマウイルス様粒子ワクチン，組換え沈降4価ヒトパピローマウイルス様粒子ワクチン，組換え沈降9価ヒトパピローマウイルス様粒子ワクチン	12歳となる日の属する年度の初日から16歳となる日の属する年度の末日までの間にある女子		13歳となる日の属する年度の初日から当該年度の末日までの間	3回
	ロタウイルス感染症	経口弱毒生ヒトロタウイルスワクチン	1回目 2回目	出生6週0日後から24週0日後までの間にある者	初回接種については，生後2月に至った日から出生14週6日後までの間	2回
		5価経口弱毒生ロタウイルスワクチン	1回目 2回目 3回目	出生6週0日後から32週0日後までの間にある者		3回
B類疾病[1)]	インフルエンザ	インフルエンザHAワクチン	・65歳以上の者 ・60歳以上65歳未満であって，心臓，腎臓または呼吸器の機能に自己の身辺の日常生活が極度に制限される程度の障害を有する者およびヒト免疫不全ウイルスにより免疫の機能に日常生活がほとんど不可能な程度の障害を有する者			毎年度1回
	肺炎球菌感染症（高齢者）	23価肺炎球菌莢膜ポリサッカライドワクチン	ア　65歳の者 イ　60歳以上65歳未満であって，心臓，腎臓または呼吸器の機能に自己の身辺の日常生活が極度に制限される程度の障害を有する者およびヒト免疫不全ウイルスにより免疫の機能に日常生活がほとんど不可能な程度の障害を有する者． ただし，イに該当する者として既に当該予防接種を受けた者は，アの対象者から除く．（対象者の詳細は，注の7）を参照）			1回

資料：厚生労働省健康局調べ

注：1）平成13年の予防接種法の改正により，対象疾病が「一類疾病」「二類疾病」に類型化され，25年の予防接種法の改正により，「A類疾病」「B類疾病」とされた．両者は国民が予防接種を受けるよう努める義務（努力義務）の有無，法に基づく予防接種による健康被害が生じた場合の救済の内容などに違いがある．

2）標準的な接種年齢とは，「定期接種実施要領」（厚生労働省健康局長通知）の規定による．

3）ジフテリア，百日せき，破傷風，急性灰白髄炎の予防接種の第1期は，原則として，沈降精製百日せきジフテリア破傷風不活化ポリオ混合ワクチンを使用する．

4）DPT-IPV混合ワクチンの接種部位は上腕伸側で，かつ同一接種部位に反復して接種することはできるだけ避け，左右の腕を交代で接種する．

5）平成7年4月2日～19年4月1日生まれの者については，積極的勧奨の差し控えにより接種の機会を逃した可能性があることから，90月～9歳未満，13歳～20歳未満も接種対象としている．同様に，19年4月2日から21年10月1日に生まれた者で，22年3月31日までに日本脳炎の第1期の予防接種が終了していない者は，9～13歳未満も1期の接種対象としている．

6）HPVワクチンについては，広範な慢性の疼痛または運動障害を中心とする多様な症状が接種後にみられたことから，平成25年6月以来，この症状の発生頻度等がより明らかになり，国民に適切に情報提供できるまでの間，定期接種の積極的な勧奨を差し控えている．

7）（ⅰ）対象者から除外される者：これまでに，23価肺炎球菌莢膜ポリサッカライドワクチンを1回以上接種した者は，当該予防接種を定期接種として受けることはできない．
（ⅱ）接種歴の確認：高齢者の肺炎球菌感染症の予防接種を行うに当たっては，予診票により，当該予防接種の接種歴について確認を行う．
（ⅲ）予防接種の特例：平成31年4月1日から令和6年3月31日までの間，アの対象者については，65歳，70歳，75歳，80歳，85歳，90歳，95歳または100歳となる日の属する年度の初日から当該年度の末日までの間にある者とする．さらに，平成31年度中においては，30年度末に100歳以上の者についても，アの対象者とする．

1）予防接種の種類

(1) A 類疾病

① 特徴：**社会防衛**が主な目的で，疾病の発生や蔓延予防のために定期的に行う必要がある感染症が対象である．市町村が実施する．費用は市町村が負担するが，実費を徴収できる．接種は努力義務で，接種を勧奨する．

② 対象疾患：**ジフテリア，百日咳，破傷風，急性灰白髄炎，麻疹，風疹，日本脳炎，結核，Hib 感染症，肺炎球菌感染症，ヒトパピローマウイルス感染症，水痘，B 型肝炎，ロタウイルス．**

(2) B 類疾病

① 特徴：個人の発病・重症化を防止し，疾病の蔓延を予防するために定期的に行う必要がある感染症が対象である．市町村が実施する．費用は市町村が負担するが，実費を徴収できる．接種は努力義務ではない．接種の勧奨はないが，周知する．

② 対象疾患：**インフルエンザ，肺炎球菌感染症．**

(3) 臨時接種

① 特徴：疾病の蔓延を予防するため，緊急の必要がある感染症が対象である．都道府県や市町村が実施する．費用は国，都道府県，市町村が負担する．接種は努力義務で，接種を勧奨する．

② 対象疾患：A 類疾病と B 類疾病のうち，厚生労働大臣が定めるもの．

(4) 任意接種

渡航者や医療従事者など感染リスクが高いヒトなどが感染や重症化の予防のために実施する．

2）予防接種法による予防接種健康被害救済制度

(1) 対象

A 類疾病と B 類疾病の定期接種および臨時接種によって発生した副反応による健康被害が救済の対象である．

(2) 給付

被害に応じて，医療費，医療手当，障害児養育年金，障害年金，死亡補填，葬祭料，介護加算などがある．

(3) 任意接種の救済制度

本人や遺族の請求により，独立行政法人医薬品医療機器総合機構法に基づいて，医療費等を給付する．

Ⅵ 感染症流行予測調査事業・感染症発生動向調査事業

1）感染症流行予測調査事業

(1) 目的と事業内容

予防接種法に基づいて，集団免疫の把握，病原体の検索などを目的に，感染源調査，感受性調査，その他の疫学調査を行い，予防接種の効果的な運用や長期的な流行予測を行う．

(2) 対象疾患

ポリオ，インフルエンザ，日本脳炎，風疹，麻疹，ヒトパピローマウイルス感染症，インフルエンザ菌感染症，肺炎球菌感染症，水痘，B型肝炎，百日咳，ジフテリア，破傷風が対象である．

2）感染症発生動向調査事業（サーベイランス）

(1) 目的

感染症の発生情報を一元的に収集，分析，提供・公開して，感染症に対する適切な対策を行い，感染症の流行を防止するのが目的である．

(2) 対象疾患

① **全数把握対象疾患**：すべての患者を把握する疾患で，一類～四類感染症，新型インフルエンザ等感染症，全数把握の五類感染症が対象である．

② **定点把握対象疾患**：全国から抽出された医療機関で患者を把握する疾患で，五類感染症が対象である．インフルエンザが約5,000カ所，小児科疾患が約3,000カ所，眼科疾患が約700カ所，性感染症が約1,000カ所，基幹疾患が約500カ所の定点医療機関で情報収集されている．感染症発生情報は感染症週報として公開されている．

第12章 栄養と食品衛生

Ⅰ 食品安全と食品衛生

1 食品監視

食品の安全確保は，生命を保ち，健康の維持・増進に欠かすことができない．日本では，**食品衛生法**に基づく対応が食品の安全を確保する基盤になっている．食品衛生法は，飲食に起因する衛生上の危害の発生を防止して，国民の健康の保護を図ることを目的とする．医薬品を除く，食品，添加物，器具，容器・包装，玩具，食品に含まれる農薬や動物医薬品などを対象とする．食品を製造・販売する事業者の責務，食品の規格基準，監視指導などを規定している．

2003（平成15）年に施行された**食品安全基本法**は，食品の安全性の確保に関する施策を総合的に推進することを目的とする．食品の安全性の確保に関する基本理念を定めて，国や食品関連事業者の責務，消費者の役割を明らかにして，施策の策定にかかわる基本的な方針を定める．

食品による健康被害の発生を防止し，リスクを最小限にする方法として，**リスク分析（リスクアナリシス）**が導入された．

1）リスク分析（リスクアナリシス）

リスク分析は，**リスク評価（リスクアセスメント）**，リスク管理（**リスクマネジメント**），**リスクコミュニケーション**からなる．

① **リスク評価**：食品に含まれる**危害要因（ハザード）**の種類を同定し，危害要因の**リスク**を評価する．内閣府の食品安全委員会が担当している．

② **リスク管理**：リスク評価に基づいてリスクを低減させる施策を実施する．厚生労働省，農林水産省，消費者庁が担当している．

③ **リスクコミュニケーション**：消費者，リスク分析者，リスク管理者，食品事業者などが，食品に関する情報を共有して意見交換し，リスクの特性やその影響に関する知識を深めてリスク分析を有効に機能させる．

2）HACCP（Hazard Analysis and Critical Control Point）

HACCP《ハサップ》は，**危害分析**（HA：hazard analysis）と**重要管理点**（CCP：critical control point）の管理の2つの過程からなる食品の衛生管理方法である．危害分析では，食品の原材料の受け入れから最終製品に至る各工程について，微生物による汚染や異物混入等の危害要因を分析する．そして，危害要因を除去・

危害要因（ハザード）
ヒトの健康に悪影響を及ぼす原因となる可能性のある食品中の物質や食品の状態．食中毒菌やプリオン等の生物学的要因，重金属や残留農薬等の化学的要因，放射性物質等の物理的要因がある．

リスク
食品に含まれるハザードで生じる健康への悪影響が発生する確率と影響の程度．

食品の安全と安心
食品の安全は科学的な根拠に基づくリスク評価とリスク評価に則ったリスク管理で確保できるが，安心は得られない．安心を得るためには，食品の安全に加えて，リスクコミュニケーションを通じてリスク評価やリスク管理への信頼を得ることが必要である．

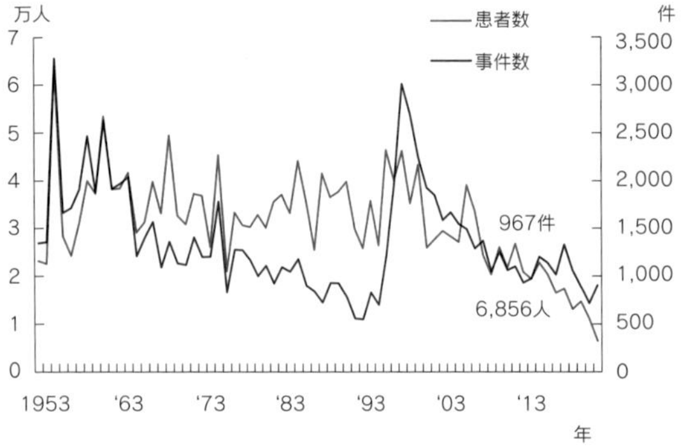

注：患者数の推移における大きな山の要因として，
昭30('55)　3月―脱脂乳(1,936人)，6月―粉ミルク(12,344人)
昭36('61)　3月―あじの唐揚げ(2,426人)，6月―マヨネーズサラダ(1,113人)，8月―仕出し弁当(1,058人)
昭44('69)　6月―うどん(1,211人)，9月―チラシ寿司(2,964人)，ホットドッグ(1,144人)，10月―花かつお(1,415人)
昭50('75)　5月―不明(1,195人)，9月―タイラギ貝(1,731人)，みそ汁(1,136人)
昭57('82)　10月―病原微生物により汚染された疑いのある飲料水またはこれを使用した食品(7,715人)
昭60('85)　2月―給食弁当(1,124人)，6月―不明(3,010人)
昭63('88)　6月―錦糸卵(10,476人)
平 8 ('96)　腸管出血性大腸菌およびサルモネラ属菌による食中毒増加
平12('00)　加工乳の黄色ブドウ球菌による食中毒(13,420人)
資料：厚生労働省「食中毒統計調査」

図 12-1　食中毒患者数の年次推移

低減するために特に重要な工程を重要管理点として定め，重要管理点を継続的に管理して製品の安全を確保する．HACCP による管理では，工程を継続的に監視・記録して異常を発見し，あらかじめ定めた改善措置をただちに実施するので，基準に不適合な製品の出荷を未然に防ぐことができる．

日本では，2021 (令和 3) 年 6 月から食品の製造・加工，調理，販売等を行うすべての事業者が，原則として HACCP に沿った衛生管理を導入することとなった．

2　食中毒

食中毒は，食品や容器に食中毒を起こす微生物が付着・増殖したり，有害な化学物質が存在している食品を摂取することで起こる急性の健康障害である．

食中毒は①細菌性食中毒，②ウイルス性食中毒，③寄生虫性食中毒，④化学性食中毒，⑤自然毒食中毒など，病因物質で分類される．

1）食中毒の発生状況

(1) 件数，患者数，死者数

2022 (令和 4) 年の年間事件数は 962 件，患者数は 6,856 人，死者数は 5 人，罹患率は 5.5 人 (人口 10 万対)，1 事件あたりの患者数は 7.1 人である (**図 12-1**)．

(2) 月別発生状況

夏期には細菌性食中毒の発生件数が多く，冬期にはノロウイルス食中毒が多い (**図 12-2**)．

(3) 病因物質別発生件数

病因物質は 99%以上で判明している．アニサキスの事件数が 59%，カンピロバクター・ジェジュニ/コリが 19%，ノロウイルスが 7%で多い．患者数は

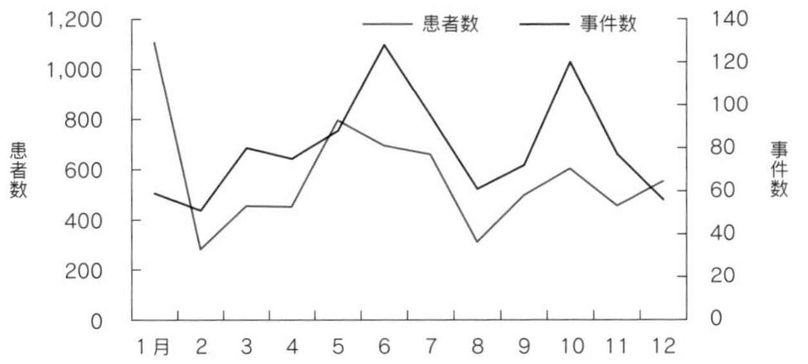

	事件数	患者数	死者数
総数	962	6,856	5
1月	59	1,106	—
2	51	282	—
3	80	454	—
4	75	451	2
5	88	795	—
6	128	694	—
7	95	659	—
8	61	311	1
9	72	496	2
10	120	602	—
11	77	455	—
12	56	551	—

資料：厚生労働省「食中毒統計調査」

図 12-2　食中毒の月別発生状況（令和 4（'22）年）

表 12-1　病因物質別の食中毒事件・患者・死者数　令和 4（'22）年

	事件数	%	患者数	%	死者数	%
総数	962	100.0	6,856	100.0	5	100.0
原因物質判明	953	99.1	6,754	98.5	5	100.0
原因物質不明	9	0.9	102	1.5	—	—
細菌	258	27.1	3,545	52.5	1	20.0
サルモネラ属菌	22	2.3	698	10.3	—	—
ぶどう球菌	15	1.6	231	3.4	—	—
ボツリヌス菌	1	0.1	1	0.0	—	—
腸炎ビブリオ	—	—	—	—	—	—
腸管出血性大腸菌(VT 産生)	8	0.8	78	1.2	1	20.0
その他の病原大腸菌	2	0.2	200	3.0	—	—
ウェルシュ菌	22	2.3	1,467	21.7	—	—
セレウス菌	3	0.3	48	0.7	—	—
エルシニア・エンテロコリチカ	—	—	—	—	—	—
カンピロバクター・ジェジュニ/コリ	185	19.4	822	12.2	—	—
ナグビブリオ	—	—	—	—	—	—
コレラ菌	—	—	—	—	—	—
赤痢菌	—	—	—	—	—	—
チフス菌	—	—	—	—	—	—
パラチフスA菌	—	—	—	—	—	—
その他の細菌	—	—	—	—	—	—
ウイルス	63	6.6	2,175	32.2	—	—
ノロウイルス	63	6.6	2,175	32.2	—	—
その他のウイルス	—	—	—	—	—	—
寄生虫	577	60.5	669	9.9	—	—
クドア	11	1.2	91	1.3	—	—
サルコシスティス	—	—	—	—	—	—
アニサキス	566	59.4	578	8.6	—	—
その他の寄生虫	—	—	—	—	—	—
化学物質	2	0.2	148	2.2	—	—
自然毒	50	5.2	172	2.5	4	80.0
植物性自然毒	34	3.6	151	2.2	3	60.0
動物性自然毒	16	1.7	21	0.3	1	20.0
その他	3	0.3	45	0.7	—	—

資料：厚生労働省　「食中毒統計調査」
各物質の%は，病因物質判明を 100 とした割合.

ノロウイルスが32%を占めて最も多い．細菌性食中毒は，かつては腸炎ビブリオによる事件数が多かったが，最近はカンピロバクター・ジェジュニ/コリが多い．寄生虫ではアニサキスの事件数が多く，自然毒では植物性自然毒が多い（**表 12-1**）．

表 12-2　原因食品別の食中毒事件・患者・死者数　令和 4（'22）年

	事件数	%	患者数	%	死者数	%
総数	962	100.0	6,856	100.0	5	100.0
原因食品判明	715	74.3	6,532	95.3	5	100.0
原因食品不明	247	25.7	324	4.7	—	—
魚介類	384	53.7	745	11.4	1	20.0
貝類	5	0.7	52	0.8	—	—
ふぐ	10	1.4	11	0.2	1	20.0
その他	369	51.6	682	10.4	—	—
魚介類加工品	4	0.6	4	0.1	—	—
魚肉練り製品	—	—	—	—	—	—
その他	4	0.6	4	0.1	—	—
肉類及びその加工品	29	4.1	227	3.5	1	20.0
卵類及びその加工品	2	0.3	113	1.7	—	—
乳類及びその加工品	—	—	—	—	—	—
穀類及びその加工品	2	0.3	27	0.4	—	—
野菜及びその加工品	35	4.9	225	3.4	3	60.0
豆類	—	—	—	—	—	—
きのこ類	9	1.3	27	0.4	—	—
その他	26	3.6	198	3.0	3	60.0
菓子類	—	—	—	—	—	—
複合調理食品	50	7.0	2,060	31.5	—	—
その他	209	29.2	3,131	47.9	—	—
食品特定	15	2.1	444	6.8	—	—
食事特定	194	27.1	2,687	41.1	—	—

資料：厚生労働省「食中毒統計調査」
各食品の%は，病因食品判明を 100 とした割合.

(4) 原因食品別発生件数

原因食品が判明したのは 74%だが，食事だけの特定が 27%を占める．魚介類によるものは 54%で多いが，肉類や野菜とその加工品，複合調理食品が増加している（**表 12-2**）.

(5) 原因施設別発生件数

飲食店が事件数の 40%，患者数の 45%を占めており最も多い．発生が多い施設としては家庭，販売店，仕出し屋がある.

3 細菌性食中毒

細菌性食中毒の発症には，食物中に原因細菌または中毒起因毒素が一定以上存在することが必要である．原因細菌が増殖しやすい環境条件として，温度と湿度は重要な因子となる．また，食物自体に細菌の発育に適した十分な栄養素と水分があるものが原因食品となりやすい.

細菌性食中毒は，その発生機序から，**感染侵入型**，**感染毒素型**，**毒素型**に分けられる.

① **感染侵入型**：原因細菌がヒトの細胞や組織に侵入することで発症する.
② **感染毒素型（生体内毒素型）**：腸管内で原因細菌が増殖したり，芽胞を形成する際に毒素を産生し，その毒素によって発症する.
③ **毒素型（食品内毒素型）**：原因菌が食品中で産生した毒素を摂取して発症する.

1）サルモネラ属菌食中毒

サルモネラ属菌（*Salmonella* spp.）は，哺乳類やは虫類の消化管に生息する腸内細菌で一部に病原性がある．ネズミチフス菌（*S.* Typhimurium）と腸炎菌（*S.* Enteritidis）が食中毒起因菌として重要である．チフス菌（*S.* Typhi）とパラチフス菌（*S.* Paratyphi A）は三類感染症でもある．

① **潜伏期**：12～24時間（平均12時間）．

② **主症状**：腹痛，嘔吐，水様性下痢，38～40℃の発熱．多くは1週間ほどで回復するが，病後数カ月間は保菌者になることもある．免疫が弱い乳幼児や高齢者では重症化することがある．

③ **原因食品**：保菌動物の糞便や腸の内容物で汚染された（一次汚染）禽獣肉や卵とその加工品．また，調理器具などを介して一次汚染された食品から新たに汚染された（二次汚染）食品も原因となる．これらを生食したり，加熱不十分な状態で摂取して起こる．卵とその加工品，焼き肉，焼き鳥，レバ刺し，自家製のマヨネーズ，うなぎ，すっぽん，乾燥イカ菓子などが例となる．

④ **予防対策**：食品は低温保存し，75℃，1分以上の条件で十分に加熱する．二次汚染を防止するために，調理器具の洗浄や消毒が必要である．

卵殻内汚染

S. Enteritidisを卵巣に健康保菌した鶏では，卵黄に菌が付着して排卵され，産卵された時点で汚染されている．

2）腸炎ビブリオ食中毒

腸炎ビブリオ（*Vibrio parahaemolyticus*）は，沿岸海域や汽水域に分布し，海水や海産魚介類から分離される．海水温が上昇する夏季に食中毒の発生が多いが，近年は減少傾向にある．3％前後の塩分濃度でよく増殖する好塩性で，真水では増殖しない．弱アルカリ性を好み，酸には弱い．

① **潜伏期**：8～24時間．

② **主症状**：腹痛，水様性下痢，発熱，嘔吐で，数日～1週間で回復する．胃痙攣様の上腹部の激痛がみられたり，脱水で重症化することがある．60℃，10分で失活する易熱性の易熱性溶血毒と，100℃，15分の加熱でも安定な耐熱性溶血毒が病原因子である．

③ **原因食品**：刺身，寿司，魚介加工品などの生の海産魚介類が多い．二次汚染による漬物，サラダなども原因となる．

④ **予防対策**：腸炎ビブリオは短時間で増殖するが，10℃以下の低温では増殖しないことから，魚介類の低温保存が重要である．60℃，10分間の加熱で殺菌されるので，加熱調理も有効である．二次汚染も多いことから，まな板や包丁などの調理器具の洗浄や消毒も大切である．

3）腸管出血性大腸菌（EHEC）食中毒

志賀毒素やそれに類似するベロ毒素を産生する下痢原性大腸菌は，動物の腸管内に生息して，糞便を介して食品や飲料水を汚染し，少量の菌数でも発症する．食中毒の原因となるのは，O26，O111，O128，O145，O157などである．三類感染症に指定されている．

EHEC：enterohemorrhagic *Escherichia coli*．ベロ毒素産生大腸菌（VTEC：Vero toxin-producing *E. coli*），志賀毒素産生大腸菌（STEC：Shiga toxin-producing *E. coli*）というよび名もある．

下痢原性大腸菌

下痢原性大腸菌は，下痢，腹痛を主症状とする腸管病原性大腸菌，大腸の細胞に侵入して赤痢様症状を起こす腸管侵入性大腸菌，毒素によりコレラ様の水様性下痢を起こす毒素原性大腸菌，ベロ毒素により出血性大腸炎を起こす腸管出血性大腸菌，菌が細胞に付着して毒素により下痢を起こす腸管集合性大腸菌の5つに分類される．

① **潜伏期**：4〜9 日間.

② **主症状**：激しい腹痛と大量の新鮮血が混じった血便．発熱は少ない．ベロ毒素は，食品では産生されず，腸管内で産生される．腸管や腎臓を傷害して，出血を伴う腸炎や溶血性尿毒症症候群（HUS）を起こす．乳幼児や高齢者では，HUS を合併して脳症に至る致死的な症例もみられる.

③ **原因食品**：牛レバ刺し，焼き肉，ハンバーガー，井戸水，野菜の浅漬けなど.

④ **予防対策**：と畜場の衛生管理を徹底して，糞便による肉の汚染を防ぐ．肉，レバー，食肉加工品は，低温で保存して菌の増殖を抑え，生食を避け，中心温度 75℃，1 分以上加熱する．野菜類は流水でよく洗浄する．二次汚染を防ぐために，調理器具の使い分けや洗浄，消毒を徹底する.

溶血性尿毒症症候群（HUS）

血性貧血（破砕赤血球を伴う貧血で Hb 10 g/dL 未満），血小板減少（血小板数 15 万/μL 未満），急性腎障害が主徴である．随伴症状として，中枢神経では，意識障害，痙攣，頭痛，出血性梗塞などがみられる．消化管では，下痢，血便，腹痛，腸管穿孔，腸狭窄，直腸脱，腸重積がみられる．心筋障害による心不全，膵炎，DIC も起こる.

4）ウェルシュ菌食中毒

ウェルシュ菌（*Clostridium perfringens*）は腸管に生息し，芽胞を形成するときに，60℃，10 分で失活するエンテロトキシン（腸管毒）を産生して食中毒を起こす.

① **潜伏期**：6〜12 時間.

② **主症状**：下痢と腹痛で，嘔吐や発熱はまれ.

③ **原因食品**：カレーや煮魚などの煮込み料理，麺のつけ汁，いなりずし，野菜の煮付けなど.

④ **予防対策**：調理後速やかに食べる．加熱調理後に低温保存する場合は，急冷して 10℃以下を保ち，菌の増殖を抑える．温かい状態で保存する場合は 55℃以上を保つ．再加熱する場合は，十分に加熱して速やかに食べる.

ウェルシュ菌の芽胞

100℃で数分の加熱で死滅する易熱性芽胞と，100℃で 1〜6 時間の加熱でも死滅しない耐熱性芽胞がある．主に耐熱性芽胞が食中毒に関係する.
食品を加熱調理しても耐熱性芽胞は生存している．食品が冷めて発育可能な温度になると発芽して菌数が急激に増加する．その後，芽胞が形成されるときに毒素を産生して食中毒を起こす.

エンテロトキシン

ウェルシュ菌が産生するエンテロトキシンは，A〜E の 5 型に分類される．ほとんどの食中毒は，A 型によるものである.

5）カンピロバクター食中毒

カンピロバクター・ジェジュニ/コリ（*Campylobacter jejuni/C. coli*）は，動物の腸内に生息して糞便とともに排出され，食肉や飲料水を汚染する．細菌性食中毒では発生件数が最も多い.

① **潜伏期**：1〜7 日.

② **主症状**：38℃前後の発熱，倦怠感，頭痛，吐き気，腹痛，下痢．腐敗臭のある下痢で始まり，血便を認める下痢に移行する．少ない菌量でも発症する．感染後に Guillain Barré（ギラン・バレー）症候群を発症することがある.

③ **原因食品**：特に鶏肉の生食である．食肉，飲料水，生野菜，牛乳などが原因となる.

④ **予防対策**：と畜場や食鳥処理場での衛生管理を徹底して，肉の汚染を防ぐ．食肉や鶏肉は，低温で保存して菌の増殖を抑え，65℃で数分以上加熱して食べる．二次汚染を防止するために，他の食品との接触を避け，調理器具は洗浄，消毒して，乾燥させる.

ギラン・バレー症候群（Guillain Barré syndrome）

末梢性の多発性神経炎で，手足の筋力が急激に低下して，弛緩性麻痺が数週間持続する．カンピロバクター感染が誘発することは知られているが，機序は不明である.

6）エルシニア食中毒

エルシニア・エンテロコリチカ（*Yersinia enterocolitica*）は，動物の腸管内に生息し，糞便とともに排出されて，食品や飲料水を汚染する．耐熱性のエンテロトキシンを産生するが，この毒素による食中毒は報告されていない．

① **潜伏期**：0.5〜6 日．

② **主症状**：発熱，腹痛，下痢．感受性が高い乳幼児では下痢が多く，高齢者では結節性紅斑が多い．

③ **原因食品**：特に豚肉が多い．食肉，加工乳，サンドイッチ，野菜ジュース，井戸水も報告されている．

④ **予防対策**：食肉を 75℃で 1 分以上加熱する．0〜5℃の低温でも増殖するので，冷蔵保存は短期に限る．と畜場や食鳥処理場での衛生管理を徹底して肉の汚染を防ぐ．二次汚染を防ぐために，他の食品との接触を避け，調理器具の使い分けや洗浄，消毒を徹底する．

7）セレウス菌食中毒

セレウス菌（*Bacillus cereus*）は，土壌など自然界に広く分布し，ヒトの腸管内にも生息する芽胞形成菌で，毒素を産生する．セレウリドは耐熱性毒素で，126℃，90 分の加熱でも失活せず，嘔吐型食中毒を起こす．エンテロトキシンは易熱性毒素で，56℃，5 分の加熱で失活し，下痢型食中毒を起こす．

(1) セレウリドによる嘔吐型

① **潜伏期**：30 分〜6 時間．セレウリドは炭水化物の多い食品中で産生される．

② **主症状**：吐き気，嘔吐．

③ **原因食品**：ピラフ，チャーハンなどの米飯類，スパゲティなどの麺類．

(2) エンテロトキシンによる下痢型

① **潜伏期**：8〜16 時間．エンテロトキシンは細菌の腸管内での増殖に伴って産生される．

② **主症状**：下痢，腹痛．

③ **原因食品**：食肉，野菜，スープ，弁当など．

④ **予防対策**：調理後は速やかに食べる．保存する場合は，急冷して 10℃以下で保存し，菌の増殖を抑える．

8）黄色ブドウ球菌食中毒

黄色ブドウ球菌（*Staphylococcus aureus*）は，哺乳動物や鳥類の表皮，鼻，咽頭，腸管，粘膜に常在する細菌で，耐熱性毒素のエンテロトキシンを産生する．エンテロトキシンは，100℃，30 分の加熱でも失活しない．

① **潜伏期**：1〜5 時間（平均 3 時間）．

② **主症状**：吐き気，嘔吐，腹痛，下痢．

③ **原因食品**：乳・乳製品，卵製品，肉や畜産製品，おにぎりや弁当，ちくわやかまぼこなどの魚肉ねり製品，和洋生菓子など．乳房炎に罹患したウシの牛

乳は，一次汚染していることがある．

④ **予防対策**：手を洗浄，消毒し，手袋・帽子・マスクを着用して調理従事者から食品に菌を付けないようにする．低温保存して菌の増殖を抑える．75°C，1 分以上の加熱で殺菌し，エンテロトキシンの産生を防ぐ．

9）ボツリヌス菌食中毒

ボツリヌス菌（*Clostridium botulinum*）は，偏性嫌気性菌で酸素がきわめて少ない環境で発育する．芽胞を形成し，芽胞は土壌，河川，腸管などに広く分布する．食品で増殖したボツリヌス菌は毒素を産生し，毒素の種類によって，A～G 型菌に分類される．食中毒は主に A 型菌，B 型菌，E 型菌で発生する．ボツリヌス毒素は神経障害を起こし，80°Cで 30 分以上または 100°Cで 2 分以上の加熱で失活する．乳児では腸内細菌叢が未熟なため，大腸で菌が増殖して毒素を産生し，乳児ボツリヌス症を起こす．

① **潜伏期**：8～36 時間．

② **主症状**：吐き気，嘔吐，筋力低下，脱力感，頭痛，腹痛，下痢，便秘，視力障害，発声困難，呼吸困難などの神経障害．重症化すると致命的である．摂取毒素量と抗血清治療開始までの時間が予後に影響する．

③ **原因食品**：いずし，カラシレンコン，食肉製品，缶詰，瓶詰が多い．乳児ボツリヌス症は，蜂蜜，コーンシロップが原因となる．

④ **予防対策**：嫌気的な状態になる缶詰，瓶詰，レトルトパウチなどは，120°Cで 4 分以上加熱して，菌と芽胞を殺菌する．容器が膨張したり，酪酸臭がある缶詰やレトルト食品は食べない．菌の増殖を抑えるために，3°C以下で保存する．食品を pH4.6 未満または水分活性 0.94 未満にしたり，亜硝酸ナトリウムを添加する．

乳児

生後 1 年未満の児．

水分活性

食品に含まれる水には，食品成分に結合している結合水と遊離している自由水がある．水分活性は自由水の量を示す指標で，1 に近いほど自由水が多い．

水分活性が 0.9 以上で多くの細菌が，0.88 以上で酵母が，0.8 以上でカビが増殖できる．0.6 以下では，ほとんどの微生物が増殖できない．生鮮食料品は 0.95 以上，ジャムが 0.75～0.80，インスタントコーヒーは 0.3～0.4 である．

亜硝酸ナトリウム

ハム，ソーセージ，タラコなどの色を保つ発色剤として食品添加物に指定されている．抗酸化作用やボツリヌス菌の増殖抑制効果もある．

4　ウイルス性食中毒

1）ノロウイルス

ノロウイルスは，ヒトの腸管内でのみ増殖して糞便とともに排出される．糞便で汚染された食品の摂取やヒトからヒトへと感染して発症する．食中毒のなかで患者数が最も多い．年間を通して発生するが，冬季に多い．保育園，学校，高齢者施設で集団発生がしばしば起こる．

① **潜伏期**：24～48 時間．100 個以下のウイルス量でも感染する．

② **主症状**：水様性の下痢，吐き気，嘔吐，腹痛，38 度以下の発熱．軽症で，数日で回復することが多い．症状が消えてから 1 週間は糞便にウイルスが排出される．免疫が弱い乳幼児や高齢者は感受性が高い．

③ **原因食品**：ノロウイルスを含む糞便で汚染された水や食品全般である．カキを含む二枚貝の体内ではノロウイルスは増殖せず，生息海域がノロウイルスで汚染されていて二枚貝に蓄積することが原因である．ウイルスを含む糞便で直接汚染された食品から調理従事者や調理器具を介して二次汚染される

ことも多い．ヒトからヒトへの二次感染もある．

④ **予防対策**：食品を取り扱う際の手洗いを徹底する．調理では中心温度を85〜90℃，90 秒間以上で加熱する．野菜等の生鮮食品は十分に洗浄する．塩素系消毒剤が有効で，消毒用アルコールなどには抵抗性がある．糞便や嘔吐物を処理する際は，マスクと手袋を着け，塩素系消毒剤で汚染箇所や衣服などを消毒する．

2）ウイルス性肝炎

A 型肝炎ウイルスと E 型肝炎ウイルスは，食品や水を介して経口感染し，急性肝炎を起こす．

① **潜伏期**：2〜6 週間．

② **主症状**：発熱，下痢，腹痛，倦怠感．

③ **原因食品**：A 型肝炎は，上下水道が整備されていない地域で魚介類や水を介して感染する．E 型肝炎は，鹿肉や猪肉，豚レバーを生食や不十分な過熱状態で食べて感染する．

④ **予防対策**：A 型肝炎ウイルスと E 型肝炎ウイルスは加熱で失活することから，食品の中心まで十分に加熱する．A 型肝炎ウイルスは，糞便に排出されるので手洗いを励行し，食器等は塩素消毒して食品の汚染を防ぐ．

5 寄生虫性食中毒

1）アニサキス食中毒

アニサキス（*Anisakis*）は，アニサキス亜科幼虫（*Anisakidae*）の総称である．成虫は，クジラやイルカなどの海棲哺乳類の胃に寄生する．虫卵は糞便とともに排出され，幼虫になり，オキアミや甲殻類に食べられる．さらに海産魚やイカなどに食べられて，筋肉や内臓に寄生し，ヒトがそれらを摂食して感染する．寄生虫性食中毒では事件数が最も多い．

① **症状**：急性胃アニキサス症では，食後，数時間〜十数時間後に心窩部の激痛，吐き気，嘔吐がみられる．急性腸アニサキス症では，食後，十数時間後から激しい下腹部痛がみられる．ヒトの消化管では成虫になることはなく，自然に死滅する．

② **原因食品**：サケ，サバ，タラ，イカなどの魚介類の刺身や寿司である．

③ **予防対策**：60℃で 1 分以上加熱するか，−20℃で 24 時間以上冷凍して死滅させる．食酢，塩，ワサビでは死滅しない．内臓は速やかに除去し，目視で虫体を確認し，除去する．

6 自然毒食中毒

自然毒は，①毒キノコのように，生物が本来保有している固有の毒性物質，②フグ毒や麻痺性貝毒のように，本来毒性物質を保有しない生物が有毒生物を摂取して獲得した毒性物質，に大別される．食中毒の分類では，原因食品で植物性自然毒，動物性自然毒に分類する．事件数は毒キノコによるものが多い．

1）植物性自然毒中毒

(1) キノコ中毒

キノコ中毒は9～10月の秋に多発している．

① **アマトキシン**：タマゴテングタケ，ドクツルタケなどに含まれる．食後6時間から，嘔吐，腹痛，水様性下痢，脱水などのコレラ様症状を示し，肝障害，腎障害を起こして死に至る．

② **ムスカリン**：ドクスギタケ（アセタケ属）に含まれる．食後15～30分から，唾液過多，多汗，嘔吐，下痢，瞳孔収縮，血圧低下など副交感神経刺激症状を示す．重症では呼吸困難や意識喪失となる．

③ **ルスフェロール類**：ニセクロハツに含まれる．食後10～30分から，胃腸炎症状を示し，背筋硬直，瞳孔縮小，言語障害，意識喪失，心機能障害を起こし，死に至る．

④ **イルージンS**：ツキヨタケに含まれる．食後30分～2時間から胃腸炎症状を起こす．

⑤ **イボテン酸**：テングダケ，ベニテングダケに含まれる．食後30分～1時間から，視力障害，幻覚，精神錯乱，痙攣，意識喪失を起こす．

⑥ **アクロメリン酸A・B**：ドクササコに含まれる．食後数時間から吐き気を催し，数日後に四肢末端が赤く腫れて，激痛や灼熱感を起こす．

⑦ **予防対策**：個人採取したキノコが原因であることが多いので，鑑別して毒キノコを摂食しないことや，鑑別できない場合は摂食しないことである．

(2) ソラニン中毒

ソラニンは，ジャガイモの新芽の部分や緑色の部分に多く含まれ，発芽すると増加する．通常の加熱調理では分解されない．

① **症状**：食後，数分～1時間から，嘔吐，腹痛，下痢，脱力感，めまいを示し，重症では，意識喪失や呼吸困難を起こす．

② **予防対策**：皮を厚くむき，芽の部分は確実に除去する．

(3) 青酸含有植物中毒

未熟な青梅の種子に含まれるアミグダリンからβ-グルコシダーゼによってグルコースが切り離されると青酸となる．ビルマ豆や五色豆に含まれるリナマリンも同じ反応で青酸となる．失神，昏睡，痙攣などの神経症状や呼吸困難を起こす．

2）動物性自然毒中毒

(1) フグ中毒

フグ毒のテトロドトキシンは，卵巣や肝臓に多く，フグの種類によっては，精巣，皮，筋肉にも含まれている．ビブリオ属などの細菌が産生したテトロドトキシンが，食物連鎖を介してフグ，ボウシュウボラ，バイガイなどに蓄積する．通常の加熱調理では無毒化できない．

① **潜伏期**：食後，30 分〜5 時間．短時間で発症するほど重症である．

② **症状**：口唇周辺，舌，指先の知覚麻痺からはじまる．次いで，嘔吐，知覚麻痺，言語障害が顕著になる．さらに，全身の骨格筋が弛緩し，発声困難，血圧低下，呼吸困難となる．そして，意識消失，呼吸停止，心拍停止，死に至る．

③ **予防対策**：有毒部位を確実に除去する．中毒は素人の調理で多く，フグ取扱資格者に取り扱いや調理を委ねる．厚労省は，フグの衛生確保について，食用のフグの種類と部位，注意事項とフグ名の和名の表示，有毒部位の処理を定めた（2000 年）．

(2) 貝毒

① **麻痺性貝毒（PSP）**：渦鞭毛藻《うずべんもうそう》類（*Alexandrium* 属）や藍藻《らんそう》類が産生するサキシトキシン，ネオサキシトキシン，ゴニオトキシンなどが二枚貝の中腸腺に蓄積して，麻痺性貝毒となる．食後，5〜30 分で，口唇，舌，指先の知覚麻痺がはじまり，全身の麻痺，呼吸困難となり，死に至る．原因食品は，ホタテガイ，ムラサキイガイ，アサリ，カキなどである．予防対策は，中腸腺を除去する．可食部 1 g あたり 4 MU を超えたものは出荷規制されている．

PSP：paralytic shellfish poison

MU（mouce unit）

マウスユニットは，フグ毒や貝毒の毒力を表す単位である．1 MU は，体重 20 g のマウスに毒素を腹腔内投与した場合，フグ毒は 30 分で，麻痺性貝毒は 15 分で，下痢性貝毒は 24 時間で死亡させる量である．テトロドトキシンの 1 MU は 0.2 μg で，ヒトの致死量は 10,000 MU（2 mg）と推定されている．

② **下痢性貝毒（DSP）**：渦鞭毛藻類（*Dinophysis* 属）が産生するオカダ酸やディノフィシストキシンが二枚貝の中腸腺に蓄積して下痢性貝毒となる．食後 30 分から 4 時間で発症し，下痢，吐き気，嘔吐，腹痛を起こす．数日で回復する．原因食品は，ホタテガイ，アサリ，ムラサキイガイ，イガイ，コタマガイなどである．予防対策は，中腸腺を除去する．可食部 1 g あたり 0.05 MU を超えたものは出荷規制されている．

DSP：diarrhetic shellfish poison

③ **その他の貝毒**：バイガイは，ネオスルガトキシン，プロスルガトキシンを含み，口渇，口唇麻痺，言語障害を起こす．ツブガイの唾液腺に含まれるテトラミンは，めまい，頭痛，酩酊感を起こす．

(3) シガテラ毒魚（南方産有毒魚）中毒

シガテラ（ciguatera）とは，熱帯・亜熱帯海域のサンゴ礁周辺に生息する有毒魚を摂食して発生する疾病の総称である．渦鞭毛藻類が産生するシガトキシンとその類縁物質が食物連鎖を介して魚類に蓄積してシガテラ毒素となる．シガテラ毒素は熱に強く，加熱調理で無毒化できない．

① **潜伏期**：食後，2〜30 時間．

② **症状**：嘔吐，下痢，腹痛，徐脈，血圧低下，筋肉痛，関節痛，しびれ，**ドライアイスセンセーション**を起こす．致命率は低いが，知覚異常は数カ月続くことがある．

ドライアイスセンセーション

水に触れるとドライアイスに触れたかのように異常に冷たく感じる，温度感覚の知覚異常．

③ **原因食品**：オニカマス，バラハタ，カンパチ，ヒラマサなどである．

④ **予防対策**：シガテラ毒素がみられる海域で獲れた毒素を蓄積する魚を食べないことである．オニカマスは食用が禁止されている．

7 化学性食中毒

化学性食中毒は化学物質の有害作用で起こる食中毒である．水銀，カドミウム，ヒ素などの重金属，農薬などの環境由来の物質，容器・包装に由来する物質，ヒスタミンなどの食品成分が変化して生じる物質，故意や誤用によって混入した物質などが原因となる．代表例に，森永ヒ素ミルク事件やカネミ油症事件がある．

森永ヒ素ミルク事件

1955 年に，岡山県を中心に人工栄養児に中毒が発生した．患者は 1 万 2,000 人以上におよび，128 人が死亡する大規模なものとなった．原因は粉乳の安定剤として使用した第二リン酸ナトリウムにヒ素が混入していたことが原因であった．

カネミ油症事件

1968 年の秋ごろから，北九州を中心に皮膚のニキビ様発疹，皮膚の色素沈着，眼脂，頭痛，爪の変色などの症状を示す患者が発生した．当初は米ぬか油の製造過程で熱媒体として使用した PCB（ポリ塩化ビフェニル）の混入が原因とされた．その後の調査で，PCDF（ポリ塩化ジベンゾフラン）が主原因と判明した．

1）ヒスタミンによるアレルギー様食中毒

マグロ，サバ，カツオ，アジ，サンマ，イワシなどの赤肉の魚にはヒスチジンが多く含まれ，モルガン菌（*Morganella morganii*），大腸菌，ウェルシュ菌を主とする細菌が付着して増殖すると，脱炭酸酵素の働きによってヒスチジンからヒスタミンが生成される．ヒスタミンの量が食品 1 g あたり数 mg を超えた食品を摂取すると，アナフィラキシー型アレルギーに似た症状を起こす．

① **潜伏期**：食後 30 分～1 時間で症状が現れる．

② **主症状**：顔面の紅潮，頭痛，発熱，発疹．多くは一過性で 1 日で回復するが，重症例では呼吸困難や意識不明に陥ることもある．

③ **原因食品**：干物やみりん干しのような加工品や不適切な環境で保存された食品である．

④ **予防対策**：長期の冷蔵保存や解凍後の長期保存は避ける．ヒスタミンは，通常の加熱調理では完全に分解されないので，細菌の付着を防ぎ，細菌が増殖しないように低温保存し，タレなどは汚染されないように管理する．

2）マイコトキシン（カビ毒）食中毒

(1) 麦角菌（*Claviceps purpurea*）

ライムギなどのイネ科植物の穂に寄生し，収穫時に麦角菌の菌核が混入して中毒を起こす．エルゴタミンなどのアルカロイドが原因で，急性では嘔吐，腹痛，下痢，知覚異常，痙攣を起こす．慢性では四肢屈筋の強直性収縮，四肢の壊死を起こす．

(2) 黄変米

戦後，東南アジアからの輸入米にペニシリウム属（*Penicillium*）のカビが発生し，マイコトキシンによる汚染が問題となった．

① **在来黄変米**：*P. toxicarium* の寄生による．急性では神経毒性，慢性では貧血を起こす．

② **イスランジア黄変米**：*P. islandicum* の寄生による．動物実験で肝硬変や肝がんを起こす．

③ **タイ国黄変米**：*P. citrinum* の寄生による．動物実験で腎障害を起こす．

(3) アフラトキシン B_1，B_2

Aspergillus flavus が産生する毒素．ナッツ類，穀類，香辛料，乳製品などを汚染する．熱帯や亜熱帯での汚染が多い．270℃以上で分解され，通常の加熱

調理では分解されない．肝障害を起こし，B_1は肝発がん性がある．アフラトキシンの総量が 10 μg/kg を超えた食品は流通が禁止されている．

8　食品添加物

1）食品添加物の種類

食品添加物は，食品衛生法で「食品の製造過程において，または食品の加工もしくは保存の目的で食品に添加，混和，浸潤，その他の方法によって使用するもの」と定義されている．

食品添加物は，4 種類に分類される．2023（令和 5）年 7 月現在，指定添加物が 475 品目，既存添加物が 357 品目，天然香料が 614 品目，一般飲食物添加物が 106 品目である．今後新たに使用が許可される添加物は，天然物，化学合成品を問わず，一定の審査を受けて指定添加物として登録される．

① **指定添加物**：化学合成物と天然物で厚生労働大臣が安全性と有効性を確認して指定した添加物．

② **既存添加物**：天然添加物として使用実績があり，使用が許可されている添加物．

③ **天然香料**：動植物から得られ，香り付けに利用される添加物．

④ **一般飲食物添加物**：一般的には食品だが，添加物としても利用されるもの．

2）食品添加物の安全性

(1) 安全性の評価

慢性毒性試験などの種々の毒性試験，繁殖試験，催奇形性試験，抗原性試験，変異原性試験，発がん試験，一般薬理試験，体内動態試験などの動物実験の結果からすべての試験のなかで最も小さい NOAEL を求める．この NOAEL は，動物が一生涯毎日摂取しても悪影響がない量である．動物とヒトの種の違いによる感受性の差を 10 倍，個人の感受性の差を 10 倍と見積もり，NOAEL を 100 分の 1 にした値を **1 日摂取許容量**（ADI）としている．

NOAEL（無毒性量）
no observed adverse effect level.
動物を用いた毒性試験で有害な作用が認められなかった用量.

1 日摂取許容量（ADI）
acceptable daily intake.
1 日許容摂取量ともいう.
一生涯毎日摂取してもヒトの健康に悪影響がないと推定される 1 日あたりの摂取量で，1 日あたり体重 1kg あたり（mg/kg/day）で表される．食品添加物や農薬のように意図的に食品に使用する物質に設定される．食品に本来含まれる物質には耐容 1 日摂取量（TDI：tolerable daily intake）が使用される.

(2) 使用基準と成分規格

1 日摂取許容量を超えて摂取される可能性がある添加物には**使用基準**が設定されている．摂取基準は，食品の摂取量を考慮して，使用できる食品，使用量や使用濃度，使用方法や使用目的を制限している．**成分規格**は，食品添加物の製造で有害な物質が発生したり，混入したりしないようにするために，純度や性状などとそれらの試験法を定めている．

3）食品に残留する物質の規制

(1) 農薬，飼料添加物，動物用医薬品

食品衛生法では，食品に残留する農薬，飼料添加物，動物用医薬品について残留基準を定めている．2006（平成 18）年に**ポジティブリスト制度**が導入されてからは，基準が設定されている農薬などは従来どおりそれぞれの残留基準

表 12-3　食品中の放射性セシウムの基準値

食品群	飲料水	牛乳	一般食品	乳児用食品
基準値（Bq/kg）	10	50	100	50

放射性ストロンチウム，プルトニウム，ルテニウムを含めて基準値を設定．

や暫定基準で規制され，残留基準や暫定基準がない農薬などは**一律基準値**（0.01 ppm）で規制される．すべての食品が対象であり，基準に適合していない食品は流通が禁止される．ただし，厚生労働大臣が指定したヒトの健康を損なうおそれがない特定農薬はポジティブリスト制度の対象外である．また，残留基準が設定されていない抗生物質や合成抗菌剤は食品に含有されてはならない．

(2) 放射性物質

放射性物質は，大気，水，土壌に存在し，農作物，畜産物，魚介類に広く含まれる．内部被曝による健康被害を防ぐために，年間被曝線量を 1 mSv として，食品や飲料水の放射性セシウムの基準値を定めている（**表 12-3**）．

(3) その他

水銀は，魚介類に暫定規制値が設定されている．総水銀で 0.4 ppm かつメチル水銀で水銀として 0.3 ppm 以上の場合は流通できない．PCB は魚介類，牛乳・乳製品，肉類，卵類，容器包装に暫定的規制値が設定されている．カドミウムは米や清涼飲料水に規格基準などがある．鉛とヒ素には，残留農薬基準，清涼飲料水の成分規格と製造基準，水道法の水質基準などがある．

PCB：ポリ塩化ビフェニル

9　食品衛生監視

食品衛生行政は，厚生労働省を中心として，地方の衛生担当部局，保健所の体系からなる．食品衛生の監視指導は，食品による危害を防止し，安全な食品を供給することを目的としている．食品衛生法に基づいて，国家公務員の食品衛生監視員は検疫所に配置され，輸入食品の監視，検査，処分，業者への指導を行う．地方公務員の食品衛生監視員は保健所などに配置され，食品工場，飲食店，食品販売店などの監視や指導，食中毒発生時の調査などを行う．都道府県の検査業務は，衛生研究所や保健所の検査室で実施している．

第13章 産業保健

I 労働災害と業務上疾病

1 労働災害死傷者数

労働災害による死傷者数は，1961（昭和36）年以降，長期的には減少傾向にある．2022（令和4）年の労働災害による死亡者数は774人，休業4日以上の死傷者数が132,355人であった．

労働衛生行政

労働基準監督署など，労働衛生行政については第14章を参照のこと．

2 業務上疾病などの発生状況

特定の業務に従事することによってかかる業務上疾病は，昭和40年代以降長期的には減少傾向にあるが，近年は横ばいである．2021（令和3）年は，28,071人であった．新型コロナウイルス罹患によるものが68.9%を占め，最も多かった．負傷に起因する疾病が24.0%を占め，災害性腰痛が全体の20.8%を占めた（**図13-1**）．石綿による肺がんと中皮腫の労災認定件数は，2006（平成18）年度以降減少傾向にあったが，近年は横ばいである．脳・心臓疾患の労災認定件数は，2002（平成14）年度以降増加したが，近年は減少傾向にある．

精神障害の労災認定件数は増加傾向にあり，脳・心臓疾患によるものを上回っている．

業務上疾病

特定の業務に従事することによって罹患したり，罹患する確率が非常に高くなる病気の総称で，労働基準法で定められている．いわゆる職業性疾病や職業病である．

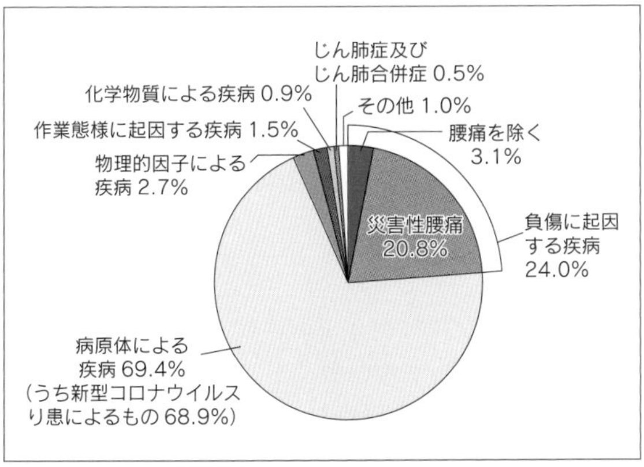

図13-1 業務上疾病発生状況（令和3（'21）年）

資料：厚生労働省「業務上疾病発生状況等調査」

表 13-1　労働衛生管理の対象と予防措置の関連

		使用から影響までの経路	管理の内容	管理の目的	指標		判断基準
労働衛生管理	作業環境管理	有害物使用量 ↓ 発生量	代替 使用形態，条件 生産工程の変更 設備，装置の負荷	発生の抑制	環境気中濃度		管理濃度
		↓	遠隔操作，自動化，密閉	隔離			
		気中濃度 ↓	局所排気 全体換気 建物の構造	除去			
	作業管理	ばく露濃度 体内侵入量 ↓	作業場所 作業方法 作業姿勢 ばく露時間 呼吸保護具 教育	侵入の抑制	生物学的指標	ばく露濃度	ばく露限界
	健康管理	反応の程度 ↓ 健康影響	生活指導 休養 治療 適正配置	障害の予防		健康診断結果	生物学的ばく露指標（BEI）

資料：2022/2023「国民衛生の動向」

Ⅱ 労働衛生管理

1　労働衛生の3管理

労働衛生管理は，労働者の健康を守るために職場で実施される管理で，**作業環境管理**，**作業管理**，**健康管理**の3管理で構成される．

労働衛生教育は，3管理を労働者に周知して実践するために不可欠で，雇い入れ時，作業変更時，危険業務就労時などに行う．**総括管理**は，衛生管理の計画を立てて労働衛生管理体制を構築して，3管理を実施するための基盤を整備することである．3管理に労働衛生教育と総括管理を加えて，5管理とすることもある．3管理の例を**表 13-1** に示す．

1）作業環境管理

作業環境管理では，作業環境の有害因子の状態を把握して，有害因子を除去・軽減して，良好な作業環境を確保する．作業環境中の有害因子の状態は，作業環境測定を定期的に実施して把握する．

(1) 許容濃度

許容濃度は，労働者が**1日8時間，週40時間程度**，肉体的に激しくない労働強度で有害物質に曝露される場合に，有害物質の平均曝露濃度がこの数値以下であれば，ほとんどすべての労働者に健康上の悪い影響がみられないと判断される濃度である．日本産業衛生学会が許容濃度を勧告する．

① 許容濃度の特徴：

a．すべての健康影響を考慮したものではなく，物質により評価対象となる健康影響の種類が異なる．

b．有害物質に対する感受性には個人差があるため，許容濃度以下でも健康への悪影響が起こることがある．

c．許容濃度が遵守されていれば安全が確保されているとは限らず，安全と危険の明らかな境界を示すものではない．

d．想定した労働時間や労働強度以外では適用できない．

e．労働環境で職業病予防のために利用するもので，日常生活の安全確保などには適用できない．

(2) 管理濃度

管理濃度は，有害物質を管理するために**行政が定めた基準**である．作業環境測定の結果から作業環境管理の良否を判断する際の管理区分を決定するための基準である．許容濃度や作業環境管理技術の実用可能性を考慮して設定される．

2) 作業管理

作業管理では，作業の内容，方法，時間を管理したり，マスクなどの保護具を利用して，労働者への有害因子の曝露量や作業負荷を軽減し，適切に作業ができるようにする．

3) 健康管理

健康診断では，労働者の健康状態を把握して，心身の異常を早期に発見したり，その進行や増悪を防止するために必要な医学的な措置や業務上の措置を行い，健康を確保する．また，作業環境や作業との関連を検討して健康障害の予防に役立てる．

2 労働安全衛生管理体制

1) 労働安全管理

(1) 労働安全管理の業務

労働安全衛生法に基づいた安全衛生管理体制の整備は，事業者の義務である．労働安全管理では，労働による健康障害や危険を防止し，労働に必要な安全衛生教育を行う．そして，健康保持増進措置や健康診断により労働者の健康を個別に把握して必要な措置を講じる．また，労働災害を防止し，労働災害が発生した場合には原因を調査して，再発防止を図る．

(2) 担当者

業種と常時使用する労働者の人数の組み合わせで労働安全管理に携わる担当者を選任する（**表 13-2**）．

① **総括安全衛生管理者**：安全衛生管理を統括する．工場長など事業を統括管理する立場の者が担当する．

表 13-2　事業場規模（常時使用する労働者数）別の総括安全衛生管理者等選任表

	業種 1[1]	業種 2[2]	業種 3[3]
総括安全衛生管理者	100 人以上	300 人以上	1,000 人以上
安全管理者	50 人以上	50 人以上	―
衛生管理者	50 人以上	50 人以上	50 人以上
安全衛生推進者	10～49 人	10～49 人	―
衛生推進者	―	―	10～49 人
産業医	50 人以上	50 人以上	50 人以上

資料：労働安全衛生法

注：1）林業，鉱業，建設業，運送業，清掃業．

2）製造業（物の加工業を含む），電気業，ガス業，熱供給業，水道業，通信業，各種商品卸売業，家具・建具・じゅう器等卸売業，各種商品小売業，家具・建具・じゅう器等小売業，燃料小売業，旅館業，ゴルフ場業，自動車整備業，機械修理業．

3）その他の業種．

② **安全管理者**：職場を巡視して，設備や作業の危険防止措置を図る．

③ **衛生管理者**：週 1 回以上職場を巡視して，健康障害の防止措置を図る．

④ **安全衛生推進者**：事業者の指示を受けて安全衛生業務の技術的管理を行う．

⑤ **衛生推進者**：事業者の指示を受けて衛生業務の技術的管理を行う．

⑥ **産業医**：常時 500 人以上の有害業務や常時 1,000 人以上の事業場では専任を置く．業務は，健康診断の実施と事後措置，作業環境管理と改善，作業管理，健康管理，健康教育・相談，衛生教育，長時間労働者の面接指導，健康障害の原因調査と再発防止である．月 1 回以上職場を巡視して健康障害防止措置を図る．

⑦ **作業主任者**：有機溶剤や放射線などの特定の有害業務で，作業主任者を選任する．

(3) 衛生委員会

衛生委員会は，**常時 50 人以上**を使用する事業場で設置する．委員会は，月 1 回以上開催して，労働災害の原因と再発防止対策や健康障害の防止対策について審議し，事業者に意見を述べる．統括安全衛生管理者，衛生管理者，産業医，衛生に関して経験をもつ労働者などで構成する．

(4) 安全委員会

安全委員会は，林業，鉱業，製造業などの特定の業種で設置する．統括安全衛生管理者，安全管理者，安全に関して経験をもつ労働者で構成する．業務は，危険防止対策，労働災害の原因調査・再発防止，安全教育の計画・実施などである．

表 13-3　定期健康診断の有所見率（%）

項目	有所見率	項目	有所見率
聴力（1,000 Hz）	3.9	血中脂質	33.0
聴力（4,000 Hz）	7.3	血糖検査	12.5
胸部 X 線検査	4.5	尿検査（糖）	3.4
喀痰検査	2.1	尿検査（蛋白）	3.8
血圧	17.8	心電図	10.5
貧血検査	8.0	全体の有所見率	58.7
肝機能検査	16.6		

資料：令和 3 年定期健康診断結果報告

III 一般健康診断・特殊健康診断

1　健康診断の種類

1）雇い入れ時健康診断

雇い入れ時健康診断は，これから従事する労働に適切な健康状態にあることを確認するために，業務に従事させる前に実施する．

2）定期健康診断

定期健康診断は，**年 1 回以上**実施する．有害業務の従事者は 6 カ月に 1 回以上実施する．定期健康診断の有所見率は，生活習慣病に関連した項目を中心に上昇傾向にある（**表 13-3**）．

3）海外派遣時健康診断

海外派遣時健康診断は，6 カ月以上の海外派遣の前後に実施する．派遣前の健診では派遣できる健康状態であることを確認し，帰国後の健診では健康の異常の有無を確認する．

4）結核検診

結核検診は，全労働者を対象に年 1 回実施する．

5）給食従業員の検便

給食従業員の検便は，雇い入れ時と配置換え時に実施する．

6）特殊健康診断

特殊健康診断は，有害業務による**職業病予防**のために実施する．検査項目や頻度は，業務により異なる．雇い入れ時，配置換え時，就業後 6 カ月ごとに行う．四アルキル鉛は 3 カ月ごとに，特定化学物質は種類により異なる（**表 13-4**）．

表 13-4　法定特殊健康診断の検査項目

業務	全員に行う項目
高圧室内，潜水	①既往歴，業務歴，②自覚症状，他覚症状，③四肢の運動機能，④鼓膜・聴力，⑤血圧，尿(糖，蛋白)，⑥肺活量
放射線，放射性物質，除染作業	①被曝歴，②白血球数・率，③赤血球数，血色素量または Ht 値，④白内障，⑤皮膚
鉛	①業務歴，既往の血中鉛・尿中 δALA，②自覚症状，他覚症状，③血中鉛，④尿中 δALA
四アルキル鉛	①自覚症状，②血圧，③血色素量か全血比重，④好塩基点赤血球数または尿中コプロポルフィリン
有機溶剤	①既往歴，業務歴，②自覚症状，他覚症状，③尿蛋白，④尿中代謝産物，⑤貧血，⑥肝機能，⑦眼底（④〜⑦は業務の種類により異なる）
特定化学物質	①既往歴，業務歴，②自覚症状，他覚症状，③定められた検査（業務の種類により異なる）
石綿	①業務歴，既往歴，②自覚症状，他覚症状，③胸部 X 線直接撮影

2021（令和 3）年の法定特殊健康診断の有所見率は 3.5%，指導勧奨の有所見率は 9.2%であった.

7）離職時・離職後健康診断

離職後も職業病が進行する**じん肺**や**特定化学物質**への曝露者を対象に，健康管理手帳を交付して健康診断を実施する.

特定化学物質

労働者の健康に発がん性などの悪影響を与えることを予防するために，特定化学物質障害予防規則に取り扱いについて定められている化学物質.

2　健康診断の事後措置

1）医学的措置と労務的な措置

(1) 健康管理区分の決定

健康診断の結果に基づいて，管理区分を決定する．特殊健康診断では業務ごとに管理区分の規程がある.

(2) 要治療者への措置

就業制限や**就業禁止**，療養指導，治療経過の把握，復職判断などを行う.

(3) 有所見者への措置

就業制限，保健指導，衛生教育，配置転換などを行う.

2）作業環境管理・作業管理の措置

作業環境や作業を点検し，必要な予防措置を図る.

3　生物学的モニタリング

生物学的モニタリングは，労働者の血液，尿，呼気，毛髪などの生体試料に含まれる化学物質やその代謝産物を定量して，有害物質の曝露や影響の程度を評価することを目的とする（**表 13-5**）.

表 13-5　曝露の指標に用いられる早期発見のための検査項目

鉛（金属）	（血　液）血中鉛，赤血球 ALAD 活性，赤血球塩基性斑点 （　尿　）δ-アミノレブリン酸，コプロポルフィリン
カドミウム（金属）	（　尿　）低分子蛋白
マンガン（金属）	（血　液）マンガン
水銀（金属）	（　尿　）水　銀
メチル水銀（金属）	（毛　髪）メチル水銀
ベンゼン	尿中フェノール定量
トルエン	尿中馬尿酸（HA）定量
キシレン	尿中メチル馬尿酸（MHA）定量
トリクロロエチレン	尿中トリクロロ酢酸または尿中総三塩化物定量
アニリン，ベンジジン	（血　液）メトヘモグロビン量，RBC ハインツ小体 （　尿　）尿沈渣細胞診
アスベスト	（喀　痰）石綿小体（アスベスト小体）

1）生物学的曝露モニタリング

生物学的曝露モニタリングは，**曝露量の評価**を目的とし，侵入経路，生体内分布，代謝と排泄，生物学的半減期などを考慮して評価する．鉛作業者における血中・尿中の鉛濃度の測定などがある．

2）生物学的影響モニタリング

生物学的影響モニタリングは，有害物質による**健康影響の評価**を目的とし，初期に現れる悪影響を測定して健康への危険度を評価する．鉛作業者におけるヘム合成障害の指標である ALAD 活性や尿中 δ-アミノレブリン酸の測定などがある．

Ⅳ 交代制勤務

交代制勤務は，1 日を複数の勤務時間帯に分けて，労働者が交代で業務に従事する勤務形態である．深夜勤を含む場合は，生活が特に不規則になり，不眠症などの**睡眠障害**，うつなどの**精神障害**，高血圧などの**循環器疾患**，疲労の蓄積による**労働災害**などが起こりやすい．

Ⅴ 産業疲労，過重労働（過労死）対策

1　産業疲労

1）産業疲労の種類

産業疲労は労働によって発生した疲労で，生理学的疲労と精神的疲労がある．

2）疲労の測定法

① 自覚症状に基づいて質問紙で評価する．
② 呼吸，脈拍，血圧，筋力などを測定する．

③ 視覚の鈍化を指標とする**フリッカー・テスト**などで測定する．

> **フリッカー・テスト**
> 光を高速で点滅させて，光のちらつきを眼で判別できる境界の周波数を測る検査．疲労するとちらつきを判別できる周波数が低下する．

2 過労死等の定義

2014（平成 26）年に施行された**過労死等防止対策推進法**では，過労死を業務上の過重な負荷による**脳血管疾患**や**心疾患**を原因とする死亡と，業務上の強い心理的負荷による**精神障害を原因とする自殺**による死亡としている．過労死等とは，これらの原因による死亡と，死には至らない脳血管疾患，心疾患，精神疾患を合わせたものである．

3 過労死等への対策

2018（平成 30）年に定められた過労死等の防止のための対策に関する大綱では，長時間労働の削減に向けた取り組みの徹底，過重労働による健康障害の防止，メンタルヘルス対策・ハラスメント対策などの対策を掲げ，以下の目標を定めた．

① 週労働時間 60 時間以上の雇用者の割合を減少させる．
② **勤務間インターバル制度**の導入を努力義務として周知を図る．
③ 年次有給休暇の取得を義務づけて，取得率を高める．
④ **ストレスチェック**の実施を義務づけて，メンタルヘルス対策に取り組んでいる事業場の割合を高める．
⑤ 仕事上の不安，悩みまたはストレスについて，相談先がある労働者の割合を高める．
⑥ ストレスチェック結果を集団分析し，その結果を活用した事業場の割合を高める．

> **勤務間インターバル制度**
> 勤務終了後から次の勤務までに一定時間以上の間隔を設けて，労働者の生活，休息，睡眠の時間を確保する制度．

> **ストレスチェック**
> 労働者の心の状態を質問紙で把握して，労働の改善を図ったり，産業医による助言や職場の環境改善を行い，労働者の心の不調を防ぐ目的で行う．

4 過労死と時間外労働時間の関係

時間外や休日労働時間が月 40 時間を超えて長くなるほど労働と過労死等の関係が強まる．発症前**1 カ月間に約 100 時間以上**，または発症前の 2〜6 カ月間に 1 カ月あたり約 80 時間以上の時間外労働時間では，労働と過労死等の関係が強く，過労死等のリスクが高い．

5 働き方改革

2018（平成 30）年に成立した**働き方改革を推進するための関係法律の整備に関する法律（働き方改革関連法）**は，労働者がそれぞれの事情に応じた多様な働き方を選択できる社会を実現する働き方改革を総合的に推進するために，長時間労働の是正，多様で柔軟な働き方の実現，雇用形態にかかわらない公正な待遇の確保等のための措置を講ずることを目的とする．労働基準法などの労働関係の法律の見直しが行われ，時間外労働の上限は，月 45 時間，年 360 時間を原則とし，臨時的な特別な事情がある場合でも年 720 時間，単月 100 時間未満（休日労働含む），複数月平均 80 時間（休日労働含む）を限度とした．また，勤務間インターバル制度の導入促進，産業医・産業保健機能の強化，不合理な待遇差を解消する規定の整備，労働者への待遇に関する説明義務の強化，行政による履行確保措置および裁判外紛争解決手続きの整備などが図られた．

6 メンタルヘルス対策

仕事や職場での人間関係などで，職業生活に強い不安，悩み，ストレスを感じている労働者の割合は半数を超え，精神疾患や自殺の原因にもなっている．2000（平成 12）年に労働省（当時）は，事業場における労働者の心の健康の保持増進を図るために，事業場が心の健康づくり計画を作成して**4 つのケア**を推進する「事業場における労働者の心の健康づくりのための指針」を策定した．

4 つのケアは，労働者自身によるセルフケア，日常的に労働者と接する現場の管理監督者によるラインによるケア，事業場内の産業保健スタッフなどによるケア，外部機関の専門家による支援活動などの事業場外の資源によるケアである．

厚生労働省は 2006（平成 18）年に，この方針をふまえて労働安全衛生法に基づいた指針として，「**労働者の心の健康の保持増進のための指針**」を策定し，2015（平成 27）年に改訂した．

この方針では，**ストレスチェック制度**の活用や職場環境などの改善を通じてメンタルヘルス不調を未然に防止し，メンタルヘルス不調を早期に発見して適切な措置を行い，メンタルヘルス不調となった労働者の職場復帰の支援などを円滑に行うことを求めている．そのために，事業者は心の健康づくり計画やストレスチェック制度の規程を策定し，4 つのケアを推進するとともに必要な教育研修・情報提供を行う．

Ⅵ トータル・ヘルスプロモーション・プラン（THP）

THP：total health promotion plan

1 位置づけ

労働安全衛生法に基づいて実施される事業で，実施は事業者の努力義務である．具体的な内容は，事業場における労働者の健康保持増進のための指針に基づく．

2 目的

労働者は健康保持の努力をし，事業者が労働者の自助努力を継続的に計画的に支援する．

3 体制

産業医が健康測定結果に基づいて，健康づくりに関する全般的指導を行う．また，所定の研修を受講した専門スタッフが必要に応じて指導等を行う．

(1) 産業医

健康測定として，問診，生活状況調査，診察，医学的検査，運動機能検査を行い，運動指導票等を作成する．

(2) 運動指導担当者

運動指導担当者が，運動指導プログラムの作成と運動指導を行う．運動実践担当者は，運動の実践のための援助を行う．

(3) 保健指導担当者

産業保健指導担当者が，勤務形態や生活習慣に配慮した生活指導を行う．

(4) メンタルヘルスケア担当者

心理相談担当者が，ストレスに対する気づきの援助やリラクゼーションの指導，良好な職場の雰囲気づくりを行う．

(5) 栄養指導担当者

産業栄養指導担当者が，食生活や食行動の評価と改善指導を行う．

第14章 衛生行政と社会保障・社会福祉

I 衛生行政

憲法第25条では，「国は，すべての生活部面について，社会福祉，社会保障及び公衆衛生の向上及び増進に努めなければならない」としている．衛生行政は，この責務を果たすために実施されている．衛生行政は，対象者や領域で，一般衛生行政，労働衛生行政，環境保健行政，学校保健行政に分類される．

1 一般衛生行政

一般衛生行政は，厚生労働省が主管する．都道府県では衛生主管部局，保健所，市町村では衛生主管課係が担当する．

市町村は，住民に直結した保健衛生業務の実施責任者として，清掃，汚物，じん芥処理などを行っている．

厚生労働省

厚生労働省の内局に，医政，健康，医薬食品，労働基準，職業安定，職業能力開発，雇用均等・児童家庭，社会・援護，老健，保険，年金の11局と大臣官房，政策統括官があり，外局に中央労働委員会がある．

1）保健所

保健所は，地域の公衆衛生の向上と増進を図る地域保健行政の中心機関として，都道府県，政令市，東京都特別区が**地域保健法**に基づいて設置する．都道府県立が352，政令市（87市）立が93，特別区（23区）立が23，計468カ所が設置されている〔2023（令和5）年4月〕．

保健所長は原則医師で，医師，歯科医師，保健師，薬剤師，臨床検査技師，獣医師，診療放射線技師，管理栄養士など業務に必要な職員を置く．

保健所は，地域の特性や社会福祉等の関連施策との有機的な連携を配慮して事業を行う（**表14-1**）．また，必要に応じて次の事業を行う．①所管区域の地域保健に関する情報の収集・管理・活用，調査，研究．②歯科疾患や指定する疾病の治療．③試験・検査の実施と検査施設の提供．さらに，地域の健康危機管理の拠点でもある．

2）市町村保健センター

地域保健法で位置づけられ，市町村が設置し，2023（令和5）年4月現在で2,419カ所ある．健康相談，健康指導，健康診査など住民に身近な保健サービスを行い，地域の健康づくりを推進する拠点である．

表 14-1　保健所の業務

①地域保健に関する思想の普及および向上に関する事項
②人口動態統計その他地域保健に係る統計に関する事項
③栄養の改善および食品衛生に関する事項
④住宅，水道，下水道，廃棄物の処理，清掃その他の環境の衛生に関する事項
⑤医事および薬事に関する事項
⑥保健師に関する事項
⑦公共医療事業の向上および増進に関する事業
⑧母性および乳幼児ならびに老人の保健に関する事項
⑨歯科保健に関する事項
⑩精神保健に関する事項
⑪治療方法が確立していない疾病その他の特殊の疾病により長期に療養を必要とする者の保健に関する事項
⑫エイズ，結核，性病，伝染病その他の疾病の予防に関する事項
⑬衛生上の試験および検査に関する事項
⑭その他，地域住民の健康の保持および増進に関する事項

2　労働衛生行政

厚生労働省労働基準局安全衛生部が労働衛生行政を所管する．都道府県には厚生労働省直轄の労働局が設置され，地域の労働基準監督署を指揮する．

厚生労働省労働基準局安全衛生部
監督課は労働基準法と事業場の監督指導を，労働条件政策課は労働時間や賃金を，労災補償部補償課は労働災害の認定業務をそれぞれ所管する．

1）労働基準監督署・産業保健総合支援センター・地域産業保健センター

(1) 労働基準監督署

厚生労働省の出先機関で，各都道府県の労働局によって管轄されている．労働基準法などの法令に基づいて，労働条件の確保や改善指導，安全衛生の指導，労災保険の給付などを行っている．

(2) 産業保健総合支援センター

産業医や衛生管理者などの産業保健関係者を支援し，事業主に職場の健康管理への啓発を行うことを目的に，労働者健康安全機構が運営し，都道府県ごとに設置されている．産業保健に関する窓口相談・実施相談，研修，情報提供，広報・啓発，調査研究，地域産業保健センターの運営を行っている．

(3) 地域産業保健センター

労働者数 50 人未満の小規模事業場の事業者や労働者を対象に，長時間労働者への医師による面接指導の相談，健康相談窓口の開設，個別訪問による産業保健指導の実施，産業保健情報の提供などを行っている．労働者健康安全機構が運営し，労働基準監督署管轄区域に設置されている．

3　環境保健行政

環境省が，環境保健行政と自然環境の保全対策を主管する．環境保健行政は広範囲にわたるため，関係省庁との連携を図っている．都道府県では関係部課局や保健所が担当している．

環境省

内局に大臣官房，廃棄物・リサイクル対策部，総合環境政策局，環境保健部，地球環境局，水・大気環境局，自然環境局，外局に原子力規制委員会がある．

4　学校保健行政

文部科学省初等中等教育局の健康教育・食育課が主管する．都道府県では教育委員会の学校保健主管課に相当する部署が公立学校を担当し，知事部局の私学担当課が私立学校を担当する．

II　医療制度

1　医療機関

医療法では，医療提供施設を病院，診療所，助産所，介護老人保健施設，調剤薬局などとしている．**病院**は 20 床以上の病床がある医療施設で，**診療所**は 19 床以下の医療施設である．

病院には，一般病院，精神病院のほかに，高度な医療を提供し，その開発や評価，研修ができる**特定機能病院**，地域医療を確保するために必要な支援を行う**地域医療支援病院**，臨床研究の実施の中核的な役割を担う臨床研究中核病院がある．

介護老人保健施設

病状安定期にあり入院の必要はないが，看護，医学的管理下における介護や機能訓練などが必要な者に対して，医療と日常生活上の世話をする施設．

2　地域医療と医療計画

1）医療計画

医療法では，都道府県に地域の実情に沿った医療計画を定め，必要な医療の確保を求めている（**表 14-2**）．

2）医療圏

一次医療圏は，区域は定めないが通常の傷病の治療や健康管理を行う区域．**二次医療圏**は日常生活圏を考慮した広域市町村で，適正な病床数を整備して入院を含めた医療を確保する区域．**三次医療圏**は高度先進医療を提供する区域とされ，複数の二次医療圏をあわせた区域で，北海道は 6 区域，都府県はそれぞれ 1 区域としている．

3）基準病床数

基準病床数は，医療計画にて定める．病院および診療所の**一般病床数**と**療養病床数**は，二次医療圏ごとに医療法施行規則に定める全国一律の算定式により算定する．**精神病床，感染症病床，結核病床**は，医療施設の病床についてのそれぞれの規定に基づいて，都道府県の区域ごとに定める．

表 14-2　医療計画

①がん，脳卒中，急性心筋梗塞，糖尿病，精神疾患の治療または予防に係わる事業に関する事項
②次に掲げる医療の確保に必要な事業に関する事項
　・救急医療
　・災害時における医療
　・新興感染症等の感染拡大時における医療
　・へき地の医療
　・周産期医療
　・小児医療（小児救急医療を含む）
　・その他疾病の発生状況等に照らして都道府県知事が特に必要と認める医療
③①および②の事業の目標に関する事項
④①および②の事業に係わる医療連携体制（医療提供施設相互間の機能分担および業務連携を確保するための体制）に関する事項
⑤④の医療連携体制における医療機能に関する情報提供の推進に関する事項
⑥居宅等における医療の確保に関する事項
⑦地域医療構想に関する事項
　・構想区域における病床の機能区分ごとの将来の病床数の必要量
　・構想区域における将来の在宅医療等の必要量
⑧地域医療構想の達成に向けた病床の機能分化および連携の推進に関する事項
⑨病床の機能に関する情報の提供の推進に関する事項
⑩医師，歯科医師，薬剤師，看護師その他の医療従事者の確保に関する事項
⑪医療の安全の確保に関する事項
⑫地域医療支援病院の整備目標等，医療機能を考慮した医療提供施設の整備目標に関する事項
⑬二次医療圏の設定に関する事項
⑭三次医療圏の設定に関する事項
⑮基準病床数に関する事項
⑯その他医療を提供する体制の確保に関し必要な事項

4）救急医療

一般の人のAEDの使用許可や救急救命士制度などの導入と24時間診療体制の確保によって救急医療の向上を図っている．救急医療体制は，重症度や緊急度によって**初期救急医療，二次救急医療，三次救急医療**に分類される．

救急指定病院と救命救急センター
初期救急医療は外来で診療可能な患者を対象とし，在宅当番医制と休日夜間急患センターが担当する．二次救急医療は入院治療が必要な患者を対象とし，病院群輪番制度等で対応する．三次救急医療は二次救急医療では対応できない重篤な患者を対象とし，救命救急センターが担当する．

AED：automated external defibrillator，自動体外式除細動器

DMAT：disaster medical assistance team

5）災害医療

広域災害・救急医療情報システムにより都道府県を超えて被災地の医療を支援し，患者や災害派遣医療チームの輸送体制を整備している．都道府県に**災害拠点病院**を設置して災害時に重症患者を治療し，**災害派遣医療チーム（DMAT）**を現地に派遣する．

(1) 災害拠点病院

災害拠点病院は都道府県が指定する．

指定要件として，24時間緊急対応でき，災害発生時に被災地内の傷病者等の受け入れと搬出を行うことのできる体制がある．災害派遣医療チーム（DMAT）の保有と派遣体制がある．救命救急センターまたは第二次救急医療機関である．3日分の容量の受水槽を保有し，自家発電機と3日分程度の備蓄燃料を確保，食料・飲料水・医薬品等を3日分程度備蓄している．被災した状況を想定した研修と訓練を実施している．耐震・浸水対策構造で災害医療に対応できる

機能やスペースがある．ヘリコプター搬送の際には同乗する医師を派遣できる，などがある．

(2) 災害派遣医療チーム（DMAT）

医師，看護師，業務調整員（医師・看護師以外の医療職および事務職員）で構成され，大規模災害や多数の傷病者が発生した事故などの現場に，おおむね48時間以内の急性期から活動できる機動性をもった，専門的な訓練を受けた医療チームである．

(3) トリアージ

災害や事故の発生現場などで多数の傷病者が同時に発生した場合に，傷病者の緊急度や重症度に応じて適切な処置や搬送を行うために，傷病者の治療の優先順位を決定することである．多数の救急患者が搬送される病院の救急救命部門でも実施されている．

6）へき地医療

都道府県は，へき地医療支援機構を設置して広域的なへき地医療支援事業を企画，調整する．へき地医療拠点病院はへき地への医師の派遣，無医地区への巡回診療を行う．無医地区に診療所を整備して医療を確保したり，へき地保健指導所を整備して保健指導を行う．へき地巡回診療車で巡回診療を行い，へき地患者輸送車により医療機関へのアクセスを強化する．

7）在宅ケア

在宅ケアは，介護などの福祉や医療サービスを居宅で提供することである．入院して治療する必要がない慢性疾患の患者，虚弱者，介護を必要とする高齢者および障害者が対象となる．医療介護総合確保推進法〔2014（平成26）年〕では，医療と介護サービスを一体的に提供することを推進している．

医療介護総合確保推進法：地域における医療及び介護の総合的な確保を推進するための関係法律の整備等に関する法律

(1) 在宅医療

通院困難な患者の自宅や入所している施設に，医師や看護師などが訪問して継続して医療を行うことである．在宅医療では治療計画を作成して，定期的に訪問し，治療や経過観察を行う．住み慣れた環境で療養でき，地域とのつながりを保つことができる．医師が訪問して診察や経過観察を行う**訪問診療**，看護師が訪問してケアを行う**訪問看護**，理学療法士や作業療法士が行う**訪問リハビリテーション**，歯科医師の訪問による訪問歯科診療，薬剤師の訪問による訪問薬剤指導などがあり，多職種が連携して医療を提供できる体制の整備が必要である．医療計画では，医療連携体制の目標などの記載が規定されている．

(2) 訪問看護

疾病や負傷により居宅において継続して療養を受ける状態にある者に対して，看護師などが居宅を訪問して，主治医の指示や連携により行う療養上の世話や必要な診療の補助である．また，本人や家族の相談にも応じる．

介護保険の要支援者や要介護者には介護保険から給付が行われる．それ以外の者は医療保険から給付される．ただし，要支援者または要介護者であっても，末期の悪性腫瘍などの厚生労働大臣が定める疾病などの場合，急性増悪による頻回な訪問が必要な場合，精神科訪問看護の対象者の場合は，医療保険の適用となる．

(3) 在宅リハビリテーション

心身の機能の維持・回復，日常生活の自立を支援するために，理学療法士，作業療法士，言語聴覚士が患者や要介護者の自宅を訪問して，理学療法や作業療法などのリハビリテーションを行う．また，本人や家族へのアドバイスや相談も行う．住み慣れた実際の生活環境において訓練ができる．

8）介護保険施設（介護給付の施設サービス）

(1) 介護老人福祉施設

特別養護老人ホームの介護保険における名称である．寝たきりや認知症のために常時介護を必要とする高齢者が対象で，自宅での生活が困難な人に生活全般の介護を行う施設である．

(2) 介護老人保健施設

病状が安定期にあり入院治療の必要はないが，看護，介護，リハビリを必要とする要介護状態の高齢者を対象に，慢性期医療と機能訓練によって在宅への復帰を目指す施設である．

(3) 介護医療院

主として長期にわたる療養が必要である要介護者に対し，療養上の管理，看護，医学的管理の下における介護および機能訓練その他必要な医療ならびに日常生活上の世話を行う施設である．

(4) 介護療養型医療施設

脳卒中や心臓病などの急性期の治療が終わり，病状が安定期にある要介護高齢者のための長期療養施設である．療養病床や老人性認知症疾患療養病床が該当する．2024（令和 6）年 3 月末に廃止予定である．

Ⅲ 社会保障・社会福祉

1　社会保険

社会保障は，健康で文化的な生活を国民に保障するために，傷病・死亡・失業・老齢などで生活の安定が損なわれた場合に公的責任で生活を支える制度である．社会保険は，社会保障の一つである．

1）医療保険

医療保険は，医療保障制度として，傷病・分娩・死亡などの際に保険給付を行う制度である．日本は，**現物給付**が原則で，**国民皆《こくみんかい》保《ほ》険《けん》制《せい》度《ど》**をとっている．雇用者と被扶養者を対象とする被用者保険，自営業や地域住民を対象とする国

現物給付
医療を受けるのに必要な金銭を給付するのではなく，医療という現物を給付すること．

国民皆保険制度
すべての国民が医療保険制度に加入すること．国民年金も国民皆保険制度である．

被用者保険（職域保険）
健康保険，船員保険，国家公務員共済組合，地方公務員共済組合，私立学校教職員共済がある．

民健康保険，75 歳以上と 65 歳以上の一定の障害状態にある者を対象とする後期高齢者医療に分類される．保険診療を受ける際に支払う一部負担金は 3 割だが，未就学児は 2 割，70 歳以上は 2 割，後期高齢者医療は 1 割，70 歳以上で現役並みの所得者は 3 割である．高額な医療費の負担を軽減するために，高額療養費制度があり，傷病で休職した場合の所得保障として傷病手当金がある．

2）年金保険

国民年金は 20 歳以上の国民が加入して年金を受給する制度で，主に賦課方式で運営されている．高齢者が対象の老齢年金，遺族が対象の遺族年金，障害者が対象の障害年金がある．基礎年金に上乗せする制度として，被用者を対象とした厚生年金や自営業者などを対象とする国民年金基金制度がある．

賦課方式

納めた保険料を積み立てて年金として将来に受け取る積立方式と異なり，徴収した保険料をその時の年金受給者への支払いにあてる方法．積立方式は物価や金利の影響を受けて受給額が変動するリスクがある．賦課方式はそのリスクはないが，少子高齢化の進行で，保険料を支払う現役世代の負担が増加するにもかかわらず，将来の受給額が減少する問題がある．

3）雇用保険

雇用保険は，公務員を除く雇用者を対象に失業・育児休業・介護休業の際に給付を行って生活を保障し，雇用を安定させ，再就職を援助する．さらに雇用状態の是正と雇用機会の増大を図る雇用安定事業と，労働者の能力の開発と向上を図る能力開発事業を行う．保険料と国庫負担金で運営される．

4）労災保険

労働者災害補償保険（労災保険）は，職種や雇用形態を問わず全労働者を対象に，業務上の事由または通勤による労働者の負傷，疾病，障害，死亡に対する保険給付と，労働福祉事業による労働者の福祉増進を行う．保険料は事業者が負担する．

ノーマライゼーション

障害者や高齢者などの社会的な弱者を施設に収容して隔離するのではなく，すべての人々が地域社会で共に生活し，活動することが本来の社会の姿であるという考え方．現在の社会保障・社会福祉の基本的な考え方になっている．

5）介護保険

(1) 介護保険の概要

2000（平成 12）年に施行された**介護保険法**に基づく．保険者は市町村で，被保険者は 65 歳以上の第 1 号被保険者と 40 歳以上 65 歳未満の医療保険加入者の第 2 号被保険者である．第 1 号被保険者は要介護や要支援状態で給付を受け，第 2 号被保険者は老化に起因する一定の疾病の要介護や要支援状態で給付を受ける．

保険者

保険者は保険事業を運営する主体である．被保険者は保険の加入者である．

市町村に申請し，認定調査による一次判定と主治医の意見書を基に介護認定審査会で審査・判定（二次判定）する．要介護は 5 段階，要支援は 2 段階に分類され，利用者がサービスを選択してケアプランを作成し，サービスを受ける．介護給付には，居宅サービス，施設サービス，地域密着型サービスがあり，予防給付には，介護予防サービス，地域密着型介護予防サービスがある（**図 14-1**）．

(2) 介護給付の居宅サービス

訪問介護，訪問入浴介護，訪問看護，訪問リハビリテーション，居宅療養管

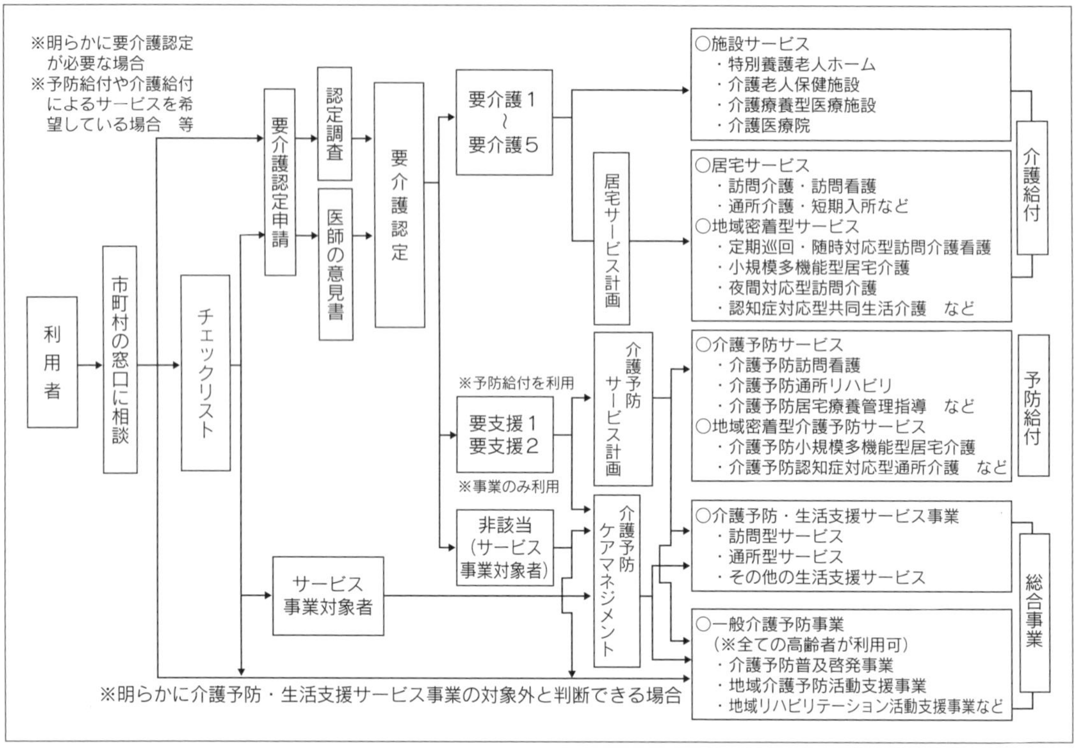

図 14-1　介護サービスの利用の手続き
資料：厚生労働省「公的介護保険制度の現状と今後の役割（平成 30 年度）」を一部改変

理指導，通所介護，通所リハビリテーション，短期入所生活介護，短期入所療養介護，特定施設入居者生活介護，福祉用具貸与および特定福祉用具販売がある．

(3) 介護給付の地域密着型サービス

定期巡回・随時対応型訪問介護看護，夜間対応型訪問介護，認知症対応型通所介護，小規模多機能型居宅介護，認知症対応型共同生活介護，地域密着型特定施設入居者生活介護，地域密着型介護老人福祉施設入所者生活介護および複合型サービスがある．

(4) 費用

給付費用は，自己負担金，保険料，公費で賄われる．自己負担金を除いて，施設等給付費は，国が 20%，都道府県が 17.5%，市町村が 12.5%，保険料で 50%を負担する．居宅給付費は，国が 25%，都道府県が 12.5%，市町村が 12.5%，保険料で 50%を負担する．

(5) 多職種連携とチーム医療

多職種連携とは，医療や介護などの利用者の利益を第一に考えて，多種多様な専門職がチームを結成してお互いに連携し，一つのチームとして総合的で包括的なサービスを提供することである．そのためには，各職種が自らの専門性とチームにおける役割を認識するとともに，専門職同士がお互いの専門性を理

チーム医療の定義（厚生労働省の報告書）
チーム医療の推進に関する検討会 報告書〔2010（平成 22）年 3 月〕を参照．

解し，尊重して，協力して働ける関係をつくることが求められる．そして，それぞれの専門職が専門的な立場で対象者について理解し，お互いに情報を共有して，連携して働きかけることが必要である．

医療施設で行われているチーム医療も多職種連携の一つである．厚生労働省の報告書では，チーム医療とは，「医療に従事する多種多様な医療スタッフが，各々の高い専門性を前提に，目的と情報を共有し，業務を分担しつつも互いに連携・補完し合い，患者の状況に的確に対応した医療を提供すること」と定義している．栄養サポートチーム，感染制御チーム，褥瘡管理チーム，緩和ケアチーム，救急医療チームなど，目的に合わせてさまざまな医療スタッフで構成されるチームが編成されてチーム医療を行っている．

また，地域に地域包括ケアシステムを構築するためには，住まい・医療・介護・介護予防・生活支援にかかわっている市町村，地域包括支援センター，介護事業者，医療機関，民間企業，各種団体などとそれらの事業に携わっている専門職，地域住民が連携し，一体となって協働することが求められている．

2 社会福祉

社会福祉は，自らの努力だけでは自立した生活が困難な場合に，地域社会の一員として自立した生活を営めるように支援する制度である．

1）児童福祉・母子福祉

母子及び父子並びに寡婦福祉法は，一人親家庭の経済的自立と子供の健やかな成長を支援するために，子育て・生活支援策，就業支援策，養育費の確保策，経済的支援策を推進している．**児童福祉法**は，保護者による18歳未満の子の養育が困難な場合に必要な支援を行い，子供の健やかな成長を図る．児童福祉の施策には，保育，子育て家庭支援，要保護児童対策，障害児支援，医療，母子対策，健全育成，相談・援助がある．

2）高齢者福祉

人口の高齢化に伴って高齢者福祉の対象者が激増し，多様な需要に応じるために社会保障と一体となって取り組まれている．保健・医療・福祉にわたる総合的な介護サービスを提供する介護保険，年金保険，医療の確保，雇用の確保，居住の安定確保，虐待の防止と養護の支援，福祉用具の開発と普及促進，公共交通機関や施設における移動の円滑化の促進などが行われている．

3）障害者福祉

障害者の日常生活及び社会生活を総合的に支援するための法律（**障害者総合支援法**）では，身体障害，知的障害，精神障害，発達障害，難病を対象に，総合的に計画的に日常生活や社会生活を支援し，社会参加の機会の確保，地域社会での共生，社会的障壁の除去を行い，共生生活の実現を目指す．

障害者施策の一元化

障害者に対する施策は，身体障害，知的障害，精神障害といった障害の種類別に福祉サービスや医療が整備されてきた．そのため，利用の仕組みやサービスが異なることが問題であった．障害者施策を一元化するために，2006（平成18）年に障害者自立支援法が施行され，2012（平成24）年に成立した障害者総合支援法に引き継がれている．

市町村や都道府県は障害福祉計画を定めて，地域生活支援事業や障害福祉サービスを提供する．市町村が行う自立支援給付には，介護給付，訓練等給付，補装具，自立支援医療などがある．

障害福祉サービス

居宅介護，重度訪問介護，同行援護，行動援護，療養介護，生活介護，短期入所，重度障害者等包括支援，施設入所支援，自立訓練，就労移行支援，就労継続支援，共同生活援助がある．

(1) 自立支援医療

障害者総合支援法に基づく医療で，育成医療と更生医療がある．育成医療は身体障害児の健全な育成を図り，生活能力を育むために必要な医療である．更生医療は身体障害者の自立と社会経済活動への参加の促進を図るために必要な医療である．

4）生活保護

生活保護法に基づいて，生活に困窮している人に最低限の生活を保障する制度である．生活・教育・住宅・医療・介護・出産・生業・葬祭の８扶助がある．医療扶助と介護扶助は現物給付，その他は現金給付が原則である．

2021（令和３）年は203.9万人が対象で，生活扶助の受給が87.4％で最も多く，83.8％が医療扶助を受ける．高齢者世帯が55.6％を占める．貯金等の減少・喪失による受給が44.1％と最も多く，増加している．

第15章 国際保健

I 国際機関・医療協力

1　国際連合（UN）

国際連合（UN：United Nations）は，国際連合憲章に基づいて，国際平和と安全の維持，諸国間の友好関係の発展，経済・社会・文化・人道上の国際問題の解決，人権および基本的自由の尊重，諸国の行動を調和する目的で1945年に設立された．日本は1956年に加盟した．

国際連合憲章に定める主要機関は，総会，安全保障理事会，経済社会理事会，信託統治理事会，国際司法裁判所，事務局の6機関である．関連する専門機関，計画，基金，各種機関が国連ファミリーとして協同している．

2　SDGs（持続可能な開発目標）

SDGs（Sustainable Development Goals）は，2030年までに持続可能でよりよい世界を目指す国際目標である．2015年9月の国連サミットで採択された「我々の世界を変革する持続可能な開発のための2030年アジェンダ」に記載された．17のゴールと169のターゲットで構成され，地球上の誰一人取り残さないことを誓い，すべての国が取り組む普遍的な目標である．

SDGsの17のゴール

①貧困をなくそう．②飢餓をゼロに．③すべての人に健康と福祉を．④質の高い教育をみんなに．⑤ジェンダー平等を実現しよう．⑥安全な水とトイレを世界中に．⑦エネルギーをみんなに，そしてクリーンに．⑧働きがいも，経済成長も．⑨産業と技術革新の基盤をつくろう．⑩人や国の不平等をなくそう．⑪住み続けられるまちづくりを．⑫つくる責任，つかう責任．⑬気候変動に具体的な対策を．⑭海の豊かさを守ろう．⑮陸の豊かさも守ろう．⑯平和と公正をすべての人に．⑰パートナーシップで目標を達成しよう．

3　世界保健機関（WHO）

1）WHOの設立

WHO（World Health Organization）は，到達可能な最高水準の健康にすべての人々が到達するために，個人と国家の全面的な協力だけでなく，お互いに他の国々と協力する目的で，1948年4月7日に設立された．

WHO憲章では，最高水準の健康を享受することは，すべての人にとって基本的人権の一つであり，平和と安全を達成する基礎としている．

世界保健機関の設置

1946年に第1回国際連合経済社会理事会で世界保健機関の設置が決定され，国際保健会議で世界保健機関憲章が採択された．日本は1951年に加盟した．4月7日を世界保健デーとしている．

2）WHOの組織

WHOの組織は，世界保健総会，執行理事会，本部事務局，6つの地域委員会からなる．

世界保健総会は，WHOの最高意思決定機関で，年1回ジュネーブで開催される．194カ国が加盟し，WHOの方針，計画，予算を決定する．

執行理事会は，総会で決定した施策を実施，補足する機関である．34人の理

WHOの地域委員会と地域事務局所在地

ヨーロッパ（コペンハーゲン），アメリカ（ワシントン），アフリカ（ブラザビル），東地中海（カイロ），南東アジア（ニューデリー），西太平洋（マニラ）の6地域．

表 15-1　WHO の任務

①保健事業の指導と調整
②他の専門機関との協力
③各国の保健事業の援助
④各国への技術的援助と緊急時の助力
⑤国際連合の要請に基づく，信託統治地域に対する保健上の援助
⑥疫学的および統計的事業を含む必要とされる行政的および技術的事業を開設し，および維持すること
⑦伝染病，風土病，その他の疾病の撲滅事業の奨励と促進
⑧不慮の傷害の防止
⑨栄養，住宅，衛生，レクリエーション，経済や労働の条件，環境衛生の改善を促進
⑩健康増進に貢献する科学的専門的組織間の協力促進
⑪国際保健事業に関する，条約，協定，規則の提案と任務の遂行
⑫母子の健康と福祉を増進
⑬精神保健活動の育成
⑭保健分野の研究促進
⑮保健や医療の職業教育と訓練の基準の改善
⑯公衆衛生と医療に関する政策的社会的技術の研究
⑰保健に関する情報，助言，援助
⑱保健に関する世論の発展
⑲疾病，死因，公衆衛生業務に関する国際用語表の作成
⑳診断方法の標準化
㉑食品，生物学的製剤，薬学的製剤の国際的基準の確立と向上
㉒この機関の目的を達成するために必要なすべての行動

事で構成される．

本部事務局は，ジュネーブに設置され，医学，薬学，公衆衛生，法律などの専門家と一般職員からなり，会議の開催や報告書の作成などを行う．

地域委員会は，世界を 6 地域に分けて設置され，地域内の施策，予算，事業計画，技術協力を行う．日本は西太平洋地域に所属する．

3）WHO の任務と活動（表 15-1）

WHO 憲章の目的と任務を果たすために，感染症対策，衛生統計，国際基準作成，技術協力，研究など広く活動している．1980 年 5 月に天然痘の世界根絶を宣言した．拡大予防接種計画，国連合同エイズ計画（UNAIDS），たばこ規制枠組条約などに基づいた事業を展開している．

4　国際労働機関（ILO）

国際労働機関（International Labour Organization）は 1919 年に設立され，1946 年に国連の専門機関になった．主要な目標は，仕事の創出，労働者の安

拡大予防接種計画（EPI：expanded programme on immunization）

1974年に開始され，BCG，ポリオ，ジフテリア，破傷風，百日咳，麻疹ワクチンの 6 種類のワクチン接種を広めている．さらに，B 型肝炎，インフルエンザ b 型菌（Hib），破傷風のワクチン接種の拡大も行われている．

国連合同エイズ計画（UNAIDS：Joint United Nations Programme on HIV and AIDS）

感染防止，感染者のケアと支援，エイズ流行の多様な社会的影響の緩和などを目的に，情報提供，技術支援，流行の監視を行う．国連機関である国際労働機関（ILO），国連開発計画（UNDP），国連教育科学文化機関（ユネスコ），国連人口基金（UNFPA），国連難民高等弁務官事務所（UNHCR），国連児童基金（ユニセフ），国連薬物犯罪事務所（UNODC），世界保健機関（WHO），世界食糧計画（WFP）が合同して進める．

全や健康を確保して生産性を向上させる社会的保護の拡充，問題や紛争を解決するための政府・労働者・使用者間の対話推進，労働者の権利の保障・尊重である．政策は，労働者，使用者，政府の各代表によって作成される．作成した**国際労働基準**は各国の労働政策の指針となり，各国が実施できるように技術協力や必要な研修，調査などを行う．

5　国連環境計画（UNEP）

UNEP：United Nations Environment Programme

国連環境計画は環境分野における国連の主要な機関として，1972年に設立された．各国が将来の世代の生活の質を損なわず，また現世代の生活の質を改善できるように，環境の保全に指導的役割を果たし，協力関係の構築を進めている．地球規模の環境問題に取り組み，持続可能な開発を実現するために環境に関連した活動を展開している．

6　国際協力

国際協力は，国や地域の枠を超えて行われる交流，援助，支援，協力などの活動で，非政府組織などの民間組織や政府が担っている．国際協力は国際交流と狭義の国際協力に分類される．

国際交流は他国と交流することによって自国の向上を図ることが目的である．国際交流には，国連やWHOなどの国際機関に参加して行う多国間交流と自国と特定の国との交流である二国間交流がある．

狭義の国際協力は，先進国が開発途上国に人材，物資，技術などを提供して，援助を受ける国の向上を図ることが目的である．狭義の国際協力には，WHOやUNAIDSなどの国際機関に参加して援助や支援を行う**多国間協力**と，JICAや国際協力銀行のように特定の国に援助を行う**二国間協力**がある．

7　国際協力機構（JICA）

JICA：Japan International Cooperation Agency

国際協力機構法に基づく独立行政法人で，開発途上地域の経済と社会の発展に寄与して，国際協力の促進，日本と国際経済社会の健全な発展に資することを目的に，2003年に設立された．

日本の政府開発援助（ODA）を一元的に行う機関として，開発途上国への技術協力と人材の確保，資金協力，民間の協力活動の支援と促進，緊急援助のための援助隊の派遣と物資の供与などを行っている．

政府開発援助とは，開発途上国の経済・社会の発展や福祉の向上に役立てる資金や技術を，政府や政府の関連機関が公的資金で賄い，開発途上国や国際機関に提供する協力である．

国際協力事業団

国際協力機構が設立された2003年以前の政府開発援助は，国際協力事業団が担っていた．国際協力事業団は，国際協力事業団法に基づいて，1962年設立の海外技術協力事業団と1963年設立の海外移住事業団の事業を統合して1974年に設立された特殊法人である．

表 15-2　人口 1 億人以上の国

2022 年

順位	国名	人口(百万人)	世界人口に占める割合(%)
	世界	7,795	100.0
1	中国	1,426	17.9
2	インド	1,417	17.8
3	アメリカ合衆国	338	4.2
4	インドネシア	276	3.5
5	パキスタン	236	3.0
6	ナイジェリア	219	2.7
7	ブラジル	215	2.7
8	バングラディシュ	171	2.1
9	ロシア	145	1.8
10	メキシコ	128	1.6
11	日本	124	1.6
12	エチオピア	123	1.5
13	フィリピン	116	1.4
14	エジプト	111	1.4

資料：UN「World Population Prospects 2022」(日本含む)

表 15-3　世界の主要死因

2019 年

順位	死因	死亡数(千人)	%	死亡率(人口10万対)
	全死因	55,416	100.0	718.9
1	虚血性心疾患	8,885	16.0	115.3
2	脳血管疾患	6,194	11.2	80.4
3	慢性閉塞性肺疾患	3,228	5.8	41.9
4	下気道感染症	2,593	4.7	33.6
5	出生時の仮死・外傷, 新生児の敗血症・感染症, 早産合併症など	2,038	3.7	26.4
6	気管・気管支・肺がん	1,784	3.2	23.1
7	アルツハイマー及びその他の認知症	1,639	3.0	21.3
8	下痢性疾患	1,519	2.7	19.7
9	糖尿病	1,496	2.7	19.4
10	腎臓病	1,334	2.4	17.3

(WHO's Global Health Estimates)

II 世界の保健状況

1　世界人口

世界の人口は1950年に約25億人であったが，急激に人口が増加する人口爆発が起こり，2015年には70億人を超え，2050年には97億人に達すると国連は推計している．2020年の推計人口は78億人で，先進地域に12億人，開発途上地域に65億人が生活する．人口増加率は先進地域，開発途上地域ともに低下しているが，先進地域の0.03%に対して開発途上地域は1.09%程度で，開発途上地域で人口の増加が著しい．開発途上国は年少人口指数が高く，老年人口指数が低いが，近い将来急速に高齢化が進むと予想されている．先進国は人口の高齢化がすでに進行している．人口1億人以上の国は14カ国で，中国とインドは14億人を超えている．日本は11位である（**表 15-2**）．

2　死亡統計

WHOの推計では，2019年には，世界人口約77億人のうち5,542万人が死亡している．死因の1位は**虚血性心疾患**，2位は**脳血管疾患**である．粗死亡率は低下傾向にあるが，生活習慣病などの非感染性疾患（NCD）による死亡が増加し，感染症による死亡は減少している（**表 15-3**）．NCDによる死亡は，約4,100万人で，世界の死因の74%を占める．心疾患（1,790万人），がん（930万人），呼吸器疾患（410万人），糖尿病（150万人）でNCDによる死亡の80%を占める．

非感染性疾患(NCD)
non-communicable diseases
WHOの定義では，不健康な食事，運動不足，喫煙，過度の飲酒などの原因が共通しており，生活習慣の改善により予防可能な疾患．

表 15-4　世界の地域別 HIV 感染者数（推定中央値）

2022 年末現在

	HIV 感染者推計数（万人）（成人・子供）
総数	3,900
東部・南部アフリカ	2,080
ラテンアメリカ・カリブ海沿岸	253
西部・中央アフリカ	480
アジア太平洋	650
東欧・中央アジア	200
中東・北アフリカ	19
西欧・中欧・北アメリカ	230

資料：UNAIDS（国連合同エイズ計画）：Fact sheet 2023 statistics
注：各地域を合計しても総数とは合わない．

3　感染症の実態

1）HIV

HIV の流行以来，これまで 7,000 万人以上が感染し，4,040 万人が死亡している．2022 年末の HIV 感染者は世界で推計 3,900 万人で，**アフリカ地域**が 3 分の 2 以上を占める．新規感染者数は 130 万人，AIDS 死亡者数は 63 万人である．感染予防対策と多剤併用療法によって新規感染者と死亡者は先進国を中心に減少傾向にあり，2010 年以降，新規感染者は 38%減少し，HIV 関連の死亡者は 51%減少した．新規感染者数は，南アフリカ地域が 3 分の 2 を占める．貧困対策，医療体制の整備，社会的・文化的な背景の理解が求められている（**表 15-4**）．

2）結核

結核は世界で最も死亡者数が多い感染症である．2021 年には推計 1,060 万人が結核に感染し，160 万人が死亡した．新規患者の 69%は東南アジアとアフリカで発生し，低・中所得国に集中している．また，120 万人の子供が結核に感染している．さらに，HIV 患者における結核による死亡は約 3 割を占め，HIV 患者の主要な死因になっている．不完全な治療が一因とされる薬剤耐性菌の増加に対する対策として **DOTS**《ドッツ》（p.143 参照）が推進されている．

3）マラリア

2021 年には 87 カ国で世界の人口の半数が感染の危険に曝されている．推計 2 億 4,700 万人が感染し，61 万 9,000 人が死亡した．マラリアの感染と死亡の 95%以上はアフリカで発生している．アフリカのマラリアによる死亡のうち 80%は 5 歳以下の子供である．薬剤耐性原虫対策，医療体制の整備，開発によるハマダラカの生息域拡大への対策が進められている．

4 開発途上地域の健康問題

開発途上地域は，HIV・エイズ，結核，マラリア，肺炎などの感染症の感染者数や死亡者数が先進地域に比べて著しく多い．また，乳児死亡率や5歳未満の子供の死亡率および妊産婦死亡率も先進地域に比べて非常に高い．

これらの背景には，人口増加，低い収入，不十分な教育，資源採掘による土地の荒廃，低い農業生産性，干ばつなどの自然災害，民族対立や不安定な政情がもたらす内戦や紛争などのさまざまな要因で起こる慢性的な食糧不足と劣悪な生活環境がある．

上下水道やし尿処理などの衛生環境の整備，健康や疾病予防についての教育，ワクチン接種，医療機関の整備と医療従事者の養成を行って，必要なときに適切な医療を受けることができる体制を整えることが求められている．

しかし，開発途上地域は経済力が弱く，自力での解決が困難である．2000年の国連ミレニアム・サミットでは，乳児死亡率の削減，妊産婦の健康の改善，HIV・エイズ，結核，マラリアなどの蔓延防止など8つのミレニアム開発目標を掲げた．2015年には持続可能な開発目標（SDGs）のゴール3として，「あらゆる年齢のすべての人々の健康的な生活を確保し，福祉を促進する」を掲げ，国際協力を進めて解決に取り組んでいる．

5 プライマリ・ヘルスケア

アルマ・アタ宣言は，1978年に第1回プライマリ・ヘルス・ケアに関する国際会議で採択された．アルマ・アタ宣言では，先進国と開発途上国の健康格差に対して「2000年までにすべての人々に健康を」を達成する戦略として，プライマリ・ヘルスケアを示した．

プライマリ・ヘルスケアは，自助と自決の精神に則り，地域社会や国家が開発の程度に応じて負担可能な範囲内の費用で，個人や家族の十分な参加を通じて利用できる，実用的で科学的に適正な社会に受け入れられる手法と技術に基づく保健医療活動である．

住民の要求を尊重し，地域の資源を有効に活用し，住民が参加できる，包括的保健システムを構築することを目標とする．

活動には，地域社会の主要な保健問題の予防・対策に関する教育，食糧供給と適切な栄養摂取の促進，安全な水の十分な供給と基本的な環境衛生の確保，家族計画を含む母子保健サービス，主要な感染症の予防接種，風土病の予防と対策，日常的な疾患と外傷の適切な処置，必須医薬品の供給を含む．

第1回プライマリ・ヘルス・ケアに関する国際会議

WHOとUNICEFが主催して，1978年に旧ソビエト連邦アルマ・アタ（現カザフスタン共和国・アルマティ）で開催された．

UNICEF（United Nations Children's Fund）

国際連合児童基金は，子供の権利が守られる世界を実現するために，世界で，保健，栄養，水・衛生，教育，HIV/エイズ対策，保護，緊急支援，政策提言などの活動を行っている．

第16章　環境検査法

Ⅰ 検査の目的

環境の検査法は，他の科目で学ぶ臨床検査学の検査法を応用したものが多い．臨床検査は心身の状態を検査して診断や治療に役立てることが目的であるが，環境の検査は，環境，食品，人を検査して，人の健康や環境の管理に役立てることが目的である．

環境の検査では，検査の目的と検査結果の背景にある因子との関係を十分に理解することが重要である．そして，検査結果の背景にある因子を考察して，人の健康の維持増進や環境の保全のために必要な対策を具体的に言及できることが求められる．

法令で環境の管理が義務づけられているものには，検査法と基準値が定められている．実習も指定された検査法で行うことが望ましいが，検査法の違いも含めて結果を解釈するならば，実験室の設備や機器に応じて代替の方法を採用してもよい．実際に検査して結果を考察することが大切である．

Ⅱ 室内環境試験

本実習は「建築物における衛生的環境の確保に関する法律」（建築物衛生法）に規定されている検査項目を中心に行う．測定日時，天候，換気および冷暖房の有無，床面積などの構造的条件，構造内の人員数およびその移動，その他特殊条件など，検査結果に影響する諸条件を十分に考慮し，記録する．測定結果と記録した諸条件から，適切な環境について考察する．

1　気温と気湿

アウグスト乾湿寒暖計，アスマン通風乾湿計，自記温度・湿度計などで測定する．建築物衛生法の基準は，気温が17℃以上28℃以下，相対湿度が40％以上70％以下である．

1）アウグスト乾湿計（写真16-1）

(1) 原理，構造（図16-1）

乾球と湿球からなる．湿球は下部に水壷があり，それに布が浸されて球部をおおっている．温度や気圧による蒸気圧で水が気化する際に気化熱が奪われ，

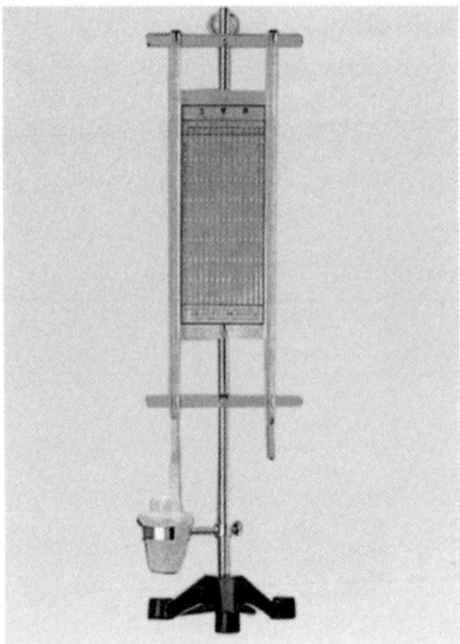

写真 16-1　アウグスト乾湿計
（この項，写真はすべて柴田科学のカタログより）

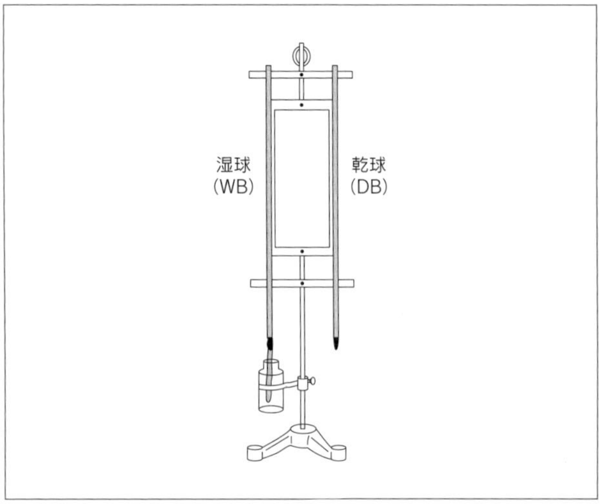

図 16-1　アウグスト乾湿計の構造

湿球温度が低下する．乾球と湿球との温度差を読み，添付されている表から相対湿度（%）を求める．気温は乾球を読む．

(2) 使用上の留意点

測定までに 10～15 分，静置する必要がある．また，輻射熱や気流の影響を受ける．

2）アスマン通風乾湿計（写真 16-2）

(1) 原理，構造（図 16-2）

乾球と湿球からなる．輻射熱の影響を避けるために，特に球部を主体に銀色の光沢のある金属製のおおいで全体がおおわれている．また，上部にファンが設置されており，常に一定の気流を通過させることにより気流の影響を除いている．これらの工夫により気流，輻射熱の影響を受けずに，正確に温度と湿度を測定できる．相対湿度は乾球と湿球との温度差を読み，添付されている表から求める．

(2) 使用上の留意事項

湿球をおおう布を湿らせてから 10～15 分，静置する必要がある．ファンには電動，手動がある．通風してから 3～5 分で示度が安定するので，示度の上下運動が止まった瞬間に，乾湿両寒暖計の目盛りを読み取る．付属の表より該当する数値を求め，測定値とする．

3）自記温度・湿度計（写真 16-3）

(1) 原理，構造（図 16-3）

温度と湿度の継続的な記録ができる．ドラム（円筒）に記録紙（日・時間単位，上段は温度，下段は湿度）を装着し，温度と湿度を自動的に記録させる．

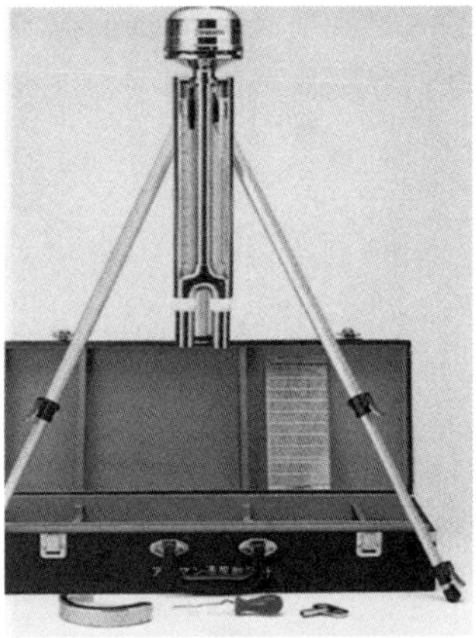

写真 16-2　アスマン通風乾湿計

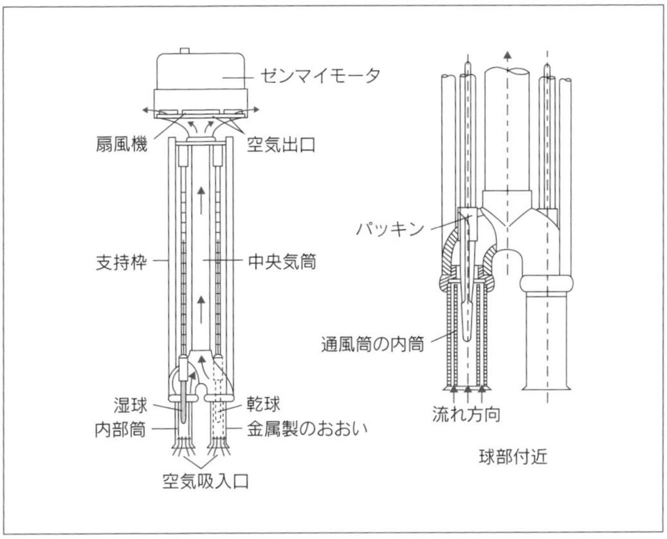

図 16-2　アスマン通風乾湿計の構造

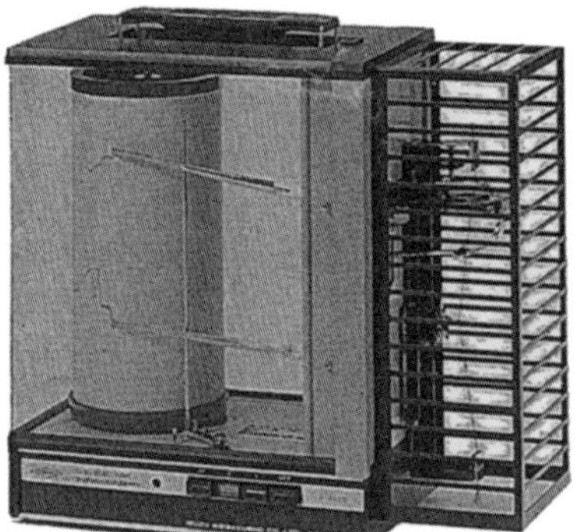

写真 16-3　自記温度・湿度計

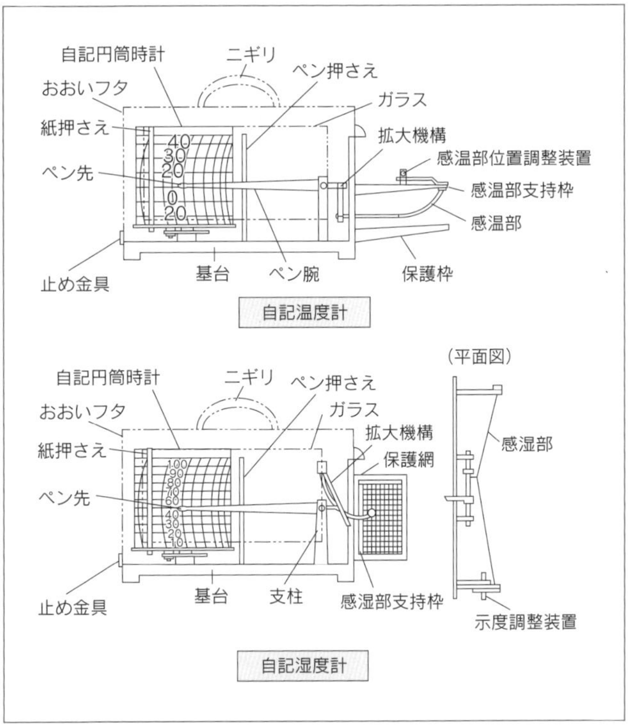

図 16-3　自記温度・湿度計の構造

温度はバイメタルにて，湿度は毛髪にて感知され，増幅されて針で記録される．
多くは 7 日用である．

(2)　使用上の留意点

記録紙の交換・保管，インクの追加，ゼンマイを巻く必要がある．

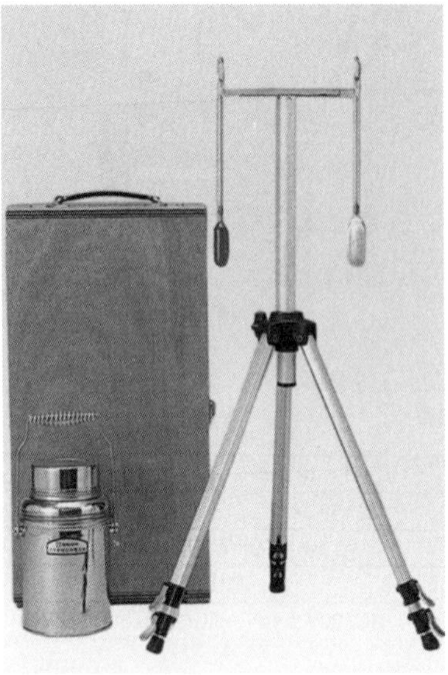

写真 16-4　カタ寒暖計

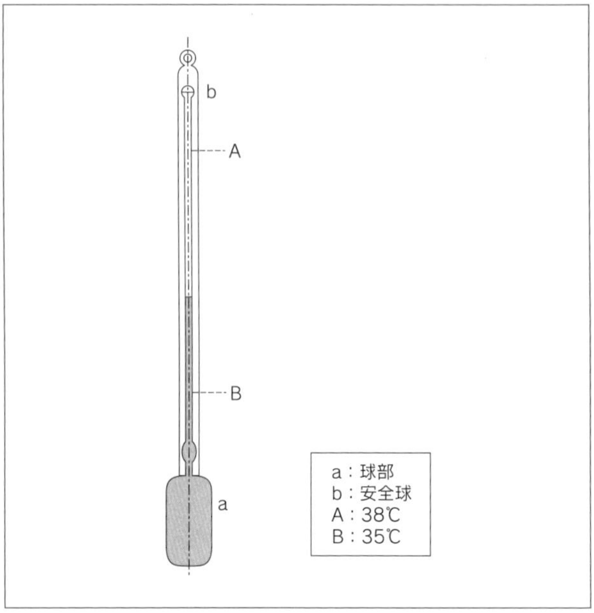

図 16-4　カタ寒暖計の構造

2　気流

カタ寒暖計，微風速計などで測定する．建築物衛生法の基準は，0.5 m/秒以下である．測定した温度，湿度，気流の値から，ヤグローの図表から感覚温度を求める（**図 9-1** 参照）．

1）カタ寒暖計（普通カタ計）（写真 16-4）

(1) 原理，構造（図 16-4）

長さ約 22 cm のアルコール温度計で，A 点（38℃）と B 点（35℃）が刻まれている．50℃までの温湯で A 点以上に上昇させ，球部を完全に拭い，スタンドに固定して A 点から B 点までの下降時間（秒数：T）を計測する．同時に周囲の温度と湿度を計測しておく．カタ寒暖計には本体にカタ常数（F）が刻まれている．カタ冷却力は H=F/T であり，それぞれのカタ寒暖計に特有の冷却力をもつ．冷却力に影響を及ぼす因子は気流であり，それが計測される．これらを**図 16-5** の計算図表にあてはめる．カタ常数からカタの冷却時間を直線で結び，その延長線をカタ冷却力に結ぶ．それより気温に直線を引き，その延長上の交点が風速（m/s）となる．

(2) 使用上の留意点

普通カタ計は気温 30℃以下で用いられ，25～40℃では高温カタ計を用いる．

輻射熱のある場所では計測は不可である．

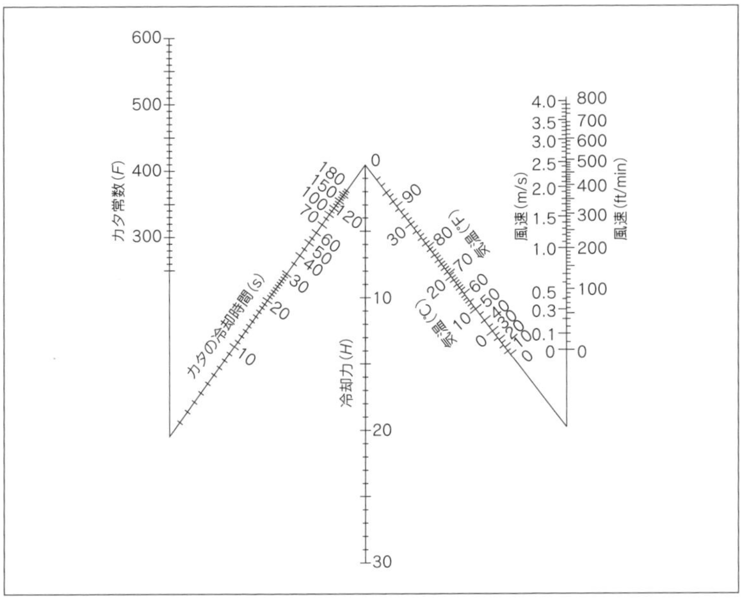

図 16-5　カタ寒暖計の計算図表

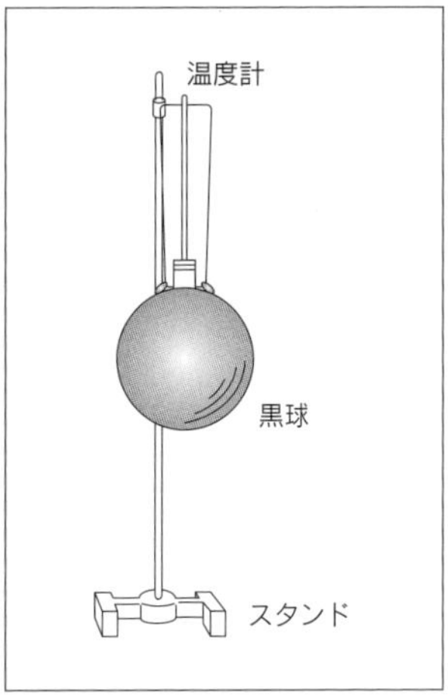

図 16-6　黒球温度計の構造

3　輻射熱

黒球温度計で測定する.

1）黒球温度計

(1) 原理，構造（図 16-6）

黒色で表面がつや消しされた中空の球（厚さ 0.5 mm の銅製）からなる．球体であるのは，どの方向からの輻射熱も感知するためで，黒色でつや消しされているのは輻射熱を反射しないためである．上部より中心部に向かい温度計が設置されており，周囲気温との差が輻射熱と考える.

(2) 使用上の留意点

温度計は外気温に戻し，装着したら少なくとも 15〜20 分後に測定する.

4　浮遊粉じん

デジタル粉じん計，濾紙じん埃計などで測定する．建築物衛生法の基準は，0.15 mg/m^{3}以下である．デジタル粉じん計が一般に用いられる．粉じん量の多い場所の測定には，濾紙じん埃計を用いる.

1）デジタル粉じん計（写真 16-5）

(1) 原理，構造

デジタル粉じん計は，発光ダイオードの 780 nm レーザー光を暗箱内にある空気に照射して，粉じんによる光散乱を計測する.

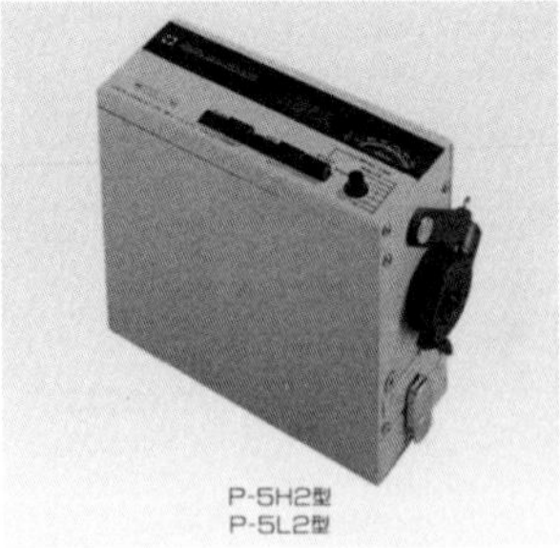

写真 16-5　デジタル粉じん計

(2) 使用上の留意点

測定結果は相対濃度であるので，質量濃度（mg/m^3）に換算する．

2) 濾紙じん埃計

粉じん測定は，その質量，粒度などにより多くの原理・方法がある．一般的には，一定の空気を吸引採取して，濾紙などのフィルタを通過させ，吸着した粉じん量を秤量（mg/m^3）して表す．採取方法には，濃度の低い場合にはハイボリューム・エアーサンプラ，多段式で粒径を分けて捕集するアンダーセン・エアーサンプラなどがある．また，空気を水中で平面上に衝突させて粒子を水中に捕捉し，秤量するインピンジャなどが使用される．

ハイボリューム・エアーサンプラ
0.5 m^3/min 以上の高流量で，大気中の浮遊粉じんを濾紙上に捕集する試料採取機器．微量成分の捕集に用いられる．

アンダーセン・エアーサンプラ
孔径が異なる濾紙を多段階に配置して，大気中の浮遊粉じんを粒径別に採取する試料採取機器．

5　ガス濃度

検知器（ガス採取器）・検知管，各ガス専用の測定器で測定する．建築物衛生法の基準は，CO が 10 ppm 以下，CO_2が 1,000 ppm 以下，ホルムアルデヒドが 0.08 ppm 以下である．

1) 検知器（ガス採取器）・検知管

(1) 原理，構造（図 16-7）

検知管は，ガラス管に検知剤が充塡してある．検知剤は，ガスの種類に応じて異なる．各々のガスに反応して発色する特有な化学物質が含まれている．検知管の両端をカットし，検知器（ガス採取器）に方向を確認して挿入する．ポンプを引いて一定の空気量を検知管内に通過させ，反応，発色させる．多くは発色最終端を検知管に刻まれた濃度値で読む．または，発色した長さを表に照らして読む．

(2) 使用上の留意点

検知器への検知管挿入は確実に行い，挿入口から空気の吸入が全くないことが必要である．検知管は，採取するガス濃度を予測し選択する必要がある．検知管に濃度が対応していないと，低い場合は全く反応せず，高い場合は振り切れる．ガスの採取量も検知管に対応する必要がある．50 mL，100 mL，2 度吸

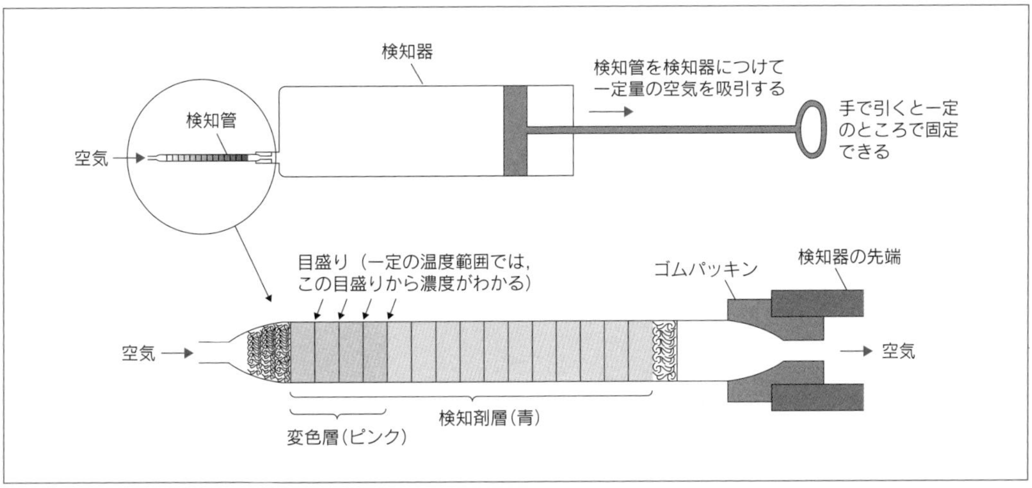

図 16-7　検知器・検知管（二酸化炭素の場合）

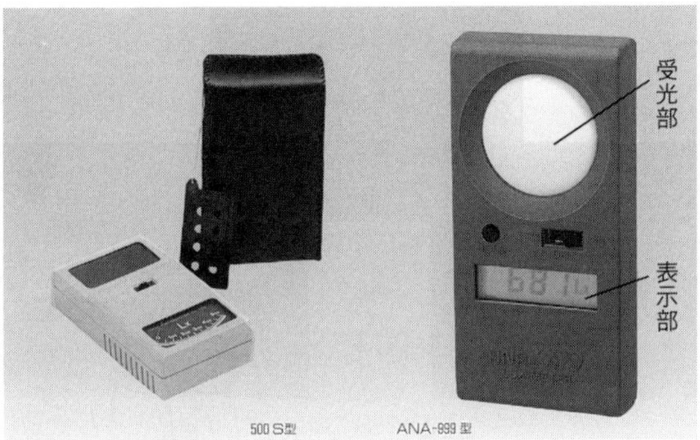

写真 16-6　照度計

引して 200 mL の場合もある．吸引のためのポンプは，必要量の位置まで引いたらロックし，完全に吸入が終わるまで数分は静置する必要がある．

6　照度

照度計で測定する．病室内は約 200 ルクス（lx），教室内は約 300～400 ルクス，廊下などは約 100 ルクス，精密作業などでは約 700 ルクスくらいが適当とされる．照度は，高すぎても低すぎても眼精疲労などを招く．なお屋外では，晴天時は数万ルクス，曇天時でも約 1 万ルクスである．

1）照度計（写真 16-6）

(1) 原理，構造

受光部と表示部からなる．受光部は光を電気的出力に変換する．表示部はデジタル表示と指針表示のものがある．照度はルクス（lx）で表される．また，フィルタにより 1/5（×5），1/10（×10）などの表示ができる．

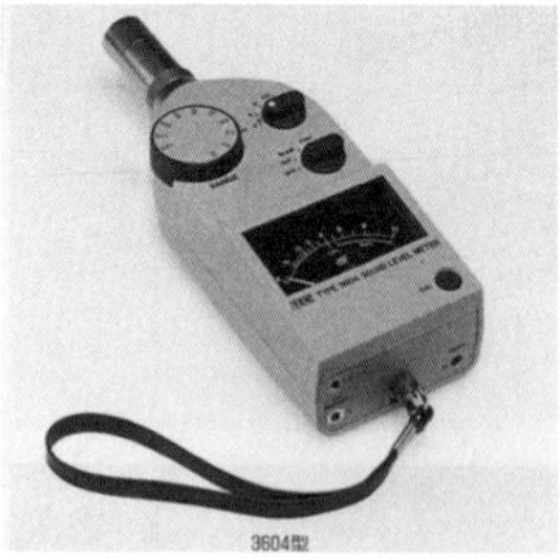

写真 16-7　騒音計

(2) 使用上の留意点

照度計は光が均一に受光部に当たるように水平にして使用する．測定者は光をさえぎったり，光を反射しないように白衣を着用しない．

7　騒音

騒音計で測定する．人の会話は約 40〜60 デシベル（dB）である．

1）騒音計（写真 16-7）

(1) 原理，構造

マイクロホンで受けた音を周波数特性で補正して表示する．A 回路は人の聴覚に補正されており，騒音にかかわる環境基準をはじめ，人に関連したものはすべてこの回路で測定される．デシベル（dB）で表示される．

(2) 使用上の留意点

必ず A 回路を指定して測定する．マイクロホンに指向性があるので，正面からの音が主に測定される．測定する音の大きさに合わせて測定レンジを切り替える必要がある．針が振れない場合は測定レンジより音が小さい．針が振り切れる場合は測定レンジより音が大きい．

8　落下細菌

検査場所 1 カ所につき 3 枚の滅菌標準寒天培地を入れたシャーレを水平に置き，蓋を開放する．5 分後に蓋を閉じる．37℃で 48 時間培養後，集落数の平均値を求め，シャーレ 1 枚あたりの 5 分間の落下細菌数として表す．

Ⅲ 飲料水の水質試験

建築物衛生法の水質基準で 6 カ月ごとに検査する項目を中心に実施する．試料は，水道水，市販の飲料水，飲用の井戸水とする．検査の結果から，飲用の適否を判断する場合は，水道法に基づく水質基準項目（**表 9-6** 参照）と水質管理目標設定項目を参考に，汚染指標などを総合的に検討して判定する．

1　試料の採取と保存

清浄な無色の共栓ガラスびんを試料で一度よく洗ってから採水し，全満する．採水後，ただちに検査する．保存する場合は冷暗所で保存し，12時間以内に検査する．

2　温度

0.5℃目盛りの棒状水銀温度計かペッテンコーヘル水温計で測定する．

ペッテンコーヘル水温計
下部に水槽がある金枠で囲まれた温度計で，温度計の球部が水槽にある．水に投げ込んで水槽に採水し，引き上げて温度を読む．

3　外観

外観は，無色ガラスびんに試料を入れて，沈殿物，濁り，色，泡立ちを観察する．

4　濁度

粒径0.5，1，2，5，10 μmのポリスチレン系粒子を別々に精製水に懸濁（1 w/w%）させた液を1 gとり，精製水で100 mLとし，懸濁液とする．各懸濁液を10 mL，28.3 mL，60 mL，48.3 mL，20 mLとり，精製水で500 mLとし，濁度標準液（濁度100）とする．濁度標準液を0〜10倍まで段階的に希釈して濁度標準列を作製する．検水100 mLを比色管にとり，濁度標準列と比濁して検水の濁度を求める．

5　色度

塩化白金（Ⅳ）酸カリウム2.49 g，塩化コバルト6水塩2.02 gを塩酸200 mLに溶かし，精製水で1 Lとしたものを色度1,000度とする．この溶液を精製水で10倍希釈したものを色度標準液とする．色度標準液を0〜5倍まで段階的に希釈して色度標準列を作製する．検水100 mLを比色管にとり，色度標準列と比色して検水中の色度を求める．

6　臭気，味

検水100 mLを300 mL共栓三角フラスコにとり，栓をして40〜50℃に加温し，激しく振った後，ただちに臭気を調べる．検水100 mLをとり，40〜50℃に加温した後，口に含んで味を調べる．

臭気，味
地質，海水，下水，工場排水，化学薬品，藻類などの繁殖に起因する．

7　pH値

ガラス電極pH計を用いて測定する．

8　アンモニア態窒素

アンモニア態窒素
アンモニウム塩として存在する窒素で，水中ではアンモニアイオンとして存在する．し尿や生活排水の有機物の分解，工場排水に起因する．

1）インドフェノール青吸光光度法

① ナトリウムフェノキシド溶液を作製するには，200 g/L水酸化ナトリウム溶液55 mLをビーカーにとり，冷水中でフェノール25 gを少量ずつ加えて溶

かす．次にアセトン 6 mL を加え，精製水で 200 mL とする．

② 試料の適量を 50 mL メスフラスコにとり，精製水を加えて 25 mL とする．ナトリウムフェノキシド溶液 10 mL を加えて振り混ぜる．次亜塩素酸ナトリウム溶液（有効塩素 10 g/L）5 mL を加え，精製水で 50 mL とし，栓をして振り混ぜる．20〜25℃で，30 分間反応させる．波長 630 nm で吸光度を測定する．

③ 空試験として精製水 25 mL で②の操作を行い，試料の吸光度を補正する．塩化アンモニウムでアンモニウムイオン標準液（NH_4^+ 10 μg/mL）を調製し，精製水で段階的に希釈して②の操作を行い，検量線を作成する．検量線から試料のアンモニウムイオンの濃度（mg/L）を求め，アンモニウム態窒素に換算する．

アンモニウム態窒素（mg/L）＝アンモニウムイオン（mg/L）×0.7766

9　亜硝酸態窒素（亜硝酸イオン）

亜硝酸態窒素

亜硝酸塩として存在する窒素で，水中では亜硝酸イオンとして存在する．窒素肥料，動植物の腐敗，生活排水，工場排水に起因する．

1）ナフチルエチレンジアミン吸光光度法

① 4-アミノベンゼンスルホンアミド溶液は，スルファニルアミド 2 g を塩酸 60 mL と精製水 80 mL に溶かし，精製水を加えて 200 mL とする．

二塩化 N-1-ナフチルエチレンジアンモニウム溶液は，N-1-ナフチルエチレンジアミン二塩酸塩 0.2 g を精製水に溶かして 200 mL とする．

② 濾過した試料を 10 mL 有栓メスシリンダーに適量とり，精製水で 10 mL とする．

③ 4-アミノベンゼンスルホンアミド溶液 1 mL を加えて振り混ぜ，5 分間放置後，二塩化 N-1-ナフチルエチレンジアンモニウム溶液 1 mL を加えて振り混ぜ，室温で 20 分間放置する．波長 540 nm で吸光度を測定する．

④ 空試験として精製水 10 mL を 10 mL 有栓メスシリンダーに入れ，③を行い，試料の吸光度を補正する．亜硝酸ナトリウムで亜硝酸イオン標準液（NO_2^- 2 μg/mL）を調製し，精製水で段階的に希釈して③を行う．検量線から試料中の亜硝酸イオン濃度を求め，亜硝酸態窒素に換算する．

亜硝酸態窒素（mg/L）＝亜硝酸イオン（mg/L）×0.3043

10　硝酸態窒素

硝酸態窒素

硝酸塩として存在する窒素で，水中では硝酸イオンとして存在する．窒素肥料，腐敗した動植物，生活排水などに由来するさまざまな窒素化合物が酸化されて生じた最終生成物で，富栄養化の原因である．

硫酸（20+3）

硫酸：水＝20：3 の容量で混ぜたもの．

1）ブルシン吸光光度法

① ブルシン・4-アミノベンゼンスルホン酸溶液は，ブルシン n 水和物 1 g とスルファニル酸 0.1 g を塩酸 3 mL に溶かし，精製水で 100 mL とする．

② 濾過した試料を 2 mL ずつ 2 個の 50 mL ビーカーにとり，A1，B1 とする．A1 のビーカーにブルシン・4-アミノベンゼンスルホン酸溶液 1 mL を加え，B1 のビーカーに精製水 1 mL を加える．新たに 50 mL ビーカーを 2 個用意し，A2, B2 とする．A2 と B2 に硫酸（20+3）10 mL ずつ入れ，A2 のビーカーに A1 のビーカーの溶液を移して振り混ぜる．A2 のビーカーの溶液を

A1 のビーカーに戻し，再び振り混ぜる．この操作を 5 回繰り返した後，暗所に 10 分間放置する．同じ操作を B2 のビーカーと B1 のビーカーでも行う．A2 と B2 のビーカーに精製水 10 mL を加えて壁を洗浄後，洗液をそれぞれ A1 と B1 のビーカーに入れて振り混ぜる．0〜10℃の暗所に 30 分間放置する．B1 のビーカー溶液を対照に波長 410 nm で A1 のビーカーの溶液の吸光度を測定する．

③ 空試験として精製水で試料と②の操作を行い，試料の吸光度を補正する．硝酸カリウムで硝酸イオン標準液（NO_3^- 0.1 mg/mL）を調製し，精製水で段階的に希釈して②の操作を行い，検量線を作成する．検量線から試料の硝酸イオン濃度（mg/L）を求め，硝酸態窒素に換算する．

硝酸態窒素（mg/L）＝硝酸イオン（mg/L）×0.2259

11 残留塩素

残留塩素

塩素消毒後に水中に残留している塩素で，消毒効果の維持の指標となる．遊離残留塩素は次亜塩素酸とそのイオンで強い酸化力があり消毒効果が高い．結合残留塩素であるアンモニアと結合したクロラミンは，遊離残留塩素より消毒力は弱い．

1）ジエチル-*p*-フェニレンジアミン法

① DPD 試薬は，N, N-ジエチル-*p*-フェニレンジアミン硫酸塩 1.0 g を乳鉢で粉砕し，無水硫酸ナトリウム 24 g を加え，結晶粒を粉砕しない程度に混和したものとする．リン酸緩衝液（pH6.5）は，0.2 mol/L リン酸二水素カリウム 100 mL と 0.2 mol/L 水酸化ナトリウム 35.4 mL を混合し，1, 2-シクロヘキサンジアミン四酢酸一水和物 0.13 g を溶かしたものとする．

② C. I. Acid Red 265 0.329 g を精製水で溶かし，1 L とし，これを精製水で 10 倍希釈したものを標準液とする．Acid Red 265 標準液 1 mL と精製水 49 mL を混合したものが残留塩素濃度 0.1 mg/L に相当する．Acid Red 265 標準液と精製水を混合して 50 mL とする液を Acid Red 265 標準液 0.5〜20 mL まで段階的に作製し，残留塩素標準比色列とする．

③ リン酸緩衝液 2.5 mL を共栓付き比色管にとり，DPD 試薬 0.5 g を加える．試料を加えて 50 mL とし，混和後，残留塩素標準比色列と比色して，遊離残留塩素濃度を求める．さらに，発色させた溶液にヨウ化カリウム 0.5 g を加え，2 分間静置後，残留塩素標準比色列と比色して，総残留塩素濃度を求める．総残留塩素濃度と遊離残留塩素濃度の差から結合残留塩素濃度を求める．

水道法の水質基準は，遊離残留塩素が 0.1 mg/L 以上，または結合残留塩素が 0.4 mg/L 以上である．

12 過マンガン酸カリウム消費量

過マンガン酸カリウム消費量

植物が分解して生成するフミン質，し尿，下水，工場排水などに含まれる有機物，硫化物，亜硝酸塩，第一鉄は，過マンガン酸カリウム消費量を増加させる．

① 過マンガン酸カリウム処理硫酸溶液は，精製水 2 に硫酸 1 を加え，0.002 mol/L 過マンガン酸カリウム液を微紅色が消えずに残るまで滴下して作製する．

② 試料 100 mL を沸騰棒 1 個を入れた清浄三角フラスコにとり，過マンガン酸カリウム処理硫酸溶液 5 mL を加え，0.002 mol/L 過マンガン酸カリウム 10 mL を正確に加える．セラミック金網上で加熱し，5 分間沸騰する．火を消

し，ただちに 0.005 mol/L シュウ酸ナトリウム溶液 10.0 mL を加えて脱色させる．0.002 mol/L 過マンガン酸カリウムで微紅色が消えずに残るまで滴定する．前後に要した 0.002 mol/L 過マンガン酸カリウムから，過マンガン酸カリウム消費量を求める．

過マンガン酸カリウム消費量（mg/L）＝0.316×（bF－10）×1,000÷試料（mL）

b：過マンガン酸カリウムの示容量（mL）

F：0.002 mol/L 過マンガン酸カリウム消費量のファクター

13　塩化物イオン（塩素イオン）

塩化物イオン

下水，生活排水，工場排水，海水，地質に由来し，味に影響する．

1）硝酸銀滴定法

試料 50 mL をビーカーにとる．試料が酸性の場合には 50 g/L 炭酸ナトリウムで，アルカリ性の場合には硝酸（1＋65）で，pH を 7 に調整する．20 g/L デキストリン溶液 5 mL と 2 g/L ジクロロフルオレセインナトリウムをそれぞれ 1～2 滴加えてかき混ぜる．攪拌しながら 40 mmol/L 硝酸銀で滴定し，黄緑の蛍光が消失してわずかに赤くなった時点を終点とする．硝酸銀の滴定量から試料の塩化物イオン濃度（mg/L）を求める．

塩化物イオン濃度（Cl^- mg/g）＝a×f×1,000÷V×1.418

a：滴定に要した 40 mmol/L 硝酸銀（mL）

f：40 mmol/L 硝酸銀のファクター

V：試料の量（mL）

1.418：40 mmol/L 硝酸銀 1 mL の塩化物イオン相当量（mg）

14　細菌学的試験

1）試料の採取と保存

容量 120 mL 以上の密封できる容器を滅菌して使用する．採水後ただちに検査する．保存する場合は冷暗所で保存し，12 時間以内に検査する．

2）一般細菌数

一般細菌数

一般細菌の多くは病原性がない．しかし，一般細菌数が著しく増加するような状況では，病原微生物が混入する可能性が高くなる．

標準寒天培地に集落を形成する生菌数を測定する．試料 1 mL を滅菌シャーレに入れ，滅菌した標準寒天培地 15 mL を加えてただちに混釈後，静置して培地を固める．1 試料につき 2 枚以上作製して，35～37℃で 24±2 時間培養する．各シャーレの集落数を数えて平均を求める．

3）大腸菌（特定酵素基質培地法）

（1）試薬

① **MMO-MUG 培地の組成（10 試験分）**：硫酸アンモニウム 5 g，硫酸マンガン 0.5 mg，硫酸亜鉛 0.5 mg，硫酸マグネシウム 100 mg，塩化ナトリウム 10 g，塩化カルシウム 50 mg，ヘペス 6.9 g，ヘペスナトリウム塩 5.3 g，亜

硫酸ナトリウム 40 mg，アムホテリシン B1 mg，o-ニトロフェニル-β-D-ガラクトピラノシド 500 mg，4-メチルウンベリフェリル-β-D-グルクロニド 75 mg，ソラニウム 500 mg を無菌的に混合する．

② MMO-MUG 比色液：o-ニトロフェノール 4 mg，ヘペス 6.9 g，ヘペスナトリウム塩 5.3 g，4-メチルウンベリフェロン 1 mg を精製水で 1 L とする．

(2) 操作

調整した MMO-MUG 培地の 10 分の 1 量を，滅菌した試験容器に入れる．検水 100 mL を加え，ただちに密封し，試験容器を振って培地を溶解，混合する．35～37℃で 24±2 時間培養する．紫外線ランプで波長 366 nm の紫外線を照射し，蛍光の有無を確認する．比色液よりも蛍光が強い場合を大腸菌陽性と判定する．

Ⅳ 下水（汚水）の水質試験

下水（汚水）の試験は，放流水の水質基準の項目を中心に実習する．

実習結果から，各指標の相互関係，汚染の時間的経過と汚染指標の変化，検体の採取や保存時間が試験成績に及ぼす影響などを考察する．

生活排水，河川水，井戸水などを採取して試料とし，次のような環境条件を記録しておく．①試料の種類，②所在地，位置，③日時，④気象（当日および前 2 日），⑤周辺の地形，地質，⑥汚染源の状況，⑦水量，⑧水温，その他．

1 試料の採取

清浄な無色のガラスびんを採取する水で 5 回洗ってから採水し密栓する．採水後ただちに測定する．保存する場合は 0～10℃の暗所に保存し，BOD（生物化学的酸素要求量）は 9 時間以内に測定する．

2 温度，pH，濁度，色度，臭気，アンモニア態窒素，亜硝酸態窒素，硝酸態窒素，残留塩素，塩化物イオン

飲料水の水質試験法に準ずる．下水放流水の基準は pH 5.8～8.6．

3 浮遊物質量（SS）

孔径 1 μm で直径 24～55 mm のガラス繊維濾紙を，105～110℃の乾燥器中で 2 時間乾燥し，デシケーター中で放冷した後重量を測定する．濾紙を濾過器にセットして試料を吸引する．精製水で濾過器内を洗浄して浮遊物質をすべて濾紙に吸着させる．濾紙を乾燥して重量を測定する．吸入前後の重量の差を求め，試料 1 mL あたりに換算する．下水放流水の基準は 40 mg/L 以下である．

4 化学的酸素要求量（COD）

酸性高温過マンガン酸法で測定する．

① ビーカーに精製水 20 mL を入れ，攪拌しながら硫酸 10 mL を徐々に加える．わずかに紅色を呈するまで 3 g/L 過マンガン酸カリウム溶液を加え，硫酸水とする．
② 適量の試料を 300 mL の三角フラスコにとり，精製水を加えて 100 mL とする．硫酸水 10 mL を加え，振り混ぜながら 200 g/L 硝酸銀溶液 5 mL を加える．5 mmol/L 過マンガン酸カリウム溶液 10 mL を加えて振り混ぜ，ただちに沸騰水で 30 分間加熱する．水浴から取り出し，12.5 mmol/L シュウ酸ナトリウム溶液 10 mL を加えて振り混ぜる．50〜60℃まで冷ましてから，5 mmol/L 過マンガン酸カリウム溶液でわずかに赤い色を呈するまで滴定する．
③ 別に，精製水 100 mL を三角フラスコ 300 mL にとり，②の操作を行う．
④ 次の式から COD を求める．

COD（mg/L）＝(a－b)×f×1,000÷V×0.2

a：試料の滴定に要した過マンガン酸カリウム溶液（mL）
b：精製水の滴定に要した過マンガン酸カリウム溶液（mL）
f：5 mmol/L 過マンガン酸カリウム溶液のファクター
V：試料（mL）
0.2：5 mmol/L 過マンガン酸カリウム溶液 1 mL の酸素相当量（mg）

5　溶存酸素量（DO）

ヨウ素滴定法（ウインクラー-アジ化ナトリウム変法）で測定する．
① 水酸化カリウム 350 g，ヨウ化カリウム 75 g を別々に水に溶かす．両者を混合し，精製水を加えて 500 mL とする．アジ化ナトリウム 5 g を精製水 20 mL に溶かした溶液をさらに混合して，アルカリ性ヨウ化カリウム-アジ化ナトリウム溶液とする．硫酸マンガン（II）五水和物 240 g を精製水に溶かして 500 mL にし，硫酸マンガン（II）溶液とする．
② 溶存酸素測定びんに試料を満水させ，試料 100 mL につき硫酸マンガン（II）溶液 1 mL とアルカリ性ヨウ化カリウム-アジ化ナトリウム溶液 1 mL をそれぞれピペットの先端を試料中に挿入して素早く加え，測定びん内に空気が残らないように密栓する．転倒混和を 1 分間行い，生成した沈殿がびんの全体に広がるように十分に混ぜ合わせる．しばらく静置して沈殿が沈降したら，再度転倒混和し，静置する．沈殿が沈降し，上澄み液がびん全体の半分程度になったら開栓し，びんの首に沿ってピペットで試料 100 mL について硫酸 1 mL を加え，再び密栓して数回転倒混和して沈殿を溶かす．この溶液から適量を分取し，三角フラスコに入れる．25 mmol/L チオ硫酸ナトリウム溶液で滴定し，溶液の黄色が薄くなったら，指示薬として 10 g/L デンプン溶液 1 mL を加える．ヨウ素デンプンの青い色が消えるまで滴定する．次の式で溶存酸素の濃度を求める．

溶存酸素濃度（mg/L）＝a×f×(V1÷V2)×{1,000÷(V1－v)}×0.2

a：滴定に要したチオ硫酸ナトリウム溶液（mL）

f：25 mmol/L チオ硫酸ナトリウム溶液のファクター
V1：共栓を施したときの溶存酸素測定びんの容量（mL）
V2：滴定のため溶存酸素測定びんから分取した試料（mL）
v：アルカリ性ヨウ化カリウム-アジ化ナトリウム溶液と硫酸マンガン（II）溶液の合計量（mL）
0.2：25 mmol/L チオ硫酸ナトリウム溶液 1 mL の酸素相当量（mg）

6　生物化学的酸素要求量（BOD）

① A 液は，リン酸水素 2 カリウム 21.75 g，リン酸 2 水素カリウム 8.5 g，リン酸水素 2 ナトリウム・12 水 44.6 g，塩化アンモニウム 1.7 g を精製水に溶かして 1 L とする．B 液は，硫酸マグネシウム 7 水和物 22.5 g を精製水に溶かして 1 L とする．C 液は，塩化カルシウム 27.5 g を精製水に溶かして 1 L とする．D 液は，塩化鉄(Ⅲ)6 水和物 0.25 g を精製水に溶かして 1 L とする．20℃に水温を調節し，曝気して溶存酸素を飽和させた精製水 1 L に，A 液，B 液，C 液，D 液をそれぞれ 1 mL ずつ加えて希釈水とする．

② 有栓メスシリンダーで空気を含まないように注意深く試料を希釈水で希釈して，段階的に希釈倍数が異なる 4～5 種類の希釈試料を作製する．1 つの希釈段階につき，数本の培養びんに希釈試料を入れる．空気が入らないように十分にあふれさせてから密栓する．希釈試料を作製してから 15 分後に各希釈段階の 1 本の培養びんで培養前の溶存酸素量を測定する．他の培養びんは 20℃で 5 日間培養し，溶存酸素量を測定する．

③ 次の式で BOD を求める．

$$\mathrm{BOD}\ (\mathrm{mg/L}) = (\mathrm{D1} - \mathrm{D2}) \div \mathrm{P}$$

D1：希釈試料を調製してから 15 分間後の溶存酸素量（mg/L）
D2：培養後の希釈試料の溶存酸素量（mg/L）
P：希釈試料中の試料の占める割合（試料÷希釈試料）

7　大腸菌群

(1)　試料の採取と保存

滅菌した容器に採水し，ただちに検査する．保存する場合は 0～5℃の暗所に保存して，9 時間以内に検査する．

(2)　操作

試料 10 mL に滅菌生理食塩水 90 mL を加えてよく混ぜる．そこから 10 mL をとり，滅菌生理食塩水 90 mL を加えてよく混ぜて 100 倍希釈液とする．100 倍希釈液 1 mL を滅菌シャーレに入れ，デソキシコレート寒天培地を加えてただちに混釈後，静置して培地を固める．1 試料につき 2 枚作製して，35～37℃で 18～20 時間培養する．赤～深紅色の定型的集落数の平均値を求め，希釈倍率を乗じて試料 1 mL あたりの値とする．下水放流水の基準は 3,000 個/mL 以下である．

大腸菌群

グラム陰性無芽胞桿菌で，乳糖を分解して酸とガスを産生する好気性または通性嫌気性の細菌群．*Escherichia* 属，*Citorobacter* 属，*Klebsiella* 属，*Erwinia* 属，*Enterobacter* 属，*Aeromonas* 属などが該当する．*Citrobacter* 属や *Klebsiella* 属の一部は土壌や水中から検出され，*Aeromonas* 属は水中に常在する．

索 引

和文索引

あ

い

う

え

お

か

き

く

け

こ

さ

し

そ

た

ち

つ

て

と

な

に

ね

の

は

ひ

ふ

へ

ほ

【著者略歴】

照《てる》 屋《や》 浩《こう》 司《じ》

1983 年　慶應義塾大学医学部卒業
1987 年　慶應義塾大学大学院医学研究科修了
　　　　慶應義塾大学助手（医学部衛生学公衆衛生学教室）
1988 年　杏林大学助手（医学部衛生学教室）
1991 年　同学内講師
1994 年　同講師
1999 年　同助教授
2004 年　杏林大学教授（保健学部公衆衛生学教室）
　　　　現在に至る　医学博士

川《かわ》 村《むら》　 堅《けん》

1987 年　北海道大学大学院獣医学研究科修了
1988 年　埼玉医科大学助手（医学部公衆衛生学教室）
1993 年　女子栄養短期大学専任講師（食物栄養学科公衆衛生学研究室）
1997 年　同助教授
2000 年　女子栄養大学助教授（栄養学部公衆衛生学研究室）
2011 年　同教授
　　　　現在に至る　医学博士

最新臨床検査学講座
公衆衛生学　2024 年版　　ISBN978-4-263-22398-7

2016 年 3 月 25 日　第 1 版第 1 刷発行
2021 年 1 月 10 日　第 1 版第 7 刷発行
2022 年 1 月 10 日　第 2 版第 1 刷発行（改題，年度版化）
2023 年 1 月 10 日　第 3 版第 1 刷発行
2024 年 2 月 10 日　第 4 版第 1 刷発行

著　者　照　屋　浩　司
　　　　川　村　　　堅

発行者　白　石　泰　夫

発行所　**医歯薬出版株式会社**

〒113-8612　東京都文京区本駒込 1-7-10
TEL（03）5395-7620（編集）・7616（販売）
FAX（03）5395-7603（編集）・8563（販売）
https://www.ishiyaku.co.jp/
郵便振替番号　00190-5-13816

乱丁，落丁の際はお取り替えいたします　　印刷・三報社印刷／製本・皆川製本所